DR. MIRIAM STARK

Natural Flow

Dr. Miriam Stark

NATURAL FLOW

Wie du die
Psychologie deines Zyklus
für dich nutzt

Lübbe LIFE

Alle Informationen in diesem Buch beruhen auf umfangreichen Recherchen der Autorin sowie ihrer umfassenden Erfahrung durch ihre Coachingarbeit. Alle Empfehlungen wurden entsprechend sorgfältig geprüft, dennoch kann keine Garantie übernommen werden. Jegliche Haftung der Autorin oder des Verlags für Gesundheitsschäden sowie Personen-, Sach- oder Vermögensschäden ist ausgeschlossen. Dieses Buch ersetzt keinen ärztlichen Rat und keine medizinisch oder psychologisch notwendige Behandlung. Presseanfragen dürfen gerne an presse@tacheles-beratung.de gerichtet werden.

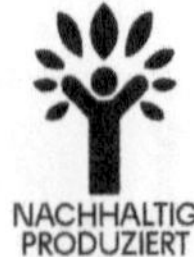

Die Bastei Lübbe AG verfolgt eine nachhaltige Buchproduktion. Wir verwenden Papiere aus nachhaltiger Forstwirtschaft und verzichten darauf, Bücher einzeln in Folie zu verpacken. Wir stellen unsere Bücher in Deutschland und Europa (EU) her und arbeiten mit den Druckereien kontinuierlich an einer positiven Ökobilanz.

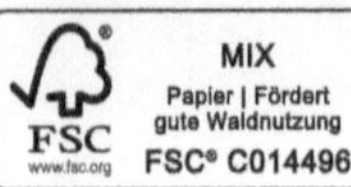

Originalausgabe

Bei Fragen zur Produktsicherheit wenden Sie sich bitte an:
Produktsicherheit@bastei-luebbe.de

Textredaktion: Beate De Salve, Pulheim
Umschlaggestaltung: Kristin Pang
Einband-/Umschlagmotiv: © Alina.Alina/shutterstock.com
Illustrationen auf Seiten 22, 23 und 38: Tietz Illustration (@Notietzblock)
Grafiken auf Seiten 47, 49, 66, 78 und 102: Denise Lackner
Satz: hanseatenSatz-bremen, Bremen
Gesetzt aus der Minion Pro
Druck und Verarbeitung: GGP Media GmbH, Pößneck

Printed in Germany
ISBN 978-3-431-07051-4

5

Sie finden uns im Internet unter luebbe-life.de
Bitte beachten Sie auch: lesejury.de

Für Penelope, weil sie mich gelehrt hat,
meine Weiblichkeit zu genießen,
für David, weil er mir beigebracht hat,
meine Männlichkeit zu lieben,
und für alle Menschen, die sich trauen,
ihre Magie zu leben.

INHALT

Einleitung

Ich gehe gerade durch das Gate A24 am Frankfurter Flughafen und bin auf dem Weg nach Nairobi, als ich merke, wie etwas Nasses aus meiner Vulva in meiner Unterhose landet. »*Shit! Sperma? Nein, kann nicht sein, da war ein Kondom. Mist, Tage! Voll vergessen. Anspannen und hochziehen, Miriam!*« Nach einer gefühlten Ewigkeit schaffe ich es auf die Flugzeugtoilette, bastle eine Ersatzbinde aus viel zu viel Toilettenpapier und bewege mich im Entengang, mit raschelndem Höschen, zurück auf meinen Platz.

Wir befinden uns im Jahr 2012. Ich bin jung, wild, wissensdurstig und abenteuerlustig und gemeinsam mit einer Kollegin auf dem Weg nach Ostafrika, wo wir unser Forschungsprojekt im Bereich Entrepreneurship an verschiedenen Universitäten implementieren wollen. Ich bin nicht aufgeregt, sondern tiefenentspannt, nicht nur weil ich völlig verkatert bin und nur drei Stunden geschlafen habe, sondern auch weil ich – dank meiner Weisheit in Phase 4, von der ich zu dem Zeitpunkt nicht den blassesten Schimmer habe – ganz tief in mir spüre, dass es das Richtige ist, was ich hier tue: Raus in die Welt und in der Entwicklungszusammenarbeit einen konstruktiven Beitrag leisten. Yeah! Dachte ich. Der Beitrag, den ich mit meiner Arbeit leistete, war bestimmt konstruktiv, aber raus in die Welt hatte ich mir anders vorgestellt.

In den nächsten drei Jahren veränderte sich mein Leben drastisch: Fliegen fühlte sich so normal an wie Straßenbahnfahren, und mein Leben fand größtenteils vor dem Bildschirm meines Laptops statt. Forschungsprojekte leiten, Lehre vorbereiten, im Nullkommanichts Fragen vom Prof beantworten können, Dissertation schreiben, Unternehmensaufbau einer gemeinnützigen GmbH, Studierende betreuen … Irgendwie rutschte ich dabei aus meinem Körper und landete in meinem Kopf. Wirklich spüren konnte ich mich nur noch, wenn ich feiern ging, high und betrunken die Nacht durchtanzte oder wilden Sex hatte. Aber ich zog es durch, die Promotion, den Lifestyle, die Unternehmensgründung. Bestimmt auch, weil ich wirklich tolle Menschen an meiner Seite hatte, die das unfreie Gefühl durch ihre freien, großen Geister phasenweise kompensieren konnten, vor allem aber, weil ich keinen anderen Weg kannte. »Zähne zusammenbeißen« war ein gängiges Prinzip in meinem persisch-tschechisch-ungarischen Elternhaus, das meine Eltern par excellence vorlebten. Nicht aus Masochismus, sondern – Menschen mit Migrationshintergrund werden es kennen – weil es für sie existenziell wichtig war, als »der bessere Deutsche« wahrgenommen zu werden, um meiner Schwester und mir einen perfekten Start in Deutschland zu ermöglichen.

Das lief also auch nach der Promotion eine Weile so weiter:

ackern, im Kopf sein, beim Feiern kompensieren, Kater – repeat. Bis ich fast leer war.

Immer wieder blitzten Momente durch, in denen ich spürte: *Hier stimmt doch was nicht? Das kann's nicht sein. So soll sich Leben anfühlen? Nö!* Aber laut genug, um mich auszubremsen, war nur der Satz »Ich kann leider keinen Herzton feststellen«, den ich von meiner Gynäkologin in der zehnten Schwangerschaftswoche zu hören bekam.

Ich fiel tief. Verdammt tief. Von niemandem in meinem Umfeld hatte ich zuvor von einer »Fehlgeburt«[1] erfahren, und niemals hätte ich mit meinen damals zweiunddreißig Jahren gedacht, eine zu erleben. Ich rutschte raus. Diesmal nicht aus meinem Körper in meinen Kopf, sondern komplett aus mir raus. Ich stand vollkommen neben mir. In dem Zustand jagte ich wie ein Geist meiner selbst durch mein weiterhin eng getaktetes Leben – bis es ein Jahr später wieder passierte. Wieder kein Herzton.

Das war zu viel. Ich zog mich für eine Weile an den Chiemsee zurück und wollte hier heilen. Aber die Wunde, die in meinem Schoßraum klaffte, war riesig, und egal wie viel Qui-Gong, Transformative Meditation oder 5-Rhythmen-Tänze ich machte, das Gefühl, im Schoßraum kaputt zu sein, blieb. Mein Körper war es offensichtlich satt, mir dabei zuzusehen, wie ich nicht auf

---

[1] Ich vermeide den Begriff vollkommen, weil es nichts Fehlerhaftes an einer Schwangerschaft gibt, die sich nicht weiterentwickelt, und das Gefühl der schwangeren Person verstärkt, sie hätte etwas falsch gemacht. Ich verwende lieber die Ausdrücke »Schwangerschaft, die sich nicht weiterentwickelt hat« oder »kleine Geburt«.

den Trichter kam, und begann den inneren Angriff auf meine Weiblichkeit in eine Krankheit zu übersetzen: zunächst Alopecia Areata, Kreisrunder Haarausfall, und irgendwann Alopecia Universalis, kein Haar am ganzen Körper. Nicht auf dem Kopf, im Gesicht, nicht an der Vulva, den Beinen und nicht mal in der Nase oder in den Ohren. Das Ausfallen selbst fühlte sich an, wie in einem Horror-Teenie-Movie festzustecken, in dem die Cheerleader-Prom-Queen unter der Dusche nach und nach büschelweise ihre Strähnen vom Kopf nimmt, weil jemand Haarentfernungscreme in ihr Shampoo gefüllt hat.

Was, um alles in der Welt, sollte das? Was wollte mir mein Körper sagen? Mithilfe von TCM, Ayurveda, Reiki, Yoga, Meditation, Somatic Experiencing, Energiearbeit, Tamalpa, Tanz-, Kunst- und Psychotherapie u. v. m. versuchte ich, den Fragen auf die Spur zu kommen. Immer wieder tauchten dabei hilfreiche Puzzleteilchen auf, die mich näher zu mir brachten und immer wieder das Thema »Weiblichkeit« streiften.

Einen förmlichen Big-Ben-Glocken-Gong hörte ich durch mich durchklingeln, als das Buch »Roter Mond« von Miranda Gray in meine Hände flatterte. Hier las ich 2018 das erste Mal, dass wir einen natürlichen Rhythmus haben, unseren Menstruationszyklus, und der hat vier Phasen:

Phase 1: Follikelphase – die Junge

Phase 2: Eisprung – die Mutter

Phase 3: Lutealphase – die Magierin

Phase 4: Menstruation – die Alte

What the actual fuck?! Warum musste ich erst vierunddreißig Jahre alt werden, um diese essenzielle Information aus einem halb vergilbten randomly bei mir gelandeten Buch einer Britin zu erfahren, die unter anderem (und da steige ich offiziell aus) über Mondtiere schrieb?! How? Why?

Ich spürte drei Dinge: 1. Die feurige Wut von tausend Flammen. 2. Dass ich eine essenzielle Information über mein Sein gefunden hatte, die ich nie wieder ignorieren wollte. 3. Dass das – ganz klar – die ganze Welt[2] erfahren muss!

Mein alter wilder Wissensdurst wurde wieder wach, und ich saugte alle Informationen auf, die ich zum Thema »Zyklus« finden konnte.

Mittlerweile arbeitete ich als Wirtschaftspsychologin selbstständig und ließ das Wissen in meine Coachingarbeit einfließen. Dabei stellte ich fest, dass bestimmte Themen und Muster immer in bestimmten Zyklusphasen auftauchten:

Phase 1: Innere-Kind-Themen

Phase 2: Themen rund ums Muttersein

Phase 3: Probleme mit Rückzug oder dem Ausleben der eigenen beruflichen Wünsche

Phase 4: Loslassen und spirituelle Offenheit

---

2 Dieses Buch ist »für die Welt« geschrieben, das bedeutet, für jeden Menschen auf dem Planeten Erde. Der hier beschriebene Menstruationszyklus betrifft alle Menschen, die mit Gebärmutter geboren wurden, bedeutet also: alle Frauen, Transmänner und nicht-binäre Personen. Im Sinne eines angenehmeren Leseflusses benenne ich diese Gruppen nicht immer einzeln, möchte aber, dass sie sich jederzeit inkludiert fühlen. Deswegen verwende ich auch in der Zyklussysthematik ent-genderte Phasenbezeichnungen.

Daraus entwickelte ich die Betrachtung des Menstruationszyklus, die du in diesem Buch findest.

Ich nehme dich auf den folgenden Seiten liebe- und manchmal auch humorvoll, vor allem achtsam an die Hand auf die kribbelig-aufregende Reise durch den menschlichen Menstruationszyklus. Damit du dabei auf festem Boden stehst, statte ich dich zunächst mit Informationen zur physischen Ebene des Zyklus aus. Dabei erkläre ich dir, anders als dein müffeliger Biolehrer in der achten Klasse, wie das Wunderwerk Zyklus funktioniert, welche Hormone ihre Finger im Zyklusspiel haben, was großartige Wege sind, zu bluten, und warum ich natürliche Familienplanung toll und die Pille schwierig finde.

Danach geht's ans Eingemachte: Wir reisen genussvoll und von Fallgeschichten[3] getragen durch die psychologische Ebene des Zyklus. Anschließend kannst du mehr über Besonderheiten im Zyklusgeschehen erfahren, zum Beispiel, dass wir bei Amenorrhö, Stillzeit, Schwangerschaft und Perimenopause auch einen Zyklus haben und welche psychosomatische Botschaft unseres Körpers hinter PMS, Mittelschmerz, Endometriose und PCOS stehen. Teil IV gibt dir ganz nahbare und praktische Hinweise an die Hand, wie du das Wissen über deinen Zyklus, seine

---

[3] Um die Anonymität meiner Klientinnen zu wahren, sind alle Fallgeschichten bis auf eine (Zyklusprozesse arbeiten im Team) fiktive Personen, deren Persönlichkeiten, zyklische Besonderheiten und skizzierte Heilungswege sich jedoch aus reellen Fällen meiner Arbeit speisen. Die beschriebenen Coachingprozesse sind stark komprimiert und lediglich skizziert, weil alles andere den Rahmen sprengen würde.

Bedürfnisse und Superkräfte u. a. für dich, deine Arbeit, deine Lieben, in der Schule oder an der Uni nutzen kannst. Unsere gemeinsame Reise durch dieses Buch endet mit einem hoffnungsvollen, fröhlichen Blick in meine persönliche visionäre Zyklus-Utopie, in der das Blut frei fließt und Magie Alltag ist.

Ich wünsche dir von ganzem Herzen the time of your life sowie viele Aha- und Genussmomente beim Eintauchen in die Welt des Natural Flow.

Teil I:
Die physische Ebene des Zyklus

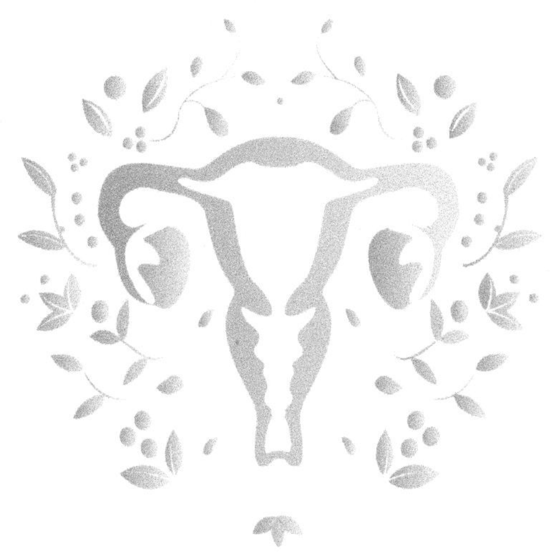

Dieser Teil bietet die liebevolle, informative Basis, die es braucht, um das Zyklusgeschehen zu verstehen und Wertschätzung für den eigenen Körper zu empfinden.

Wer wie was Menstruationszyklus?

Was ist denn da bitte überhaupt los? Im Sexualkundeunterricht der achten Klasse habe ich zum ersten Mal etwas über die unglaublichen Fähigkeiten der Gebärmutter, der Eileiter und Eierstöcke erfahren – damals allerdings in einer ausgesprochen rudimentären Form und von einem Biologielehrer, der nach den Roth-Händle-Zigaretten roch, die er sich in jeder Pause im Chemielabor (supersafe?!) in einem Atemzug reinzog, dazu gab's einen Schnaps. Nicht gerade der Mensch, von dem ich mir gerne etwas über meinen Schoßraum und dessen unglaubliche Fähigkeiten erzählen lassen wollte.

Seitdem hat mir niemals wieder jemand erklärt, was da eigentlich – rein physisch – jeden Monat in mir vor sich geht. Und damit bin ich weder ein Einzelfall, noch ist das Zufall. Body illiteracy ist leider a fucking real thing: In einer britischen Studie von 2016 konnten fünfzig Prozent der Teilnehmerinnen nicht zuordnen, wo die Vulva liegt, und in einer Untersuchung von

2022 gab ein Viertel der Befragten an, keine Ahnung von ihrem Menstruationszyklus zu haben, obwohl gleichzeitig über sechzig Prozent gerne viel mehr darüber wissen wollten. Denn hier wie überall gilt: Wissen ist definitiv Macht. Und im Fall von Schoßraumwissen bedeutet es die absolute Selbstermächtigung, sich seines Körpers, seines Schoßraumes, dessen reproduktiven, zyklischen Prozessen und vor allem dessen Fähigkeiten als Lustorgan bewusst zu sein.

Warum? Weil es offensichtlich unglaublich mächtig macht, darüber bestimmen zu können, wann und wie wir schwanger werden, wie wir Lust empfinden und sie durch uns selbst spüren können, ohne dazu von jemandem abhängig zu sein.

Diese weit verbreitete Unwissenheit belegt jedoch sehr deutlich und schmerzhaft die bewusste gesellschaftliche Unterdrückung und Verdrängung dieses empowernden Wissens, denn frappierenderweise leben wir in einer Welt, in der auch die anatomische Forschung über die Funktionen des menschlichen Körpers keine sich linear aufbauende und entwickelnde Wissenschaft ist, sondern lediglich ein konstruiertes Abbild der aktuellen geistigen Gesinnung.

Ein Beispiel: Bereits der gute Hippokrates beschrieb die Klitoris im fünften Jahrhundert vor Christus schon als »columnella«, die kleine Säule, doch in fünfhundert Jahre später entstandenen anatomischen Aufzeichnungen taucht sie nicht mehr auf. Erst 1844 wurde diese Schönheit eines Organs von dem deutschen Anatom Georg Ludwig Kobelt in seinen Studien über das »menschliche Wollustorgan« in einer unglaublichen Präzision minuziös abgebildet. Doch im 20. Jahrhundert erfolgte wieder eine »aktive Entfernung klitoraler Strukturen aus den wichtigsten anatomischen Fachbüchern«[4]: In der Auflage des Anatomiestandardwerks »Gray's Anatomy« von 1901 tauchte nur ein Relikt unseres Prachtorgans in Form einer kleinen, lächerlichen Bohne auf. In der Auflage von 1913 sucht man die Klitoris dann vergebens. Und trotz der zahlreichen extensiven und enttarnenden Publikationen der renommierten Urologin Helen O'Conell, die die Klitoris 1998 in ihrer gesamten komplexen Schönheit entdeckte und beschrieb, existiert bis heute medizinische Fachliteratur, in der von der Klitoris als erbsengroßem Organ gesprochen wird. Doch wir befinden uns auf einem hoffungsvollen Weg, denn 2022 entschieden sich gleich zwei deutsche Schulbuchverlage dazu, die Klitoris vollständig und korrekt abzubilden. Yai!

So, und jetzt genug in die belastende Vergangenheit geschaut. Blicken wir lieber stark, mutig und hoffnungsvoll in eine Zukunft, in der wir alle wissen, wie juicy und kraftvoll unsere Schoßräume sind. Damit diese Zukunft schon heute beginnt, schließen wir jetzt mal ganz liebevoll diese patriarchal erzeugte Wissenslücke und füllen sie mit folgenden bezaubernden Bildern und dem so wertvollen Wissen darüber, wo was in unserem Schoßraum sitzt:

---

4 Rees & O'Conell, 2000, S. 402.

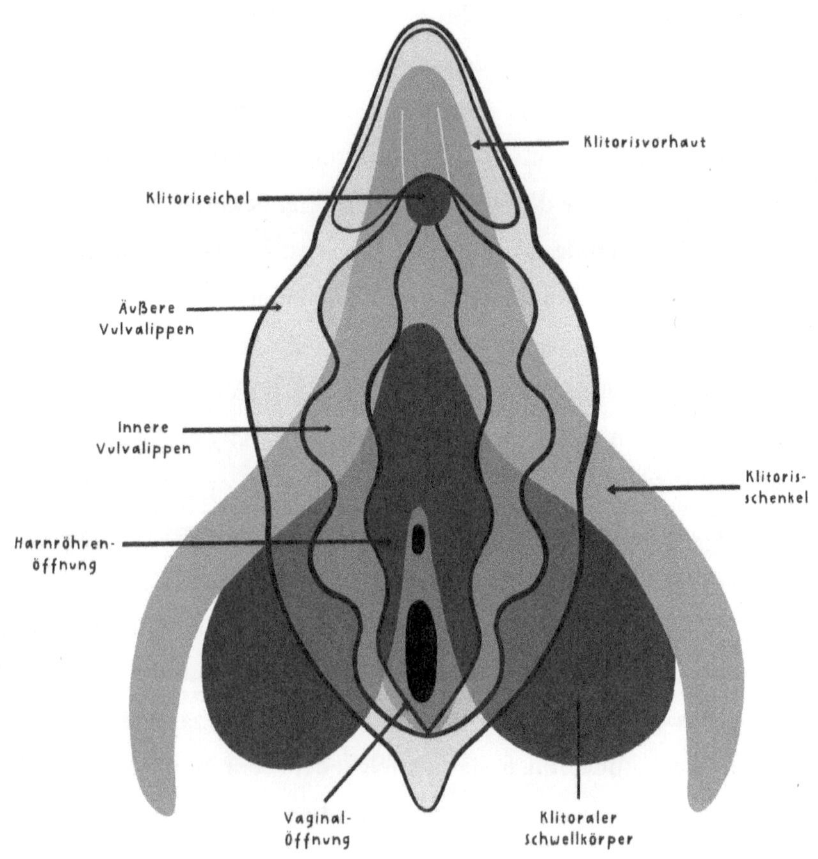
Klitorisvorhaut
Klitoriseichel
Äußere
Vulvalippen
Innere
Vulvalippen
Klitoris-
schenkel
Harnröhren-
öffnung
Vaginal-
Öffnung
Klitoraler
Schwellkörper

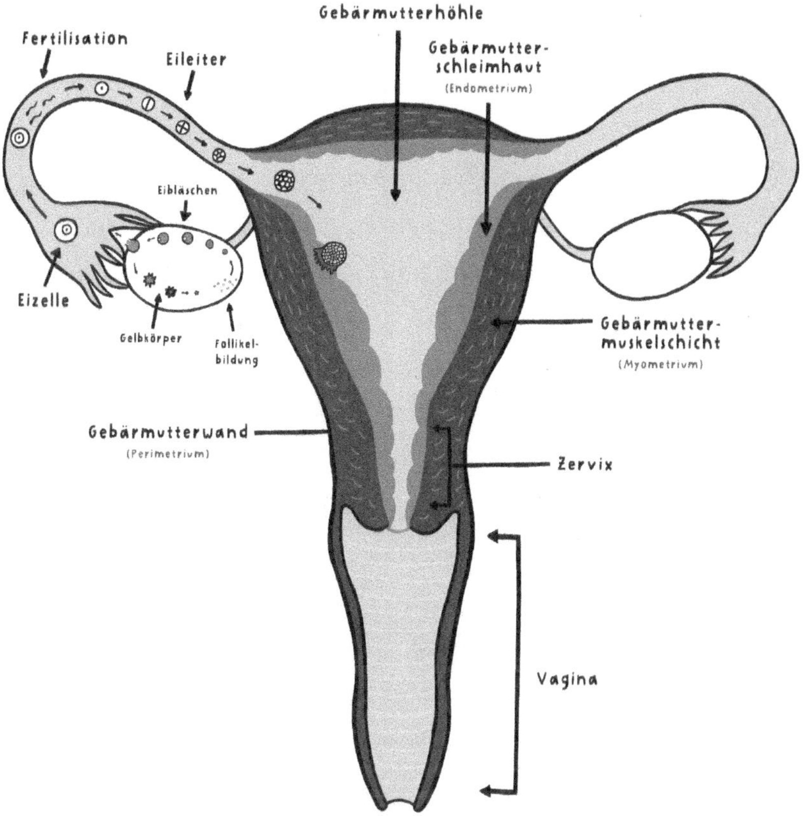

Gebärmutterhöhle
Fertilisation
Eileiter
Gebärmutter-
schleimhaut
(Endometrium)
Eibläschen
Eizelle
Gelbkörper
Follikel-
bildung
Gebärmutter-
muskelschicht
(Myometrium)
Gebärmutterwand
(Perimetrium)
Zervix
Vagina

Eizellenreifung im
Eierstock
reifender
Follikel
Eisprung
Umwandlung zum
Gelbkörper
unreife
Follikel

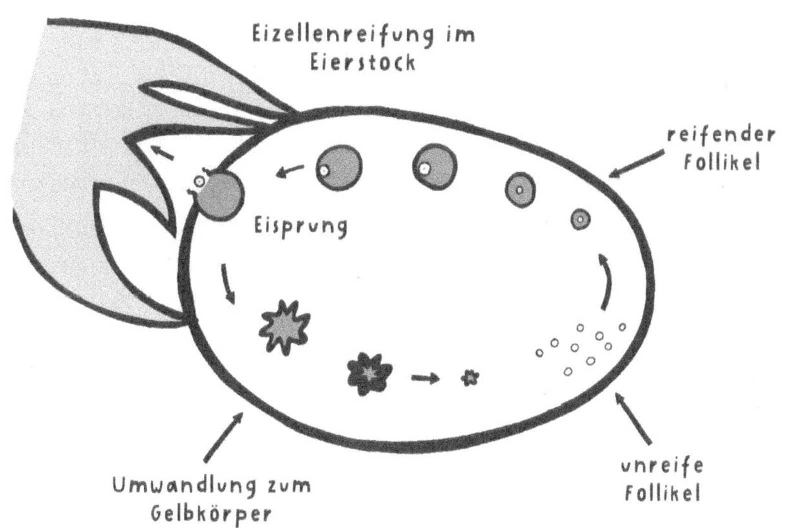

Okay, jetzt, wo du weißt, was wo ist, tauchen wir eine Ebene tiefer und schauen mal, wie genau das mit dem Zyklus funktioniert. Ich werde dir im Folgenden einen wohlig-liebevollen Überblick darüber geben, was sich im weiblichen Schoßraum auf rein biologischer Ebene so abspielt. Also lehne dich zurück und enjoy!

Zunächst möchte ich kurz die Frage klären: Wann beginnt mein neuer Zyklus eigentlich? Die Medizin benötigt, als maskulin dominierte Fachrichtung, einen handfesten Beweis für den Zyklusstart, das Blut, und beginnt daher ab dem ersten Tag der Blutung zu zählen. Emotional, energetisch, psychosomatisch und ganzheitlich betrachtet, endet der Zyklus mit der Blutung, daher macht die medizinische Zählweise nur wenig Sinn. Eigentlich, und in diesem Buch, startet der neue Zyklus nach der Blutung, also am ersten blutungsfreien Tag, und genau hier beginnt unsere Phase 1 (ca. Tag 7 bis 12.)[5]

Was geht ab in **Phase 1**? Die Eizellreifung ist hier schon in vollem Gange, denn bereits während der Blutung hat das FSH, das Follikelstimulierende Hormon, von der Hypophyse (Hirnanhangsdrüse) und im Hypothalamus (ein Bereich des Zwischenhirns) sein hormonelles Signal an einen der perlfarbenen Eierstöcke geschickt, mit der Information, dass dieser mit der Eizellreifung loslegen darf. Jeder dieser prachtvollen Eierstöcke enthält Ei-

[5] Abhängig von deiner Hormonproduktion, der Frage, wie viel Sport du treibst, und damit deinem Testosteronwert, aber auch der Frage, welche Themen hier ihren Raum bekommen möchten, kann diese Phase stark in ihrer Dauer variieren.

bläschen, Follikel genannt, die unreife Eizellen enthalten. Und diese mit Eizellen gefüllten Follikel reifen, wie Pralinen des Lebens, am liebsten in muckeligen Zehnergrüppchen heran.

Kurzer Moment für etwas Eizell-Mathematik und den ultimativen Mindblow: Anders als bei der Spermaproduktion verfügen wir von Beginn an über eine endliche Anzahl an Eizellen. Ziemlich spannend, wenn wir uns bewusst machen, was es in Bezug auf den Urtrieb der Arterhaltung für einen seelischen Unterschied macht,

a) sich über seine dauerhafte Reproduktionsfähigkeit theoretisch keine Gedanken machen zu müssen.
b) sich bewusst zu sein, dass es eine bestimmte Anzahl an Jahren möglich ist, Kinder zu bekommen, und danach definitiv (!) nicht mehr.

Vielleicht macht dieses Wissen um die endliche Fähigkeit der Reproduktionsmöglichkeiten besser darin, vorausschauend zu planen, bestimmt lässt es einen demütiger sein angesichts des Geschenks, das es ist, überhaupt Menschenleben kreieren zu können (unabhängig davon, ob es klappt oder nicht, ob man es möchte oder nicht).

Aber zurück zur Eizell-Mathematik und dem Mega-Mindblow: Um genau zu sein, besitzen wir schon als Fötus in der 22. Schwangerschaftswoche alle Eizellen, die wir je haben werden, schlappe sieben Millionen. Diese reduzieren sich durch konstante Crème-de-la-Crème-Selektion bis zum Zeitpunkt der Geburt auf eine Million und dann weiter bis zum Zeitpunkt der Menarche (erste Blutung) auf 400.000. Etwa vierhundert Mal bluten wir in unserem Leben, und wenn die Eizellen in Zehnergrüppchen heranreifen, dann – na, wer hat aufgepasst? – genau, fehlen da aber irgendwie 396.000 Eizellen. Tja, und die zergehen einfach still und leise im Prozess der Selektion aka Apoptose. (Die findet im Übrigen auch statt, wenn wir aufgrund einer hormonellen Verhütungsmethode keinen Eisprung haben, das heißt, wir können Eizellen z. B. durch die Einnahme der Pille nicht konservieren.)

Wie wir wissen, sind wir aus der allerbesten Crème-de-la-Crème-Eizelle entstanden. Das Abgefahrene daran ist aber, dass genau diese Eizelle, aus der du entstanden bist, eben schon in der 22. pränatalen Lebenswoche deiner Mutter angelegt war, als diese im Bauch deiner Oma lebte. Prchchchchchchch! Verrückt, oder? Meiner Meinung nach ist das der handfeste physische Beweis für Themen, die sich in deiner weiblichen Ahnenlinie vererben[6].

Aber weiter geht's im Zyklusgeschehen: Dieser Heranreifungsprozess der muckeligen Zehner-Eizellgrüppchen stimuliert die Produktion des Power-Hormons Östradiol. Östradiol ist das wichtigste Hormon in der ersten Zyklushälfte und gehört zu der Hormongruppe der Östrogene. Es sorgt dafür, dass sich in der Gebärmutter das Endometrium, die Gebärmutterschleimhaut, neu aufbaut, und dafür, dass wir gerne im Außen aktiv sind. Die

---

6 Meist sind das wiederkehrende Themen, die du dir nicht anhand deiner direkten familiären Sozialisation erklären kannst und die eben tiefer sitzen.

genaue und psychologische Wirkung der Hormone schauen wir uns im nächsten Kapitel an.

Hat das gute Östradiol dann irgendwann seinen Zenit dadurch erreicht, dass die Eizellen maximal herangereift sind und eine von ihnen ihren Heranreifungs-Job ganz besonders gut gemacht hat, befinden wir uns in **Phase 2** unseres Menstruationszyklus. Diese besteht (ungefähr) aus den beiden Tagen vor dem Eisprung, dem Tag des Eisprungs selbst und den zwei Tagen danach, ergo aus fünf Tagen. Und hier passiert die Magie: Hat der Östradiolspiegel seinen Höhepunkt erreicht, fällt der Startschuss für das luteinisierende Hormon (LH), das ebenfalls in der Hirnanhangsdrüse (Hypophyse) produziert wird. Dieses Hormon wiederum sendet sein Signal in den fleißigen wunderschön perlfarbenen Eierstock und zu genau der einen Eizelle, die ihren Job am besten gemacht hat – hier ist der Follikel von ursprünglich 0,1 auf bis zu 29 mm groß geworden –, und sagt nichts anderes zu ihr als: »Spring!«

So simpel! So filigran! So gut durchdacht! So wunderschön! Die so fröhlich aus ihrer Follikelhülle gehüpfte Best-of-Eizelle springt dann ganz waghalsig aus dem Eierstock in die Ampulle, den Arm der Gebärmutter, und macht sich von dort aus auf den Weg in den Gebärmutterkörper.

Crazy funfact: Wenn der eine Arm der Gebärmutter nicht schnell genug reagiert, um die gesprungene Eizelle – und damit die kostbare Essenz des Lebens – aufzufangen, schwingt einfach der andere Arm der Gebärmutter rüber und schnappt sich das gute Stück. Meist sind diese Eisprünge deutlich, aber nicht unbedingt schmerzhaft spürbar. (Was es mit einem regelmäßig schmerzhaften Eisprung, dem sogenannten Mittelschmerz, auf sich hat, erfährst du auf S. 163.)

Während die Eizelle ganz zart und fluffig von kleinen Flimmerhärchen in der Ampulle, die sich – halte dich fest – im Rhythmus des Atmens bewegen, weiter Richtung Gebärmutterkörper transportiert wird, sinkt der Östradiolspiegel im Blut, denn der Job dieses Hormons, »Steigen bis zum Eisprung«, ist getan[7]. Die zurückgelassene Follikelhülle, aus der die Eizelle gesprungen ist, verwandelt sich nun auf zauberhafte Weise in eine Drüse mit eigener Blutzufuhr (Gelbkörper) – irre! – und beginnt, das für die zweite Zyklushälfte entscheidende Hormon zu produzieren: Progesteron.

Und damit befinden wir uns in der sagenhaften **Phase 3**. Progesteron ist auch bekannt als das Nestbauhormon, das völlig gleichberechtigt zum Östradiol in unserem Körper produziert wird. Während das Östradiol dafür gesorgt hat, dass wir gerne im Außen aktiv sind, sorgt das Progesteron dafür, dass wir lieber im Innen aktiv sind und uns in uns selbst zurückziehen möchten.

Nur noch mal, um das festzuhalten: Das habe nicht ich mir ausgedacht, sondern Mutter Natur, und es ist schlichtweg die hormonelle biologische Gegebenheit unseres weiblichen Seins: Es gibt ein Hormon, das will, dass wir uns in uns zurückziehen! Wer auf Zack ist, hört hier die PMS-Nachtigall schon trapsen, aber dazu später. Bleiben wir bei der verlassenen Follikelhülle,

---

7 In Phase 3 steigt das Östradiol parallel zum Progesteron erneut leicht an, hat aber hier eine sekundäre Bedeutung fürs Zyklusgeschehen.

die sich nun im Eierstock in den sogenannten Gelbkörper verwandelt und fleißig Progesteron produziert. Progesteron sorgt neben unserem natürlichen Rückzugbedürfnis auf physischer Ebene dafür, dass es muckelig in der Gebärmutter wird: Das in der ersten Zyklushälfte gebildete Endometrium (Gebärmutterschleimhaut) beginnt nun, sich mit Blut zu füllen, und die Körpertemperatur steigt um ein halbes Grad an.

Warum das alles? Weil der Körper nicht zum Spaß diese ganzen filigranen Eizellreifungszauber veranstaltet, sondern das mit der Arterhaltung verdammt ernst meint. Deshalb geht er auch jedes einzelne Mal, wenn eine Eizelle springt, davon aus, dass es zu einer Schwangerschaft kommen wird. Daher steigt der Progesteronspiegel zunächst an, und alles wird so vorbereitet, dass die Eizelle sich gemütlich und sicher einnisten kann.

Erst ungefähr zehn Tage nach dem Eisprung stellt der Körper fest, ob eine Eizelle befruchtet wurde oder nicht. Wurde sie nicht befruchtet, beginnt der Gelbkörper im Eierstock zu schrumpfen (nennt man Luteolyse), wandelt sich in Narbengewebe um, produziert dabei immer weniger Progesteron, wird weiß und verschmilzt mit dem Bindegewebe des Eierstocks. Deswegen kann man Eierstöcken auch ihr Alter ansehen: Die jungen sind glatt, und die älteren zeigen auf ihrer Oberfläche wunderschöne Male der zergangen Gelbkörper-Geister, die sie in sich tragen.

Stellt der Körper allerdings fest, dass die Eizelle befruchtet wurde und all seine hormonellen Bemühungen erfolgreich waren, steigt der Progesteronspiegel vor Freude in maximale Höhen, denn der Gelbkörper wächst fröhlich vor sich hin, bis er den gesamten Eierstock ausfüllt und die befruchtete Eizelle mit Progesteron und Östradiol (das ist dann wieder für die Schwangerschaft relevant) versorgt. Ab der 8. SSW übernimmt die Plazenta dann den Job. (Damit werden wir in das Paralleluniversum Schwangerschaft katapultiert. Um deinen Zyklus in dieser besonderen Zeit – ja, du hast auch in der Schwangerschaft einen Zyklus! – noch besser verstehen zu können, lies gern auf Seite 133 nach.)

Wenn der Körper jedoch merkt, dass keine Schwangerschaft stattgefunden hat, beginnt der Progesteronspiegel wieder zu sinken, bis er einen kritischen Tiefpunkt erreicht, der dem – mit Blut gefüllten – Endometrium das Signal gibt: »Du darfst renovieren!« Damit setzt die Blutung ein.

Genau zu diesem Moment tauchen wir ein in **Phase 4**. In Phase 4 steht unser System an einem Nullpunkt: dem hormonellen Tiefstand. Östradiol und Progesteronspiegel haben ihren Tiefpunkt erreicht. Das bewirkt zwei Dinge in uns: Einerseits sind wir physisch nicht sonderlich leistungsfähig (was vollkommen okay ist!), andererseits aber ziemlich klar im Kopf, weil wir weder mit Östradiol noch mit Progesteron gedoped sind. Wenn wir in dieser Zeit das tun, was unser Körper von uns möchte – nämlich ruhen und klar im Geist sein –, haben wir hier die Chance auf eine physische Supertankstelle. Besonders an Tag 2, an dem die Blutung meist am stärksten ist, empfehle ich, mindestens den halben Tag in der Waagerechten zu verbringen. Auch den Rest der Zeit sollte man starke körperliche Anstrengung vermeiden. Damit meine ich nicht, dass du die komplette

Zeit der Blutung im Bett verbringen sollst, aber es ist eben auch nicht empfehlenswert, einen Marathon zu laufen oder den ganzen Tag zu sitzen oder zu stehen.

Warum? Weil starke körperliche Aktivität in dieser Zeit genauso viel bringt, wie Vollgas zu geben, obwohl der Tank fast leer ist. Das geht für einen kurzen Moment, und danach droht der Motorschaden. Oder etwas weniger Auto-metaphorisch gesprochen: Wir verlangen von einem Baum auch nicht, im Winter gefälligst Früchte zu tragen. Das Coole ist: Geben wir unserem natürlichen Rhythmus den Raum, den er braucht, belohnt er uns mit einer satten Ladung Energie.

Während der Blutung hat nun, meist im anderen Eierstock, durch das Signal des Follikelstimulierenden Hormons (FSH) aktiviert, ein weiteres Zehnergrüppchen Eizellen mit dem Heranreifen begonnen und ein neuer Zyklus nimmt seinen Lauf. Was dieser majestätische Prozess auf emotionaler und psychologischer Ebene bewirkt, erfährst du im nächsten Kapitel.

NFP

Naheliegend bei den hormonellen akrobatischen Zauberkünsten, die der Körper veranstaltet, um die Arterhaltung sicherzustellen, ist natürlich auch die Frage, wie man es verhindern kann, wenn man keine Lust hat, sich fortzupflanzen. Auf diese Frage gibt es meiner Meinung nach nur eine Antwort, die diesem spektakulären Prozess unseres Zyklus gerecht wird: die NFP – also die Natürliche **F**amilien **P**lanung (nach sensiplan®-Methode[8]). Klingt jetzt erstmal nicht direkt nach Verhütungsmethode und ist gleichzeitig sicherer als jedes Kondom und sogar als manche Minipille.[9]

Die Verhütungsmethode besteht aus drei Komponenten, die gemeinsam gemessen werden: Basaltemperatur (die Körpertemperatur direkt nach dem Aufwachen), Zervixposition und Zervixschleim. Wer jetzt bei Zervix »Hä?« und bei Schleim »Iiih« denkt, die/der atme einmal tief durch und entspanne sich. Wer im Zyklusgeschehen aufgepasst hat, weiß, dass die Basaltemperatur mit der Progesteronproduktion ansteigt. Durch die Messung der Basaltemperatur kann somit der Temperaturanstieg nach dem Eisprung nachvollzogen werden. Zusätzlich wird die Zervixposition überprüft.

Kurzer Kniefall vor diesem unglaublichen Teil der Gebärmutter: Die Zervix (auch bekannt als Gebärmutterhals) ist die coolste Türsteherin zum heiligsten Ort der Welt! Sie öffnet sich nur bei Eisprung, Blutung und Geburt und kann zudem ihre Position verändern: An den fruchtbaren Tagen sitzt sie höher, um den heranschwirrenden Spermien den Weg zur Ampulle – dem Teil des Eileiters, in dem die Befruchtung der Eizelle meist stattfindet – zu

---

8 NFP wird in diesem Buch synonym zur Verhütung nach der sensiplan®-Methode verwendet, da dies die einzig evaluierte Methode von NFP ist, bei der der Pearl-Index von 0,4 entsprechend abgebildet und nachgewiesen werden kann.

9 Der Pearl-Index gibt die Zuverlässigkeit einer Verhütungsmethode an. Je niedriger, desto sicherer. Der Pearl-Index für NFP nach der sensiplan®-Methode liegt bei 0,4, der für Kondome bei 2 und der für die Minipille bei 0,5.

verkürzen, und wird außerdem weicher. Wie umsichtig, oder? Kurz vor und während unserer Menstruation sitzt sie tiefer.

Ertasten kannst du sie ganz leicht: Kurz in einen Squat, also in die Hocke, und sanft den Zeigefinger an der vorderen Vaginalwand entlang einführen. Dort kannst du meist schon etwas ertasten, das sich anfühlt wie ein Grübchen in der Nase oder – wenn du bereits vaginal geboren hast – eher wie ein Paar gespitzte Lippen. And that's it: The holy moly Cervix uteri.

Bitte nicht erschrecken, wenn du deine Zervixöffnung nicht auf Anhieb findest. Die Gebärmutterhalslänge ist bei jedem Menschen anders, und darüber hinaus ist die Cervix nicht kerzengerade, sondern in sich und zur Vagina geneigt (»Anteflexion« und »Anteversion« nennen sich diese Ausrichtungen). Länge und Neigungen an den verschiedenen Stellen sind vollkommen individuell, und daher darfst du, wenn es sich für dich gut anfühlt, ganz sanft auf eigene Entdeckungsreise nach deiner Queen Cervix gehen.

Ein weiterer Coolness- und relevanter NFP-Faktor der Zervix ist, dass sie in der Lage ist, Zervixschleim von unterschiedlicher Konsistenz zu produzieren. (Wie gesagt: Wer jetzt noch »Igitt« denkt, der atme und lasse sich von dem Zug der Faszination aus dem Land des völlig unbegründeten Ekels in die wunderbare Welt der Body Literacy nehmen.) Zervixschleim misst man am besten, indem man ihn am Gebärmutterhals abnimmt. Wenn dir das am Anfang zu ungewohnt ist, kannst du ihn auch am Vaginaleingang entnehmen. Aber eigentlich ist nichts schlimm daran, Zervixschleim am Gebärmutterhals zu testen: Kurz mal Ihre Majestät Queen Cervix besuchen und abstreifen, was es abzustreifen gibt. C'est ça! An Tagen, an denen wir nicht fruchtbar sind, hat der Zervixschleim eine eher feste und klebrige Konsistenz und sieht gräulich aus. Je fruchtbarer wir sind, desto durchsichtiger und »spinnbarer« wird der Schleim, bedeutet, dass er sich besser zwischen zwei Fingern ausdehnen lässt, weil der Wasseranteil höher ist, um die Spermien besser surfen zu lassen. So klug!

Apropos klug: Diese Beschreibung ersetzt keine NFP-Beratung! Sei also klug und investiere deine wertvolle Lebenszeit in eine sinnvolle, erhellende und vor allem nachhaltig-gewinnbringende Beratung (z. B. bei Adelaide Dechow unter natuerlichefamilienplanung.de), denn der Knall im All ist: Auf diese Weise lernst du deinen Körper besser kennen und enttabuisierst patriarchal-gesellschaftlich konstruierte Themen. Zudem kannst du bares Geld und dir schmerzhafte Eingriffe sowie unnötige Rennerei zu Ärzten und Apotheken sparen. Doch das Wichtigste ist: Du gibst deinem Zyklus den Raum, sein zu dürfen, und kannst so von seiner Weisheit profitieren.

How to bleed

Auf die Frage, *wie* wir am besten bluten, gibt es meiner Meinung nach ebenfalls nur eine Antwort, die diesen unglaublichen Prozess unseres Zyklus und der Fähigkeit, bluten zu können, würdig ist, nämlich: frei! Auch wenn Mooncups, Menstruationstassen etc. ökologisch gesehen eine tolle Erfindung sind, repetieren sie durch den Anwendungsmechanismus (Reinschieben) ein toxisches Narrativ, nämlich, dass es an unserem Menstruationsblut etwas gäbe, was es so frühzeitig wie möglich aufzufangen gilt, um die Sichtbarkeit maximal zu reduzieren. Gleichzeitig ist es während der Phase 4 ziemlich kontraintuitiv, dem Unterleib bzw. der Vagina (also dem Geburtskanal) etwas zum Halten zu geben, während dieser ganz offiziell mit Loslassen beschäftigt ist. Tatsächlich kann das Einführen eines Gegenstandes in die Vagina (ob Tampon oder Mooncup) zu zusätzlicher – und vor allem konstanter – Kontraktion der Beckenbodenmuskulatur führen und dadurch zu Unterleibskrämpfen. Evolutionär war es nämlich mal so gedacht, dass die Beckenbodenmuskulatur und die Muskulatur rund um die Vagina darauf ausgelegt waren, das Menstruationsblut zu sammeln und später kontrolliert abfließen zu lassen. Das Ganze nennt sich free bleeding und gilt als der heilige Gral des freien Blutens. Tatsächlich kann es jede*r lernen, gleichzeitig empfehle ich, keine krampfige Challenge daraus zu machen, sondern vor allem mit der Tradition des »Sich-Zukorkens« zu brechen und liebevoll seiner Gebärmutter die Zeit und den Raum zu geben, den sie braucht, um ihr Wunder der Renovation zu vollbringen.

Vielleicht noch ein empowerndes Wort zum Blut als solches: Es gibt keinen spannenderen, biologisch faszinierenderen, magischeren und heiligeren Ort als die Gebärmutter. Es ist der Ort, an dem jede*r Einzelne von uns entstanden ist. Hier wird zelluläre Materie zum Menschen. Seelen zu Personen. Daher gibt es kaum etwas Absurderes, als das Blut, das von diesem Ort stammt, als »unhygienisch« zu bezeichnen, und die Produkte, die dem Auffangen des Blutes dienen, als »Hygieneartikel«. Das dürfen wir kollektiv, zusammen mit dem ökologisch und physisch schadhaften Gebrauch von Tampons, einfach sein lassen!

All them crazy hormones

Es wundert mich immer wieder: Wir können zum Mond fliegen, aber die Welt der Hormone fühlt sich, sogar im Gespräch mit vielen Gynäkolog*innen, wie ein Kosmos der Ungewissheiten an. Natürlich hat die Endokrinologie pharmazeutische Antworten auf hormonelle Unstimmigkeiten in der Schublade. Und wer Lust auf tiefergreifende Antworten hat, wird auch schon in der Psychosomatik fündig. Doch die Suche nach der Ursache einer hormonellen Schieflage rund um das Thema »Zyklus«„ die dabei helfen würde, diese auf natürlichem Wege zu behandeln, gelingt oft leider nur auf eigene Faust oder im Underground der Alternativmedizin.

Meiner Meinung nach zeigt diese Behandlungslücke zwei Dinge:

1. Medizin und Psychologie sollten sich noch ein bisschen enger zusammenkuscheln, um den heiligen Gral der ganzheitlichen – und dadurch nachhaltigen – Heilung gemeinsam anzustreben, auch wenn die pharmazeutischen Quick-Fix-Lösungen noch so verlockend winken.
2. Der Forschungsstand in einem bestimmten Fachgebiet ist immer auch Spiegelbild des gesamtgesellschaftlichen Interesses. Und da aus bekannten Gründen (s. ab S. 19) das Wissen

über den weiblichen Schoßraum in einer patriarchalen Gesellschaft strategisch bewusst verdrängt wird, sind auch Untersuchungen zum Thema »Zyklushormone« in der medizinischen Forschungslandschaft nicht sonderlich populär.

Das Blöde daran ist, dass das hormonelle Gleichgewicht in unserem Körper so zentral und entscheidend für unsere körperliche und mentale Gesundheit ist. Und der Witz ist, dass diese Wunderstoffe genau die Schnittstelle zwischen Seele und Physis bilden. Unsere Hormonproduktionszentren reagieren wie feine Seismographen auf unser Seelenleben, beispielsweise passen sie die Cortisol-Produktion an unser jeweiliges Stresslevel an, um diesen runterzuregulieren.

Also würde sich das engere Zusammenkuscheln von Medizin und Psychologie doch eigentlich richtig lohnen. So könnten wir nämlich die möglichen hormonellen Dysbalancen im Zyklusgeschehen sowohl medizinisch als auch psychologisch betrachten und im Zusammenwirken beider Disziplinen nachhaltig heilen. Hach, wär das schön!

Aber von welchen Hormonen rede ich da eigentlich die ganze Zeit? Die beiden wichtigsten Hormone im Zyklusgeschehen sind Mylady Östradiol und Mrs. Progesteron. Kleine, aber entscheidende Nebenrollen spielen noch das Luteinisierende Hormon (LH) und das Follikelstimulierende Hormone (FSH). Genau genommen werden LH und FSH aus dem Ursprungshormon Gonadoliberin gebildet, das von der Hirnanhangsdrüse produziert wird. Die chronologische Choreographie dieses brillanten hormonellen Zyklusballetts funktioniert dabei wie folgt:

Der hormonelle Zyklus

Zyklusphase

Follikelphase (Dauer kann variieren)	Ovulationsphase (Eisprung)	Lutealphase	Menstruationsphase (Blutung)
7. bis 13. Zyklustag	14. bis 20. Zyklustag	21. bis 28. Zyklustag	1. bis 6. Zyklustag

Hormonelles Zyklusgeschehen

1

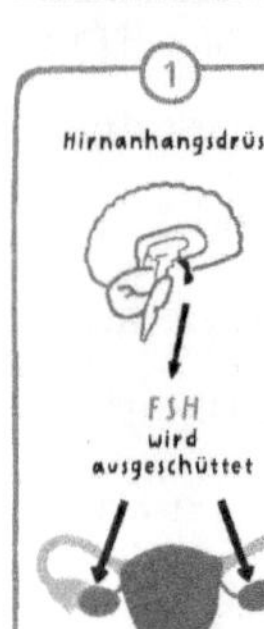

2

Östradiol steigt

bis Maximalwert erreicht ist

3

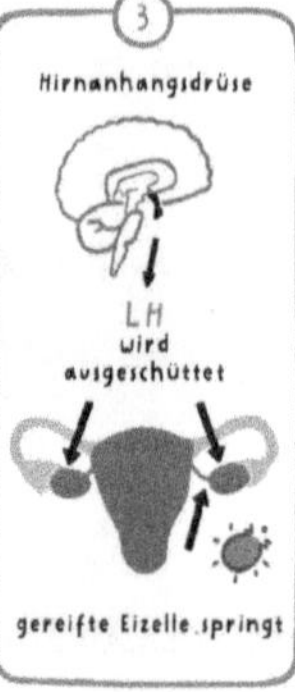

4

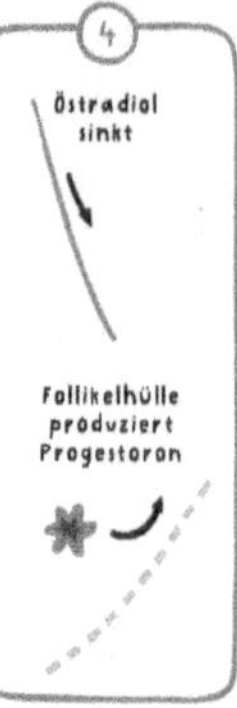

5

Endometrium löst sich

Blutung setzt ein

Hormoneller Verlauf

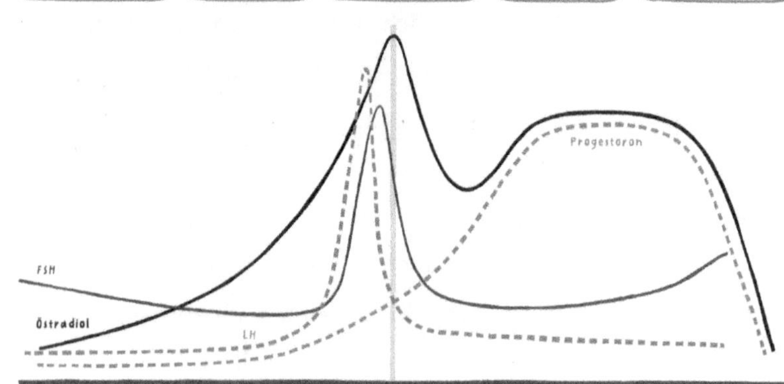

Eierstockzyklus

Eizellreifung | Eisprung | Gelbkörperreifung | Blutung

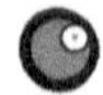
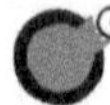

- Die Hirnanhangsdrüse produziert FSH, daraufhin beginnt die Eizellreifung. Durch die Eizellreifung wird Östradiol produziert. Durch den steigenden Östradiolspiegel wird die Reifung weiterer Follikel verhindert.
- Die weitere Reifung der Follikel (die Synthese von Androgenen durch die Thekazellen) unterstützt wiederum die Östradiolproduktion, bis der Spiegel einen Maximalwert erreicht, der dann bewirkt, dass das LH nicht wie sonst durch das Östradiol unterdrückt, sondern schockartig ausgeschüttet wird.
- Das LH sorgt dafür, dass die Eizelle, die am größten gereift ist, springt.
- Die Follikelhülle der gesprungenen Eizelle wandelt sich zu einer eigenen Drüse, dem Gelbkörper, und beginnt Progesteron zu produzieren.
- Der Östradiolspiegel sinkt zunächst und das sorgt u. a. dafür, dass kein LH mehr ausgeschüttet wird.
- Wenn die Eizelle nicht befruchtet wird, beginnt das Progesteron zehn Tage nach Eisprung wieder zu sinken und das Östradiol sinkt mit. Dadurch werden pro-inflamatorische Zellen in die obere Schicht des Endometriums eingeladen. Die so erzeugte (völlig natürliche und ungefährliche!) Entzündung in den Zellen führt zur Ablösung der obersten Schicht des Endometriums (Stratum functionalis) und die Blutung setzt ein.

Der absolute Wahnsinn, oder?

Östradiol ist dabei aber nicht nur für die Eizellreifung verantwortlich, sondern kann noch eine ganze Menge mehr: In der

Embryonalentwicklung unterstützt Östradiol die Entwicklung und Differenzierung der weiblichen Geschlechtsorgane Vulva, Gebärmutter, Eierstöcke und Eileiter. Während der Pubertät pusht Östradiol die Entwicklung der Körperbehaarung, den Beginn der Menstruation und das Brustwachstum. Im Zyklusgeschehen ist es, wie gesagt, für die Eizellreifung, aber auch für die Bildung des Endometriums, also der Gebärmutterschleimhaut, verantwortlich. Darüber hinaus hat Östradiol Auswirkungen auf die weibliche Körperbehaarung, die Libido und das Konzentrationsvermögen, zudem kann es stimmungsaufhellend wirken. Es hat einen positiven Effekt auf die Durchblutung des Körpers und den Cholesterinspiegel, die Größe und das Wachstum der Brüste, die Regeneration, Durchblutung und Elastizität der Haut sowie auf das Wachstum und die Stabilität der Knochen. Boom!

Das **Progesteron** ist im Zyklusgeschehen für die Anfüllung des Endometriums mit Blut und dessen Abstoßung bei Nichtbefruchtung der Eizelle verantwortlich. Außerdem unterdrückt es Gebärmutterkontraktionen, was besonders während einer Schwangerschaft wichtig ist. Wird die Eizelle befruchtet, steigt der Progesteronspiegel ordentlich an: In den ersten vier bis fünf Wochen einer Schwangerschaft produziert die verlassene Follikelhülle fleißig das Progesteron, danach übernimmt die Plazenta die Produktion, und der Progesteronspiegel steigt weiterhin fröhlich an, bis er kurz vor der Geburt plötzlich absinkt.

Warum? Weil das Progesteron während der Schwangerschaft zunächst dafür verantwortlich ist, dass für die befruchtete Eizelle ideale Bedingungen herrschen. Es sorgt dafür, dass es muckelig wird (Endometrium mit Blut füllen und Temperatur um 0,6–1°C hochdrehen), ruhig ist (unterdrückt die Kontraktion des Myometriums, also der glatten Muskulatur der Gebärmutter), die Eizelle geschützt ist (Zervix schließt sich und bleibt lang) und die Umgebung gesund bleibt (unterdrückt Entzündungsprozesse!). Während der Schwangerschaft wirkt Progesteron zusätzlich milchproduktionshemmend, damit die Plazenta nicht abgestoßen wird, denn Plazenta abstoßen und Milch produzieren soll ja erst *nach* der Geburt passieren. Kurz vor der Geburt sinkt das Progesteronlevel schlagartig, um das Myometrium aus seinem Dornröschenschlaf zu erwecken und Wehen eintreten zu lassen.

Darüber hinaus hat Progesteron eine sedierende und schlafverbessernde sowie neuroprotektive Wirkung, es schützt also die Nervenzellen im Gehirn. Auch wirkt es, wie gesagt, entzündungshemmend, kann die Körpertemperatur um 0,6–1°C ansteigen lassen, unterstützt die Bildung des Brustdrüsengewebes, schützt die Knochen vor dem »brüchig werden« (osteoprotektiv), schließt die Zervix und lässt den Zervixschleim weniger spinnbar – und damit weniger spermadurchlässig – werden. Bäm!

Die häufigste hormonelle Unausgeglichenheit im zyklischen Geschehen ist die Östrogendominanz; gemeint ist damit ein Überschuss an Östradiol und ein damit einhergehender Mangel an Progesteron. Was es damit so auf sich hat, erfährst du auf S. 157.

The problematic pill

Der wohl heftigste Eingriff in unser hormonelles Zyklusgeschehen ist die Antibabypille. Mal ganz abgesehen von den Hardcore-Nebenwirkungen, also dem erhöhten Risiko für Thrombosen und Embolien, sorgt die Pille, besonders bei längerer Einnahme, dafür, dass unsere Hormonproduktionsstätten »verlernen«, die relevanten Zyklushormone zu produzieren. Und das ist nicht nur dann blöd, wenn man irgendwann doch einen Kinderwunsch haben sollte, sondern auch, weil die so fein orchestrierten und ausbalancierten hormonellen Prozesse in unserem Zyklus Grundvoraussetzung für unsere physische und psychische Gesundheit sind.

Also wie wirkt das kleine Teufelchen Pille genau? Die meisten Pillen bestehen aus einer Kombination aus der chemisch nachempfundenen Version des Östradiols (z. B. Ethinylestradiol) und einem Gestagen, der chemisch nachempfundenen Version des Progesterons. Das Gestagen sorgt zum einen dafür, dass der Zervixschleim sich verfestigt und für Spermien undurchlässig wird. Zum anderen sorgt das konstant gehaltene Gestagenlevel dafür, dass das FSH unterdrückt und somit die Eizellreifung verhindert wird. Durch die Zugabe einer geringen Menge künstlichen Östrogens wird die Eizellreifung blockiert. Gleichzeitig reicht die Menge aber aus, um das Endometrium, also die Gebärmutterschleimhaut, so weit aufzubauen, dass bei der Pillenpause eine Entzugsblutung ausgelöst wird. Pfiffig gebaut, das kleine Teufelchen.

Die Entzugsblutung hat jedoch nichts mit einer normalen Menstruation zu tun. Sie ist eher ähnlich zu einer Abbruchsblutung, bei der der Körper sich um die Produktion von Östradiol bemüht, jedoch nicht genug zusammenbekommt, irgendwann aufgibt und die bisher aufgebaute Gebärmutterschleimhaut entlässt, um dann wieder von vorne anfangen zu können. In beiden Fällen findet kein Eisprung statt, also keine Phase 2, keine Phase 3 und keine Phase 4. Die Einnahme der Pille kreiert somit eine Situation, in der wir künstlich in Phase 1 gehalten werden. (Was das emotional für einen Menschen bedeutet, erfährst du im nächsten Kapitel.)

Das zusätzlich Problematische an der Pille ist, dass die zugeführten chemischen Versionen von Östradiol und Progesteron an den Hormonrezeptoren des echten Östradiols und Progesterons andocken und diese blockieren. Meist brauchen sie auch nach dem Absetzten der Pille lange, bis sie wieder in der Lage sind, natürliches Östradiol und Progesteron aufzunehmen.

Und um es mal unverblümt zu sagen: Die Pille ist eine Erfindung der industrialisierten Welt, in der es vor allem darum geht, gut zu funktionieren, am besten wie am Fließband. Ihre Wirkungsweise führt dazu, dass das hormonelle Spektrum nicht erlebt wird, sondern wir in unserer kognitiv und physisch leistungsfähigsten Phase (Phase 1) des Zyklus gehalten werden. Das ist sehr praktisch, wenn man vor allem leistungsorientierte Geschöpfe gut steuern möchte.

Die Kehrseite ist, dass unsere eigene Natur dagegen rebelliert, unterdrückt und funktionsunfähig gemacht zu werden. Diese innere Rebellion kann heftige körperliche und seelische Nebeneffekte und Nachwirkungen mit sich bringen.

In meiner Coaching- und Beratungspraxis für zyklusorientiertes Leben und Arbeiten erlebe ich regelmäßig Frauen, die noch die Pille nehmen und sich Unterstützung wünschen, weil ihnen (beruflich) in ihrem Leben die Orientierung fehlt. Oftmals haben sie das Gefühl, dass so viel mehr für sie möglich wäre, und beschreiben gleichzeitig, dass sie sich selbst nicht richtig spüren können. Nach dem Absetzen der Pille ist es für manche sehr herausfordernd, die verschiedenen Facetten ihrer selbst zu spüren. Doch durch die Begleitung und vor allem die eigene Hinwendung und Exploration ihrer zyklischen Bedürfnisse und Superkräfte lernen sie ihren Zyklus als das Geschenk zu erleben, das es ist.

Teil II: Die psychologische Ebene des Zyklus

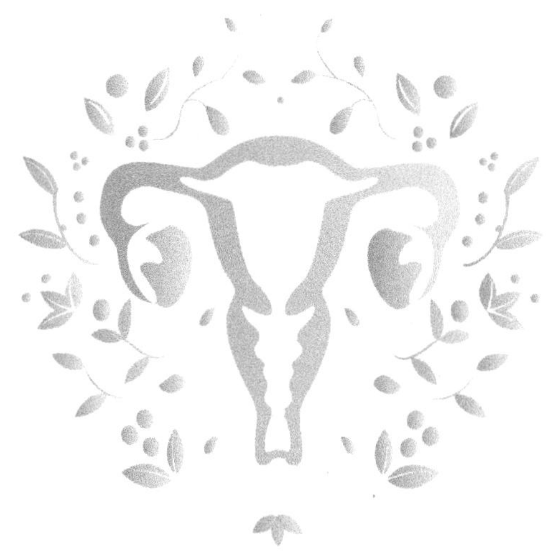

Okay, Freunde des zyklischen Seins, genug der Oberflächenbetrachtung! Let's dive into it! Der folgende Teil des Buches wird dir helfen, zu verstehen, welche Wirkungsweisen und Zusammenhänge zwischen der physischen Ebene und dem Seelenleben bestehen, wie sich die vier Zyklusphasen anfühlen können, über welche Superkräfte du in der jeweiligen Phase verfügst, welche Anzeichen es dafür gibt, dass der Zugang zu diesen Superkräften blockiert ist, und was du dann tun kannst, um eventuelle Blockaden liebevoll zu lösen.

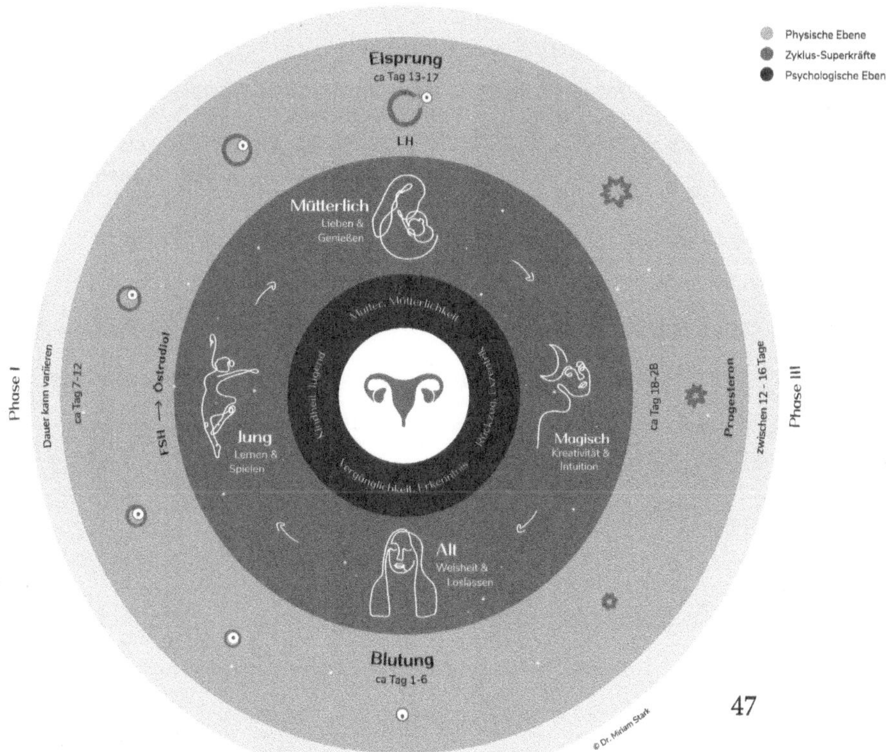

Diese wunderschöne Grafik zeigt die drei Ebenen des Menstruationszyklus: Die äußerste Ebene ist die physische, auf der links, in Phase 1, die Eizellreifung in vollem Gange ist, oben, in Phase 2, die Eizelle springt, rechts, in Phase 3, die Follikelhülle zergeht und abschließend, unten, in Phase 4, die Blutung einsetzt.

Auf der **zweiten Ebene** werden die archetypischen Anteile angezeigt, die durch die jeweilige hormonelle Konstitution aktiviert werden. Zusätzlich erfährt man hier, über welche Superkräfte die Anteile verfügen können.

Sollten wir einmal keinen Zugang zu unseren Superkräften haben, wird die **dritte Ebene** für uns spannend und relevant, denn hier – auf der psychologischen Ebene – werden die Themenfelder dargestellt, die in der jeweiligen Phase geheilt werden wollen, wenn wir regelmäßig auf physische oder psychische Symptome erleben.

In der Grafik ist also der psychosomatische Wirkmechanismus unseres zyklischen Seins zusammengefasst: Zunächst gibt es eine hormonelle, physische Basis. Diese aktiviert auf seelischer Ebene einen bestimmten Anteil von uns, der mit großartigen Superkräften ausgestattet ist. Sollten wir keinen Zugang zu diesen haben und/oder regelmäßig in einer Phase unter körperlichen oder seelischen Beschwerden leiden, können wir uns bestimmte Themen anschauen, die gesehen werden wollen.

Klar so weit? Toll, dann lasst uns mal einen genaueren Blick auf jede Phase werfen.

Phase 1 – jung

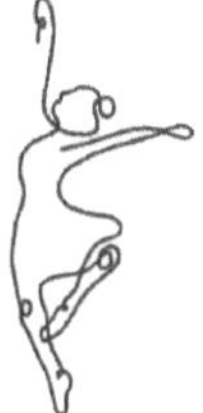

Hach, diese frische Phase 1! Physisch steht alles im Zeichen des Aufschwungs: Nach der Blutung ist die Eizellreifung hier schon im vollen Gange. Der Östradiolspiegel steigt wieder an, und die Gebärmutterschleimhaut bildet sich neu. Körperlicher Neubeginn und Heranreifung führen dazu, dass auf seelischer Ebene der junge archetypische Anteil aktiviert wird. Dieser Anteil unserer Seele ist unser junges Selbst, das Kind oder Mädchen* in uns, das wir einst waren, sein wollten und eben auch noch immer sind. Die Junge in uns repräsentiert die frische Energie neuen Lebens, das Erwachen, die Neugierde auf das Leben und die Lust, es mit einer spielerischen Leichtigkeit zu entdecken und zu erforschen.

Ähnlich wie traumatische Erinnerungen durch äußere Reize oder Trigger (wie z. B. Orte, Berührungen, Gerüche, soziale Situationen etc.) seelisch wieder aktiviert werden können, wird jede Frau auf seelischer Ebene an ihren jungen inneren Anteil »erinnert«, wenn ihr Körper in Phase 1 hormonell im Zeichen des Aufblühens steht. Die Leichtigkeit, das Spielerische, die Tatsache, dass wir körperlich fitter sind, genau diese Kombination erinnert uns unbewusst an die Zeit, in der dieses Empfinden unser Lebensgrundgefühl war. Es ist also keine aktive Erinnerung an alte Zeiten, sondern ein stiller Dialog, zwischen der hormonellen Konstitution unseres Körpers und unserem Unterbewusstsein, ungefähr so:

Hormone: »Juchuu, lasst uns aufsteigen und aktiv sein!«

Seele: »Oh, dieses Gefühl erinnert mich an die Zeit, als ich klein/jung und aktiv war. Damals wollte ich immer draußen in der Natur spielen!«

In dieser Zeit können wir über die Superkräfte »Lernen« & »Spielen« verfügen, das bedeutet, wir können uns im absolut fluffig-leichten Explore-Modus befinden. Alles, was kognitive Leistungsfähigkeit von uns verlangt, schaffen wir spielerisch: neue Sprachen lernen, komplexe Excel-Tabellen erstellen oder die nervige Steuererklärung mit einem sanften, selbstzufriedenen Lächeln erledigen, aber auch Netzwerken, neue Jogging-Bestzeiten erreichen, Ausgehen und am nächsten Tag fit sein, die Schule-Kita-Arbeits-Nachmittagsprogamm-Koordination spielend für den kommenden Monat planen, ja all das und noch viel mehr geht theoretisch in Phase 1.

»Warum denn bitte nur theoretisch?«

Tja, leider haben wir nicht immer freien Zugriff auf unsere Superkräfte. Es kann sein, dass wir uns regelmäßig in dieser Zeit auf physischer oder psychischer Ebene nicht so großartig frisch fühlen. Dann möchte uns unser Organismus mithilfe verschiedenster Symptome darauf aufmerksam machen, dass auf seelischer Ebene Themen aus der Kindheit und Jugend gesehen und geheilt werden möchten. Durch die Aktivierung unseres jungen seelischen Anteils können die Verletzungen, Traumata und Schmerzen, die in diesem Anteil aus unserer Kindheit und Jugend gespeichert sind, unbewusst in uns reaktiviert werden. Diese dunklen Themen schieben sich vor unsere Superkräfte und weisen so darauf hin, dass sie gesehen werden wollen.

Symptome, die darauf hinweisen, dass unsere Phase-1-Superkräfte blockiert sind, können u. a. folgende sein:

- Kopfschmerzen oder Migräne,
- sich schutzlos und unsicher fühlen,
- das Gefühl, den Boden unter den Füßen zu verlieren,
- extrem verkopft sein und keine Leichtigkeit spüren können,
- sich aggressiv oder depressiv verstimmt fühlen,
- extrem gestresst sein,
- sich diese Zeit mit Terminen vollstopfen und sich stark unter Leistungsdruck setzen.

Nehmen wir mal den vollen Terminkalender als Beispiel: Wenn du in deiner Kindheit viel und vielleicht auch zu früh allein gelassen wurdest, kann das im Erwachsenenalter in Phase 1 dazu führen, dass du dich in dieser Zeit besonders oft verabredest. Dahinter steckt zum einen das Streben nach Nähe zu anderen – als unbewusster Heilungsversuch –, und gleichzeitig übertünchst du mit den vielen Reizen im Außen den Schmerz deines jungen inneren Anteils, der gesehen werden möchte.

Solltest du dich in Phase 1 regelmäßig müde und erschöpft fühlen, kann dies übrigens auch ein klarer Hinweis darauf sein, dass du die Kräfteauftankzeit deiner Phase 4 – deine Menstruation – zu wenig genutzt hast und zukünftig mehr chillen darfst. (Mehr dazu findest du ab Seite 102.)

Larissa meldet sich bei mir, weil sie mich in einem Podcast über das zyklusorientierte Leben gehört hat und ihr fast ihr Löffel Quinoa-Bowl im Hals stecken geblieben wäre, als ich den Wirkungszusammenhang zwischen Hormonen, Superkräften, inneren Anteilen und seelischen Themen, die geheilt werden wollen, beschrieben habe. In unserer ersten Session erfahre ich, dass Larissa zweiundvierzig Jahre alt ist, erfolgreiche Inhaberin einer Werbeagentur, verheiratet und Mutter eines fünfjährigen Sohnes. Ihr Alltag ist gut strukturiert und organisiert: Um 6.00 Uhr klingelt der Wecker, dann folgen Yoga, duschen, fertig machen, ihren Sohn wecken, anziehen und das gemeinsame Familienfrühstück, das ihr besonders wichtig ist. Ihr Mann und sie wechseln sich mit dem Bringdienst zur Kita ab. Von da an kommuniziert sie nonstop über ihr iPhone, bis sie abends die Augen schließt.

Die Bedürfnisse ihres Gegenübers nehme sie blitzschnell wahr und könne schon währenddessen Strategien entwickeln, diese zu befriedigen. Diese Eigenschaft mache sie in ihrem Job so erfolgreich und zu einer gern kontaktierten Freundin – so schätzt Larissa sich selbst ein. Auch ihr Zuhause ist perfekt organisiert, seit sie vor zwei Jahren eine Home-Organizerin engagiert hat. Larissa liebt ihre gelabelten Boxen und Schubladen und jede andere Form der Effizienzsteigerung, z. B. megaakkurates Meal Prepping, um das sich ihre Haushaltshilfe kümmert.

Doch wenn es Larissa nicht gut geht, zieht sie sich zurück. Nur ihr Mann darf ihr dann nah sein. Zum Beispiel, wenn sie immer wieder mal heftige Migräneattacken hat. Meist wacht sie schon mit einer Migräne-Aura auf, kann dann nur eingeschränkt sehen und weiß, dass sie exakt eine Stunde Zeit hat, bis sie in ihrem eignen Höllenkopfschmerz gefangen ist. Schon mehrfach sind solche Attacken aber auch auf der Arbeit aufgetreten. Dann hat sie es nicht rechtzeitig nach Hause geschafft und sich in der dunklen Putzkammer der Agentur auf den Boden gelegt, bis ihr Mann sie abholen kam.

Nachdem sie begonnen hat, ihren weiblichen Zyklus zu tracken, hat sie festgestellt, dass ihre Migräneattacken immer in Phase 1 auftreten.

»Was hat das zu bedeuten?«, will sie nun von mir wissen.

Obacht! Und das gilt für alle Phasen: Wie, wann, wo, mit wem, wie lang, wie oft und ob überhaupt du die Themen, auf die dich dein Körper aufmerksamen macht, heilen willst, darfst ganz allein *du* entscheiden! Also, ob du zur Schamanin, Coachin, Therapeutin, energetischen Heilerin, Yoaglehrerin gehen magst, ist vollkommen dir überlassen, und – und das ist fast noch wichtiger – zu welchem Zeitpunkt du das tun möchtest, entscheidest einzig und allein *du!* Jedes Thema hat seine eigene Zeit, um zu heilen. Nur weil du erkennst, dass hier etwas in dir gesehen oder geheilt werden möchte, heißt das nicht, dass du dem Trend unserer sich permanent selbst optimierenden Leistungsgesellschaft folgen musst und sofort alles bis ins letzte Detail weganalysieren sollst. Deinem Organismus reicht es oft, wenn du in dieser Zeit besonders achtsam und liebevoll mit dir umgehst und ihm so signalisierst, dass du dir der Themen, die Beachtung finden wollen, gewahr bist. Dadurch entlässt du deinen schönen Körper und deine bezaubernde Seele aus der Verantwortung, sich bei dir mithilfe der Symptome melden zu müssen, und diese klingen meist schon ab.

Wenn es für dich an der Zeit ist und sich gut anfühlt, tiefer zu gehen, kannst du beispielsweise einen der folgenden Wege nutzen, um mit deinem jungen Anteil in Kontakt zu treten. Bitte beachte dabei, dass keine dieser Methoden den Anspruch erhebt, die professionelle Begleitung, z. B. durch einen Therapeuten, zu ersetzen. Also sei bitte sehr achtsam und liebevoll mit dir. Schau unbedingt darauf, ob du dich stabil genug fühlst und genügend Raum da ist (du solltest nicht sofort in den nächsten Termin rauschen müssen), um deinem inneren Anteil jetzt allein zu begegnen. Gleichzeitig gibt es nichts in dir, wovor du Angst haben müsstest. Solltest du sehr viel Schmerz in deiner Kindheit und Jugend durchlebt haben oder einfach mehr Lust darauf haben, den Weg nicht allein zu gehen, kann es stimmiger sein, sich begleiten zu lassen.

Ein sanfter Einstieg in die Kontaktaufnahme zu deinem inneren jungen Anteil können Kindheitsfotos sein, die du dir anschaust. Nimm dir dafür Zeit, mach es dir gemütlich - also Kuscheldecke, Wohlfühlmusik, Tee, Lieblingskekse, alles, was du brauchst, um dich rundum muckelig zu fühlen –, und lass dabei allen Gefühlen ihren Raum, den sie brauchen. (Gut zu wissen: Tränen wirken für unsere Seele wie fleißige Helferlein, die automatisch Schmerz, Verletzung, Trauer und andere negative Gefühle, für die es an der Zeit ist, zu gehen, abtransportieren. Also freu dich über jede Träne, die deine Wange herunterfließt).

Häng dir dein Lieblingsfoto von dir gerne an einem Ort auf, an dem du es regelmäßig siehst, z. B. am Badezimmerspiegel, und spüre, wie du ganz sanft und unbewusst eine liebevolle Beziehung zu diesem besonderen Anteil in dir entwickelst.

Wenn sich alles in dir und im Außen richtig für einen tieferen Kontakt zu deiner inneren Jungen anfühlen, dann, let's go! Hier findest du eine kleine Anleitung, wie du dich in einer Meditation mit dem jungen archetypischen Anteil in dir verbinden kannst. Lies sie dir am besten in Ruhe durch, und führe die Schritte dann mit geschlossenen Augen nach und nach aus.

Kurzer Reminder: Das hier ist keine Prüfungsaufgabe! Also gib jeder Tendenz zum perfektionistischen Bedürfnis »Ich muss das genau so durchführen, wie es da steht« ein liebevolles Adieu-Küsschen, und verlass dich ganz auf dein Unterbewusstsein, das genau die Schritte, die für dich auf deinem Weg zum In-dich-Eintauchen wichtig sind, speichern wird:

1. Nimm eine für dich angenehme Körperhaltung ein. Im Liegen funktioniert es am besten, aber wenn du gerade müde bist, dann bleib auch gerne gemütlich sitzen, denn du solltest nicht einschlafen.
2. Atme nun dreimal tief durch die Nase ein und durch den Mund wieder aus. Das Ausatmen kannst du auch gerne mit einem »Pferdeschnaub«-Geräusch machen, bei dem du deine Lippen flattern lässt: »Prrrrrrrrrr.«
3. Lenk nun deine Aufmerksamkeit auf deinen Körper, und nimm wahr, was du fühlst, zunächst ohne es bewerten oder verändern zu wollen.

4. Lass jetzt jegliche Anspannung los: Fokussiere dich auf die Stellen in deinem Körper, die sich noch eng und unwohl anfühlen, und atme Liebe, Leichtigkeit oder – wenn dir das zu cheesy ist – Weite hinein.
5. Richte nun deine Aufmerksamkeit auf die Stelle in deinem Körper, die sich schön anfühlt, wohlig, gemütlich, hell.
6. Verbinde dich mit diesem Gefühl, und lass es größer werden, sich nach und nach in deinem ganzen Körper ausdehnen, bis jede Zelle von diesem schönen Gefühl erfüllt ist.
7. Nun lade in diesen wohligen, hellen Raum deinen jungen inneren Anteil ein. Wenn die Junge nicht gleich erscheinen mag, bleib dran. Besonders wenn du länger schon keinen Kontakt zu ihr hattest, kann es sein, dass es ein wenig dauert, bis sie Lust hat, sich zu zeigen. Sei geduldig mit dir, und erzwinge keine Bilder, sondern lasse kommen, was sich zeigen will. Es muss kein klares eindeutiges Bild von ihr sein, manchmal zeigt sich zunächst auch nur ein Gefühl oder eine Farbe. All das ist völlig richtig so, wie es ist!
8. Wenn du das Gefühl hast, mit ihr Kontakt aufnehmen zu können, dann schau sie dir zunächst an oder beobachte das aufkommende Gefühl. Wie wirkt sie auf dich? Was braucht sie?
9. Wenn es sich für dich gut anfühlt, nimm sie nun in den Arm. Das kann sich wunderschön, manchmal aber auch sehr traurig anfühlen. Lass hier alle Gefühle zu und aus dir rausfließen.
10. Frag deine innere Junge dann gerne, was sie sich wünscht und was sie braucht, um sich gut zu fühlen. Versprich ihr

(und meine es!), dass du dafür mehr Raum in deinem Leben kreieren wirst. Es kann sein, dass sie nicht sofort vor Freude strahlt, sondern zunächst misstrauisch ist, because actions speak louder than words, aber wenn du dein Versprechen hältst, wird sie dir vertrauen können.

11. Nun sag ihr, laut oder nur in Gedanken, was du ihr sagen möchtest. Es kann sein, dass du dich dafür entschuldigen möchtest, dass du sie so lange nicht beachtet hast, ihre Bedürfnisse so wenig Raum in deinem Leben haben und du vergessen hast, wie man spielt und diese zauberhafte Leichtigkeit lebt. Vielleicht willst du ihr sagen, dass du sie liebst und sie genau richtig ist, wie sie ist. Vielleicht möchtest du dich auch bei ihr dafür bedanken, dass sie dich daran erinnert hat, wieder mehr du selbst zu sein.
12. Wenn du das Gefühl hast, dass für den Moment alles zwischen euch gesagt ist, umarme sie noch einmal zum Abschied, und gib ihr einen Kuss, wenn du magst. Verabschiede dich mit der Gewissheit, sie jederzeit wieder besuchen zu können, wenn dir danach zumute ist.
13. Wenn du so weit bist, dann komm langsam wieder zurück in den Raum, in dem du dich befindest, und wenn es sich für dich gut anfühlt, öffne sanft und achtsam deine Augen.

Welcome back! Solltest du dich an irgendeiner Stelle unwohl gefühlt und deswegen die Reise abgebrochen haben, war das genau richtig so! Deine innere Welt ist so komplex und vielseitig, wie du es bist, und sie kennenzulernen kann superhilfreich und heilsam sein, zu Beginn aber auch manchmal überwältigend.

Daher ist es an dir, zu entscheiden, in welchem Tempo und auf welchem Wege das Kennenlernen stattfinden darf. Wenn du Lust hast, probiere es zu einem anderen Zeitpunkt in deiner Phase 1 erneut. Vertraue immer darauf, dass egal, was du erlebt hast und welche schmerzhaften oder schamhaften Gefühle hochkommen mögen, deine Essenz – also das, was du wirklich bist – unantastbar und gut ist. Lass dich in diesem Kennenlernprozess aber, wie erwähnt, auch gerne von einer professionellen Person deiner Wahl unterstützen oder begleiten.

In unserer ersten Session erkläre ich Larissa, dass wir ab jetzt in einem absoluten Safe Space arbeiten. Alles, was sie mit mir teilt, bleibt unter uns, und jede Frage, jeden Impuls oder Input richte ich an sie aus dem reinen Bestreben, sie liebevoll in ihrer Entwicklung zu unterstützen. Ich kann sehen, wie ihre Aufregung nachlässt und ihre Mimik und Körperhaltung weicher werden. Sie erzählt mir, dass sie ihr Leben toll findet, so, wie sie alles organisiert hat, und betont immer wieder, dass sie die Tage liebt, an denen alles glattläuft. Ich frage sie, wann es für sie nicht glattläuft. Sie erzählt mir von ihren Migräneattacken und wie sehr sie unter ihnen leidet. Das Schlimmste sei gar nicht der Schmerz, sondern das stressige-unruhige Gefühl, das in ihr entstehe, wenn sie nicht in die Agentur könne.

»Was sagt dir das stressige Gefühl in dem Moment, Larissa?«, frage ich sie.

Sie denkt kurz nach.

»Du bist nichts wert, wenn du nichts leistest.« Ihre Augen füllen sich mit Tränen, die sie schnell unterdrückt.

Als sie weitersprechen will, unterbreche ich sie sanft und bitte sie, dem Gefühl, das da gerade hochkam, Raum zu lassen.

»Ja, so einen Satz höre ich dann. Dabei weiß ich vom Kopf her, dass es nicht stimmt, aber ich spüre es trotzdem.«

»Nach wem hört sich die Stimme in dir an?«, frage ich sie.

»Ich weiß nicht, jedenfalls eigentlich nicht nach mir.«

»Kennst du die Stimme? An wen erinnert sie dich?

Sie muss schmunzeln. »An meinen Vater?«

Sie erzählt mir, dass sie als Kind das Gefühl hatte, von ihrem Vater nur dann gesehen zu werden, wenn sie top Noten mit nach Hause brachte, die beste beim Tennis war und perfekt funktionierte.

»Aber wie hängt das nun mit meinen Kopfschmerzen zusammen?«, fragt sie mich.

»Bevor ich dir den Zusammenhang erkläre, würde ich dich gerne dazu einladen, deinen inneren jungen Anteil, der in der Zeit, in der du die Migräne hast, aktiviert ist, mit mir gemeinsam zu besuchen. Ich glaube, dort findest du die Antwort auf deine Frage. Hast du Lust?«

Etwas ängstlich, aber doch entschlossen, willigt sie ein. Auf der Visionsreise, die ich anleite, trifft sie sich mit ihrem inneren jungen Anteil, der kleinen Larissa. Die ist vierzehn Jahre alt und stinkwütend. Darüber, dass sie nie gehört oder gesehen wird, dass sie immer nur leisten, leisten, leisten soll und dass nie einer was Schönes mit ihr unternimmt!

Während sie den Kontakt und die Unterhaltung mit der kleinen Larissa beschreibt, laufen Tränen über ihr Gesicht. Ich frage sie, ob sie der kleinen Larissa etwas sagen möchte.

»Es tut mir … wirklich leid, dass ich so lange nicht bei dir war, das werde ich zukünftig ändern!«, verspricht sie sich selbst.

Während wir den Kontakt später reflektieren, versteht Larissa, dass sie in ihrer Kindheit und Jugend gelernt hat, dass sie nur dann Anerkennung von ihrem extrem dominanten und leistungsorientierten Vater erntete, wenn sie »ablieferte«. In ihrem terminüberfrachteten Agenturalltag wiederholt Larissa dieses Verhaltensmuster. Die Anerkennung, die ihr die maskulinisierte Branche und die patriarchale Gesellschaft bieten, fühlt sich unterbewusst wie die Anerkennung ihres Vaters an. Und deshalb übergeht sie – wie sie es gelernt hat – sich selbst und ihre Bedürfnisse.

Halt in Leistung zu suchen ist ein typischer Mechanismus, besonders wenn wir in einem Alltag voller Unsicherheiten groß geworden sind. Die klare Belohnungsstruktur des Fleißigseins hat die gleiche Wirkung wie viele Termine: Im Erleben von Klarheit und Struktur versuchen wir, zu heilen, und übertünchen damit gleichzeitig die kindliche Überforderung. Und genau deshalb schäumt die kleine Larissa in ihr vor Wut, setzt sie mit der Migräne außer Gefecht und zeigt ihr, dass sie alles »zum Kotzen« findet.

»Unglaublich! Der Wahnsinn!«, platz es aus ihr heraus. Nachdem alles ein wenig gesackt ist, fragt sie: »Was mache ich nun mit dieser Erkenntnis?«

Wenn du auf dem einen oder anderen Weg Kontakt zu deinem inneren jungen Anteil aufnehmen konntest und diesen regelmäßig pflegst, z. B. durch ein kurzes Einchecken vor dem Einschlafen, wirst du in deinem Alltag spüren, wie sich eure Beziehung intensiviert. Vielleicht wirst du die Stimme der Jungen in dir nun häufiger hören. »Nööö, ich hab keine Lust auf Überstunden! Lass uns rausgehen, die Sonne scheint!« Und genau dann darfst du das tun und ihr mehr Raum geben.

Keine Angst, du wirst nicht zu einer Verrückten mutieren, die mit geflochtenen Pippi-Langstrumpf-Zöpfen und einem Lolli im Mund auf einer Schaukel Kinderlieder trällert. Du darfst den Bedürfnissen der Jungen in dir den Raum geben, den sie braucht, um sich in dein Leben integriert zu fühlen. Zu Beginn mag das etwas mehr sein, aber wenn du die Unterdrückungsmechanismen in dieser Phase (z. B. zu viele Termine, besonders hart und leistungsorientiert wirken etc.) losgelassen hast, deine innere Junge »satt« ist und sich von dir gesehen fühlt, wirst du in der Lage sein, schon frühzeitig zu spüren, wann die alten Muster am Horizont aufblitzen, und wissen, wie du wieder in deine Weichheit und in das wohlig-sichere Gefühl zurückfindest. Und solltest du doch mal ins alte, harte Kompensationsverhalten verfallen und über deine Grenzen – oder auch unter deinem Fähigkeitsniveau – arbeiten, kannst du dir diese sehr simple und effektive Frage stellen: »Was würdest du in dieser Situation deiner Tochter raten?«

Boooom. Danach hast du schneller Klarheit darüber, was dir und deinem jungen Anteil dient, als du »Unterdrückungsmechanismus« sagen kannst.

Allein durch die Bewusstwerdung des Zusammenhangs zwischen ihren gelernten selbstschädigenden Verhaltensmustern und dem Wutschrei der kleinen Larissa nehmen ihre Kopfschmerzen in der nächsten Phase 1 an Intensität ab. Die nächste He-

rausforderung besteht nun darin, dass sie gar nicht so richtig weiß, was ihr guttun würde, auch wenn sie mehr Zeit für sich hätte. Ich lasse sie eine »Lieblingsliste« anfertigen, also eine Liste von Dingen, die sie gern macht. Hier Larissas Liste:

- *in der Sonne sitzen, Musik hören und dabei ein Eis essen*
- *im Wald spazieren gehen und dabei von unten in die Baumkronen blicken*
- *zur Ayurvedamassage gehen und die sanften Berührungen genießen*

Das Problem ist jedoch, dass ihr – ihrer Meinung nach – einfach Zeit fehlt, um sich auch im Alltag Raum für diese Dinge zu geben.

Bei näherer Betrachtung ihres Arbeitsalltags stellen wir fest, dass sie in viel zu vielen operativen Bereichen involviert ist. Wir überlegen personalstrategisch, wer aus ihrem Team welche ihrer Aufgaben und Projekte zusätzlich übernehmen kann. Dabei bemerkt sie, dass sie vollkommen vergessen hat, die Lorbeeren ihrer Arbeit zu ernten: Sie ist Agenturchefin!

»Ich kann machen, was ich will!«, ruft sie fröhlich heraus.

Ihr erster radikaler Schritt ist es, sich einen Tag in der Woche komplett frei zu nehmen. Mittelfristig will sie sich dann aus dem operativen Geschäft zurückziehen und langfristig jemanden für die Geschäftsführung einstellen, um nur noch als Expertin zu den Projekten hinzugeholt zu werden, auf die sie Lust hat. Ich unterstütze sie dabei, darauf zu achten, welche Termine ihr Energielevel sinken lassen und aus welchen sie mit mehr Energie herauskommt. Die Aufgabenbereiche, Projekte oder Kunden, die hinter Energievampir-Terminen stecken, delegiert sie nach und nach. Dabei achtet sie auch darauf, dass sie ihren Alltag auf ihren zyklischen Rhythmus abstimmt. Als sie besonders die Phase 1 ganz bewusst Stresstermin-arm und Wohlfühltermin-reicher gestaltet – also mit mehr Raum für Natur, leckeres Essen und Massagen, aber auch spannenden innovativen Projekten und vor allem Business-Development-Themen (alles Dinge, auf die auch die kleine Larissa Lust hat) –, erlebt sie nach einer gefühlten Ewigkeit eine migränefreie Zeit in Phase 1.

Es kann sein, dass du beim Verbinden mit deinem jungen Anteil auf Wut, Schmerz und Trauer stößt, und auch das ist völlig okay. Entkopple dich ganz bewusst, genuss- und liebevoll von den Anforderungen unserer Forever-young-always-Sonne-aus-dem-Po-scheinen-Gesellschaft, und schenk dir Raum zur Heilung, in dem auch diese Gefühle da sein dürfen.

Wut ist häufig zuerst da und dazu eine ganz großartige, irrsinnig kraftvolle Energie, die dafür sorgt, dass wir uns unserer archaischen Urkraft bewusst werden – wenn wir sie denn erleben dürfen. Leider haben die meisten von uns, als die »braven Mädchen«, zu denen wir erzogen wurden, gelernt, diese zu unterdrücken. In deinem ganz persönlichen Heilraum, den du für dich aufmachst, darfst du alles nachholen, was dein innerer Anteil braucht, egal, wie absurd es klingen mag. Wenn Wut raus will, fahr in den Wald und schrei, oder wirf Farbe an eine Leinwand. Feure Flaschen mit Wucht in den Container, oder buch dir direkt eine Session in einem Wutraum (das sind Räume, in denen du einfach alles mit einem Baseballschläger kurz und klein schlagen darfst). Du wirst wahrscheinlich eher Wut empfinden, wenn dich deine innere Junge auf die Momente in deiner Kindheit oder Jugend hinweisen möchte, in denen du Unterdrückung oder fehlendem Raum zur Entfaltung erleben musstest.

Nachdem du den Wutsturm gefühlt und in einem sicheren Raum (für dich und andere) ausgelebt hast, klärt sich die Luft. Nun bekommst du Zugang zum Kern dessen, was dich wütend gemacht hat: dem Schmerz. Schmerz brennt im Herz, kann dir die Kehle zuschnüren und die wildesten körperlichen Reaktionen hervorrufen, von Erbrechen über Krämpfe, Entzündungen und Fieber bis hin zu Durchfall. Doch keine Sorge, dieser Moment ist Rock Bottom, die Essenz dessen, was du wahrnehmen sollst, nämlich deine seelische Verletzung. Auch deinen Schmerz darfst du rausschreien, weinen, malen, tanzen, singen, was immer sich für dich gut anfühlt. Ich gebe zu, es ist nicht der schönste menschenmögliche emotionale Zustand, aber du hast es fast geschafft. Wenn du mutig genug bist, der Fratze der Verletzung ins Gesicht zu schauen und den Schmerz zu spüren, hast du die Lücke zwischen dir und dir, auf die dich dein Phase-1-Anteil hingewiesen hat, wieder geschlossen.

Das Einzige, was jetzt noch folgt, ist der warme Waschlappen der Seele: die Trauer. Trauer ist warm, sanft und schwer. In ihr darfst du baden, deine Herzschmerz-Playlist voll aufdrehen und so lange ein Festival der Tränen feiern, bis es sich gut in dir anfühlt. Trauer ist dazu da, um dich mithilfe der Tränen von all dem Dunklen zu befreien, das sich zwischen dich und deine Superkräfte schiebt. Obacht, kitschig, aber wahr: Sei dir bewusst, du hast ein goldenes Herz, das durch schmerzhafte Erlebnisse wie mit Teer übergossen wurde und nur von deinen eigenen Tränen reingewaschen werden kann.

Weil wir kein maschinelles Uhrwerk sind, läuft dieser Gefühlsprozess nicht immer in der perfekt linearen Wut-Schmerz-Trauer-Chronologie ab, sondern kann in Reihenfolge, Dauer, Intensität variieren. Eines ist jedoch sicher: Je mehr Raum du dir nimmst, um deine vergrabenen Gefühle spüren zu dürfen, desto eher wirst du dich mit deiner inneren Jungen verbinden und auf ihre Superkräfte zugreifen können.

Wenn du die Freundschaft zu deinem Phase-1-Anteil nachhaltig pflegen und festigen möchtest, darfst du ihren Bedürfnissen aktiv mehr Raum in deinem Leben schenken: Frag sie, worauf sie heute Lust hat, und tue genau das: Eis essen, schwimmen gehen und vom Fünf-Meter-Brett springen, beim Waldspaziergang auf den knubbeligsten Baum klettern, Musik aufdrehen und tanzen oder dich einfach mal lange und liebevoll in den Arm nehmen.

Klingt alles komisch? Tut megagut, macht Spaß, lässt alte Wunden heilen und dich wieder Zugang zu deinen Superkräften »Lernen« & »Spielen« finden! Denn der Witz ist: Wirklich satt, nachhaltig und gesund-leistungsfähig bist du in dieser frischen Phase 1 nur dann, wenn du dich vom vorgegebenen gesellschaftlichen Leistungsdruck entkoppelst und deinen inneren Anteil in dir genährt hast. Denn so gleitest du ganz von allein in den süßen, kraftvollen Natural Flow, der dich entspannt durch dein Leben trägt.

Phase 2 – mütterlich

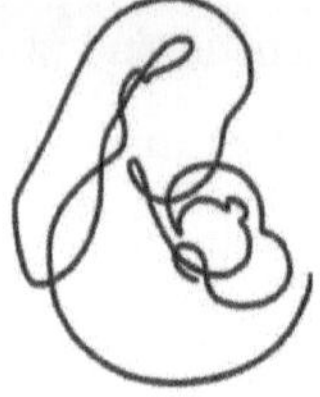

Oh glory, glory Phase 2! Wir befinden uns im Östradiol-High. Die Eizellen sind fleißig vor sich hin gereift, und nun ist eine von ihnen so richtig prall, satt, rund und bereit für den großen Sprung. Dann kommt das LH noch ums Eck geschossen und hat seinen alles entscheidenden Auftritt: Pling! Follikelbläschen geplatzt, Zellkern rausgehüpft. Und weil Mutter Natur ein kleines Genie ist, sorgt das Östradiol auch noch dafür, dass wir uns richtig gut fühlen. Die Haut strahlt, die Lippen sind prall, wir sind voller Verständnis, Diplomatie und Liebe für unsere Mitmenschen. Warum? Weil das natürlich die Chancen drastisch erhöht, dass die ganzen Eizellheranreifen-und-springen-lassen-Mühen sich auch lohnen und die Eizelle befruchtet wird. Unser gesamter Organismus ist also in rosarotes fluffiges Östradiol-Gefühl gehüllt und strotzt nur so vor reproduktiver Magie. Genau das aktiviert in uns auf seelischer Ebene den mütterlichen archetypischen Anteil.

Keine Sorge, dieser Anteil hat nicht unbedingt viel mit unserer eigenen Mutter zu tun. Jede von uns, egal ob sie Mutter eines Kindes ist/wird oder nicht, hat einen Anteil in sich, der gerne fürsorglich und liebevoll bis hin zu aufopfernd für andere da ist.

Diese innere Mutter ist weich, verständnisvoll, nachsichtig und hat immer eine kluge Idee oder gute Lösung. Gleichzeitig steckt sie voller Kraft und Umsetzungsstärke. Die Superkräfte, über die dieser prachtvolle Anteil in uns verfügt, sind das »Lieben« und das »Genießen«.

»What? Mütter dürfen genießen?«

Und wie! Klassischerweise können wir diese Superkräfte natürlich dafür einsetzen, um fancy Dinnerpartys auszurichten, Gespräche mit herausfordernden Mitarbeitenden zu führen oder aber auch mal wieder die lieben Schwiegereltern zu besuchen, denn die extra Portion Östradiol-Diplomatie macht's möglich, dass wir sogar richtig Lust darauf haben. Doch aufgemerkt! Auch wenn das patriarchale Rollenbild der Mutter vorsieht, dass wir unsere Superkräfte immer nur für das Umsorgen der anderen einsetzten, rufe ich lauthals dazu auf, die Magie der Phase 2 als persönlichen zyklischen Auftankmoment zu nutzen und Liebe und Genuss in sich selbst fließen zu lassen: Wir dürfen diese Superkräfte unbedingt dazu einsetzen, jedem hedonistischen Impuls Raum zu geben. Lieblingsgericht aus Ottolenghi-Kochbuch nur für mich zubereiten? Check. Mit dicken Kopfhörern Lieblingssong bewusst und pur reinziehen? Check. Selbstliebe betreiben und einen verregneten Nachmittag mit mir im Bett verbringen? Check, check.

Auch in dieser bezaubernden Phase unseres zyklischen Seins kann es jedoch vorkommen, dass wir uns nicht wie auf einer rosaroten Wolke fühlen. Stattdessen zeigen sich auf physischer oder psychischer Ebene Symptome, die darauf hinweisen, dass es hier ein Thema gibt, das gesehen und letztlich geheilt werden möchte.

Themen, die meist zu Beginn der Phase 2 anklopfen, sind Kinderwunsch, Schwangerschaft und Geburt. Besonders Schwangerschaften, die sich nicht weiterentwickelt haben, und/oder schwierige und traumatische Geburten können sich hier in Form von negativen Gefühlen melden, um Beachtung zu finden. Aber auch der unerfüllte Kinderwunsch wird hier physisch spürbar, dazu später mehr.

In einem Zyklus habe ich mich zwei Tage im Übergang zwischen Phase 1 und 2 wie aus dem Leben geschossen gefühlt. Zu diesem Zeitpunkt war meine Tochter schon längst geboren. Dennoch gab es noch etwas, was von meinem Mann und mir, in Erinnerung an meine zwei Schwangerschaften, die sich nicht weiterentwickelt hatten, verabschiedet werden wollte. Nachdem wir aus Luftballons und Steinen zwei kleine bunte Schwimmer gebastelt und sie am Rhein verabschiedet hatten, rastete in mir irgendwas ein und ich fühlte mich wieder wie ich selbst. Manchmal braucht es eben keine Tiefenanalyse, sondern ein (zugegebenermaßen ökologisch fragwürdiges) liebevolles Abschiedsritual.

Der entscheidende Schritt bei Schwangerschaften, die sich ab einem bestimmten Punkt nicht weiterentwickeln, ist, dass nicht der medizinische Zustand – schwanger oder nicht – darüber entscheiden sollte, ob wir in Kontakt mit diesen Seelchen sind, die uns da, vielleicht auch nur kurz, besucht haben. Wir haben leider in unserer Gesellschaft wenig Raum für diese Zwischenwelt, in der so vieles nicht ganz greifbar ist. Und gleichzeitig durfte ich so oft in meiner Arbeit erleben, wie heilsam es sein kann, wenn Mütter sich erlauben, mit ihren Kindern auch dann in Verbindung zu bleiben, wenn sie sie nicht lebendig geboren haben. Das Gefühl »mit mir stimmt was nicht« und »irgendwas in mir ist fundamental falsch« löst sich sofort auf, wenn der Kontakt zum Kind einmal hergestellt wurde. Denn häufig verlagert sich das eigentliche Gefühl – dass an der Situation, nicht mehr in Kontakt zu sein, etwas nicht stimmt – auf die medizinische Ebene, dass also gesundheitlich mit der Frau etwas nicht stimmt. Durch die Erlaubnis, mit der Seele, die zu Besuch war, in Kontakt treten zu dürfen, bleibt vielen Frauen eine oft völlig absurde Odyssee der Untersuchungen und Testungen erspart.

Das gleiche Prinzip des In-Verbindung-bleiben-Dürfens gilt übrigens für alle Menschen, die diese Erde verlassen. Nur weil wir sie nicht mehr anfassen und direkt sehen können, heißt das nicht, dass wir nicht noch mit ihnen in Kontakt bleiben dürfen. Auch wenn die ein oder andere jetzt denken mag: »Nun wird's mir zu abgespaced«, möchte ich dich gern dazu einladen, dir zu erlauben, mit einem geliebten Menschen, der bereits verstorben ist, in Kontakt zu treten und hinzuspüren, wie sich diese Verbindung anfühlt. Traurig? Kein, Problem! Lass es fließen. Wohlig? Super! Dann besuch die Person doch regelmäßig. Empowernd? Großartig! Dann hol sie doch dazu, wenn du mal in einer Situation eine extra Portion Kraft brauchst.

Der häufigste physische Störmoment in Phase 2 ist der sogenannte **Mittelschmerz**, also ein schmerzhaft empfundener Eisprung. Für manche fühlt es sich an, als hätte sie Menstruationskrämpfe ohne Blutung, andere beschreiben es eher, als würde jemand von innen am Eileiter zupfen. Und genau das passiert im Endeffekt auch. Bei einem regelmäßig auftretenden Mittelschmerz möchte der mütterliche Anteil auf das Thema hinweisen, um das es in Phase 2 geht: Fortpflanzung. Das bedeutet, das Thema »Kinderwunsch« steht auf dem Plan. Auch wenn es nichts ist, was du gerade aktiv und bewusst in dir spürst, so darfst du gern mal eine kleine innere Forschungsreise zu dem Thema machen. Meist ist es schon hilfreich, wenn das Thema in deinem Leben und in deiner Partnerschaft mehr Raum bekommt.

Jana hat in einem Onlinemagazin über meine Arbeit gelesen und ist besonders aus fachlichen Gründen daran interessiert, das Zyklusgeschehen auch auf tieferer Ebene zu verstehen. Sie ist fünfunddreißig Jahre alt, Gynäkologin mit eigener Praxis und Mutter einer fünfjährigen Tochter. Sie bucht sich eine Inputsession bei mir, in der ich ihr das ganzheitliche Wissen zum Thema »Zyklus« vermittele.

Jana erzählt mir, dass sie mittlerweile im Alltag ein gutes Gleichgewicht zwischen Praxis und Familienalltag gefunden hat, und betont, dass es ihr persönlich super geht und dass sie das Wissen gerne auch für ihre Arbeit, später aber auch für die Aufklärung ihrer Tochter nutzen möchte.

Wir starten mit Phase 1, und ich kann in ihren Augen die Neugierde und Freude erkennen, als sie den Wirkungsmechanismus zwischen hormonellem Geschehen und seelischer Aktivierung versteht. Offenbar kann sie ihn in sich selbst und auch in Beispielen aus ihrem Praxisalltag wiedererkennen.

Doch als wir in Phase 2 ankommen und ich ihr den Zusam-

menhang zwischen Mittelschmerz und Kinderwunsch erläutere, verändert sich ihr Blick. Es ist, als würde sich ein Schleier von bitterer Ernsthaftigkeit über ihr Gesicht legen und ihr das Leuchten aus den Augen nehmen. Ich unterbreche und frage sie, ob sie darüber sprechen will, was gerade in ihr vorgeht. Sie öffnet sich und erzählt mir, dass sie schon seit einem Jahr immer wieder den Wunsch nach einem zweiten Kind verspürt. Ihre Partnerin betone jedoch immer, wie glücklich sie über ihre kleine Familie sei und dass sie es genieße, inzwischen so viel mit ihrer Tochter unternehmen zu können. Jana spürt, dass ihre Partnerin keine Lust auf Windeln, schlaflose Nächte und Co. hat, deshalb hat sie bisher nichts von ihrem erneuten Kinderwunsch gesagt. Sie muss schmunzeln, als sie feststellt, dass sie seit ca. einem Jahr unter einem Mittelschmerz leidet, der immer stärker wird. Medizinisch hat sie sich das Phänomen dadurch erklärt, dass sie mit den Jahren einfach feinfühliger geworden sei und nun das Platzen des Follikelbläschens besser spüre.

Ich gebe ihr folgendes Bild mit: »Weil du dem Thema ›Kinderwunsch‹ in deinem Leben nicht den Raum gibst, den es haben darf, erinnert dich zum entscheidenden Zeitpunkt deine innere Mutter liebevoll daran, indem sie an deinem Eileiter zupft.«

Sie muss herzhaft lachen und nimmt sich vor, das Thema mit ihrer Partnerin zeitnah zu besprechen. Weil ich spüre, dass sich das Vorhaben wie eine unangenehme Hausaufgabe für sie anfühlt, gebe ich ihr noch eine weitere Perspektive mit.

»Ihr müsst hier keine Entscheidung treffen, wichtig für dich und dein System ist nur, dass das Thema und die Frage danach, ob ihr noch ein weiteres Kind haben möchtet oder nicht, da sein

und damit Raum haben darf. Dann muss dich deine innere Mutter nicht daran erinnern. Macht es euch gemütlich und tauscht eure Gefühle zu dem Thema aus. Ohne Druck und ohne sofort zwanghaft eine Lösung finden zu müssen.«

»Oh, das fühlt sich schön an! Ich kann die Erleichterung grad richtig im Unterleib spüren.«

Ein guter Draht zu deiner inneren Mutter kann dich in vielerlei Hinsicht bereichern: Sie kann ein innerer Ort der Ruhe sein, in den du einkehrst, wenn es im Außen mal viel und wuselig ist. Sie kann dir Klarheit spenden, wenn du vor einer Frage stehst und nach Antwort suchst. Sie kann dich dabei unterstützen, dich so liebevoll zu versorgen, zu nähren, deine Bedürfnisse zu befriedigen und dir Halt zu geben, wie die Mutter, die wir uns alle immer schon gewünscht haben. Auch wenn die Beziehung zu deiner realen Mutter keine Wünsche offenlässt, so ist die Entwicklung der Beziehung zur eigenen inneren Mutter essenziell, um dein Leben so zu leben, wie du es willst: abgenabelt, frei und nach deinen Regeln.

Besuchen kannst du deine innere Mutter beispielsweise über die folgende Innenreise. Sei dir hier wieder bewusst, dass diese Reisen in dein Innerstes ihren Raum brauchen und es genau so wie es ist, richtig ist, egal, ob deine innere Mutter sich dir sofort zeigen möchte oder ob es ein paar Besuche braucht, bis sie greifbarer für dich wird. Kurzer Reminder: Das ist kein Selbstoptimierungswettbewerb, also geht es nicht darum, die Reise »perfekt« durchzuführen, sondern darum, dich vor allem von deinem Gefühl zu dir selbst leiten zu lassen. Lies dir die Anleitung am besten wieder kurz durch, und tauch danach ein.

1. Nimm eine für dich angenehme Körperhaltung ein. Im Liegen funktioniert es am besten, aber wenn du gerade müde bist, dann bleib auch gerne gemütlich sitzen, denn du solltest nicht einschlafen.
2. Atme nun dreimal tief durch die Nase ein und durch den Mund wieder aus. Das Ausatmen kannst du auch gerne mit einem Tönen, also dem Geräusch, das du beim Veratmen einer Wehe machen würdest, begleiten. (Funfact: Kiefermuskulatur und Beckenboden sind neuronal miteinander verknüpft, sodass du durch das Lockern der Kiefermuskulatur, das beim freien Tönen automatisch stattfindet, auch deinen Beckenboden entspannst. Das ist nicht nur praktisch fürs Gebären, sondern auch toll, um sich einfach mal zu entspannen. Also weg mit der Scham, her mit dem »Hooooooeeeeeee!«)
3. Lenk nun deine Aufmerksamkeit auf deinen Körper, und nimm wahr, was du fühlst, zunächst ohne es bewerten oder verändern zu wollen.
4. Lass jetzt jegliche Anspannung los: Fokussiere dich auf die Stellen in deinem Körper, die sich noch eng und unwohl anfühlen, und schick genau dort Entspannung rein. Dein Körper muss jetzt nichts leisten.
5. Richte nun deine Aufmerksamkeit auf dein Herz. Manchmal können wir direkt ein Licht oder eine helle Farbe wahrnehmen. Häufig ist unser Herz aber wie von einem grauen Schleier oder einer Mauer ummantelt. Versuch dann irgendwo an dieser Ummantelung eine Stelle zu finden, an der du einen feinen Lichtstrahl durchblitzen sehen kannst. Auch

wenn sich dieser Mantel zunächst schwer oder düster anfühlen mag, sei dir sicher, dass das essenzielle Gefühl deines Herzens immer unversehrt bleibt.

6. Verbinde dich mit diesem Lichtstrahl, und lass ihn dann größer werden, sich nach und nach in deinem ganzen Körper ausdehnen, bis jede Zelle deines Körpers von diesem hellen Licht erfüllt ist.
7. Nun lade in diesen wohligen, hellen Raum deine innere Mutter ein. Wenn sie nicht gleich erscheinen mag, bleib dran, manchmal kann es ein wenig dauern, bis sie sich dir zeigt. Sei geduldig mit dir und erzwinge keine Bilder, sondern lass kommen, was sich zeigen will. Es muss nicht ein klares eindeutiges Bild von ihr sein, manchmal zeigt sich zunächst auch nur ein Gefühl, eine Farbe oder auch eine Comicfigur. All das ist völlig richtig so, wie es ist!
8. Wenn du das Gefühl hast, mit ihr Kontakt aufnehmen zu können, dann schau sie dir zunächst an oder beobachte das aufkommende Gefühl. Wie wirkt sie auf dich? Was braucht sie?
9. Wenn es sich für dich gut anfühlt, leg deinen Kopf in ihren Schoß und ruh dich dort einen Moment lang aus. Das kann sich wunderschön, aber manchmal auch sehr traurig anfühlen. Lass hier alle Gefühle zu und aus dir rausfließen.
10. Frag deine innere Mutter dann gerne, ob es etwas gibt, was sie dir sagen möchte. Frag nach, wenn du sie konkreter verstehen möchtest.
11. Nun sag ihr, laut oder nur in Gedanken, was du ihr sagen

möchtest. Vielleicht möchtest du dich dafür bedanken, dass sie da ist und dich daran erinnert, gut für dich selbst zu sorgen.

12. Wenn du das Gefühl hast, dass nun für den Moment alles zwischen euch gesagt ist, ruh dich noch einen Moment lang auf ihrem Schoß aus, und wenn du so weit bist, dann mit der Gewissheit, sie jederzeit wieder besuchen zu können, wenn dir danach zumute ist.
13. Wenn du so weit bist, dann komm langsam, ganz in deinem Tempo, wieder zurück den Raum, in dem du dich befindest, und wenn es sich für dich gut anfühlt, öffne sanft und achtsam deine Augen.

Hello! Auch wenn der Kontakt zu deiner inneren Mutter noch nicht vollkommen greifbar war, hast du jetzt vielleicht schon einmal ein Gefühl für diesen Teil von dir. Einen Shortcut direkt zu ihr kannst du auch über den Kontakt zu deinem Herzen herstellen.

Zur Erinnerung: Phase-2-Superkraft ist u. a. das Lieben, und der Ort, an dem wir Liebe empfinden, ist …? Richtig, das gute alte Herz. Doch manchmal ist das Hinfühlen zum eigenen Herz gar nicht so leicht. Oft schieben sich unangenehme Gefühle wie Mauern, Schleier oder Vorhänge vor unser warm-goldenes Herz-Liebes-Gefühl. Aber keine Sorge, dein Herz ist nicht erkaltet. Das sind Schutzmechanismen, die sich als Resultat von Verletzungen oder negativen Erfahrungen vor dein Herz-Gefühl schieben. Das Coole ist jedoch, dass die Essenz unseres Herzens immer unversehrt bleibt. Klingt kitschig, ist aber so. Wenn dir das Hinfühlen zum Herzens nicht sofort gelingt, kannst du einfach warten, bis sich das warm-goldene Gefühl von innen einen Weg durch die Mauern, Vorhänge oder Schleier bahnt. Probier es aus! Und in Verbindung mit deinem so schönen Herz-Liebe-Gefühl kannst du dann deine innere Mutter einladen. Sie ist wie die Hüterin deines Herzens.

Fast unweigerlich spürbar wird die Superkraft des Liebens nicht nur im Kontakt mit unseren Partner*innen, sondern vor allem – wenn wir sie haben – mit unseren Kindern. Phase 2 ist die Zeit in unserm Zyklus, wo das Vorlesen so richtig Spaß macht, das dauerhafte »Mamaaa?« wie Musik in unseren Ohren klingt und wir einfach nicht genug von diesen kleinen quirligen, magischen Geschöpfen bekommen können.

Mein Tipp: Genieß es! Wirf dich hinein in den menschlichen Knuddel-Kuschel-Knäuel! Sag deinen Kindern tausend Mal am Tag mit noch tausend Mal mehr Küsschen, wie sehr du sie liebst! Genieß das High des mütterlichen Stolzes darauf, diese wunderbaren Wesen in dir kreiert, sie geboren, genährt zu haben und sie in ihrem Leben begleiten zu dürfen. Genieß all diese Gefühle in dem Bewusstsein, dass sie kein Dauerzustand sind. Das wiederum ist vollkommen okay, denn als die großartige Mutter, die du bist, weißt du, dass es – nicht zuletzt in der Vorbildfunktion für deine Kinder – wichtig ist, all deine Facetten zu leben. Eine gute Mama zu sein bedeutet nicht, jeden Tag alles am Mama-Job zu lieben.

Weitere Phase-2-Superkräfte sind, auch wenn der Zusammenhang zur inneren Mutter zunächst merkwürdig erscheint, Genuss und Lust. Vielleicht konntest du während der Innenreise zu deinem mütterlichen Anteil die gechillte, liebe- und genussvolle Art dieses Anteils in dir schon spüren. Natürlich kannst und darfst du bitte dringend auch in jeder deiner Zyklusphasen Lust empfinden, doch in Phase 2 ist sie einfach noch mal hormonell gedoped.

Aber was tun mit dieser Megasuperkraft? Wie schon erwähnt, sind wir patriarchal-gesellschaftlich, aber auch durch Mutter Naturs Fortpflanzungsauftrag meist eher darauf trainiert, Genuss und Lust mit anderen zu teilen. Das ist natürlich schön und kann nährend und energiespendend wirken. Gleichzeitig dürfen wir diesen Moment im Zyklus nutzen, um uns lustvoll mit uns selbst zu verbinden und diese riesige Kraftquelle Lust besser kennenzulernen.

Wenn wir Lust erleben, geschieht das häufig nur sexualisiert und noch häufiger ausschließlich mit anderen. Doch ich lade dich hiermit herzlichst dazu ein, deine Lust zum einen sexuell auch mit dir zu nutzen und sie zum anderen mal in ihrer Vielseitigkeit, eben auch nicht sexualisiert, zu beobachten. Wann spürst du Lust im Alltag? Spürst du sie vielleicht sogar im Arbeitskontext?[10] Was bereitet dir Lust, und wo in deinem Körper spürst du sie?

Vielleicht magst du ihr mal ganz bewusst mehr Raum in deinem Alltag geben, sie einbinden, dich mit ihr *ver*binden und darauf achten, dass sie zu einer treuen Begleiterin wird, besonders in dieser oh so glory juicy Phase 2.

Leider sind die Kräfte unseres Schoßraums auch verknüpft

---

[10] Hier ist nicht der Flirt mit der/dem Kolleg*in gemeint, sondern ob du Lust auch spürst, wenn du beruflich bestimmte Aufgaben erledigt hast, Ziele erreichst, Themen bearbeitest etc.

mit den traumatischen Ereignissen, die wir an diesem Ort in unserem Körper erlebt und abgespeichert haben. Sei deshalb auch hier ganz besonders achtsam und liebevoll mit allen Emotionen, die aufkommen mögen, wenn du dich mit dem Thema »Lust« befasst. Es kann sein, dass auch deine Lust zunächst eine behutsam-heilsame Begegnung mit dir braucht, um ihr volles Potenzial entfalten zu können. (Wie du mithilfe deiner Zyklus-Superkräfte traumatische Erlebnisse im Zusammenhang mit deiner Lust auflösen kannst, erfährst du auf Seite 182.)

Phase 3 – magisch

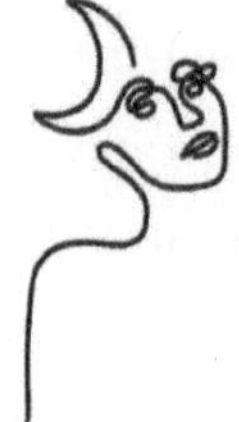

Ich warne vor: Die inneren Anteile und die Qualitäten von Phase 1 und 2 waren gut nachvollziehbare, gesellschaftlich akzeptierte und daher allseits bekannte Rollenbilder: »Junge Frau leistet«, »Mutter liebt und umsorgt« erzeugt jetzt erst mal kein Synapsengewitter. Aber Phase 3 ist anders, also mach dich auf eine Reihe von »Puchhhhh«-Geräuschen im Kopf gefasst.

In Phase 3 hat das soziale Zaubermittelchen Östradiol zunächst ausgedient. Nachdem die Eizelle gesprungen ist, ist der

Job erledigt, und der Östradiolspiegel beginnt schlagartig zu sinken. Also, vorbei mit dem aktiven Interesse und der Lust an Interaktion im Außen. Stattdessen beginnt die Follikelhülle, aus der die Supereizelle gesprungen ist, ein anderes Hormon zu produzieren: Progesteron. Und dieses Hormon macht etwas mit uns, was gesellschaftlich nicht besonders hoch honoriert wird: Es will, dass wir uns in uns zurückziehen.

Ich möchte das an dieser Stelle noch mal lauthals betonen: Es gibt ein Hormon in unserem Körper, das gleichberechtigt zum Aktivitäts- und Leistungshormon Östradiol ist und das möchte, dass wir uns *in uns zurückziehen!* Ich wiederhole gerne nochmal: Diese Hormone und ihre Wirkungen existieren *völlig gleichberechtigt* zueinander in unseren schönen Körpern! Leider ist innerer Rückzug in unserer Forever-young-always-happy-shiny-Leistungsgesellschaft nicht so hoch im Kurs. Ein Mensch, der sich zurückzieht, wird meist als depressiv, krank oder zumindest komisch abgestempelt. Ich hier drüben kämpfe jedoch für eine Welt, in der meine Tochter zu Ikonen aufschaut, über die man dann sagt »Uuuh, die hat sich richtig elegant und selbstfürsorglich zurückgezogen!« Wie man merkt, ist das noch Zukunftsmusik, für die es sich jedoch definitiv lohnt Raum zu machen. Dafür dürfen wir mutig sein und unser natürliches Sein über gesellschaftliche Normen priorisieren.

Aber warum sollen wir uns überhaupt noch mal zurückziehen? Also, Mutter Natur hat ja dieses fein orchestrierte Hormon-Brimbamborium kreiert und nimmt daher natürlich an, dass ihre Mühen erfolgreich sind und der Fortpflanzungsauftrag erfüllt wird. Daher geht unser Körper bis ca. zehn Tage nach dem Eisprung, jedes einzelne Mal, davon aus, dass es zu einer Schwangerschaft kommen wird.[11] In dieser Zeit wird es für die Eizelle, die sich gefälligst einnisten soll, muckelig gemacht: Im ganzen Körper wird die Temperatur hochgedreht und die Gebärmutterschleimhaut füllt sich mit schön viel Blut. Dadurch wird seelisch bei uns der ultimative Nestbautrieb aktiviert, der mit einem natürlichen Bedürfnis nach Rückzug einhergeht. Der natürliche Nestbautrieb lässt sich unheimlich gut nutzen, um den Kleiderschrank farblich neu zu sortieren, aber auch im Arbeitskontext können wir ganz wunderbar neue Strukturen und Systeme kreieren oder einfach mal das Projekt oder die geliebte To-do-Liste neu organisieren.

Merkt der Körper dann zehn Tage nach dem Eisprung, dass das Hormon-Brimbamborium für die Katz war, beginnt der Progesteronspiegel wieder zu sinken. Doch Moment mal! Der Körper war gerade drauf und dran, einen kompletten Menschen zu erzeugen. Genau, nicht den Zehennagel oder die Haare ein Stückchen länger wachsen lassen, nein: Einen ganzen Menschen wollte die Gebärmutter in sich heranreifen lassen! Das ist eine ganze Menge vorbereiteter Schaffenskraft, die da in uns rumwabert. Und die will raus! Lassen wir uns diese Kraft zu Kopfe steigen, weil wir es einfach nicht besser wissen, dann verhält sich das ungefähr so, als

---

[11] Diese Tatsache ist übrigens beim Thema »Kinderwunsch« der ultimative Mindfuck-Moment, denn biologisch wird in dieser Zeit ja tatsächlich alles auf die lang ersehnte Schwangerschaft ausgerichtet. (Mehr zum Thema »Zyklus und Kinderwunsch« kannst du auf Seite 147 nachlesen.)

würde man einen Orkan der Windstärke 12 in ein feines, gläsernes Zahnradsystem rauschen lassen. Also nicht gut.

Dass wir über diese irre Schaffenskraft verfügen, bildet sich übrigens physisch dadurch ab, dass in einer späten Phase 3 die Zellen der oberen Schicht des Endometriums –Obacht! – eine Entzündung initiieren, um die Schleimhaut zu lösen. So there is actual fire in our wombs, people! Irgendwie ist es da auch kein Wunder, dass wir mit diesem brennenden Orkan in unserem feinen, gläsernen Zahnradsystem-Köpfchen ausgesprochen toxische Gedanken über uns selbst, unsere Partner*innen[12] oder den Postboten entwickeln, oder?

Und genau dieser wunderschöne, hormonell bedingte, seelische Tanz aus elegantem Rückzug und Freisetzen der Essenz menschlicher Schaffenskraft aktiviert – haltet euch fest – den magischen inneren Anteil in uns. Ja, ich habe es gesagt oder besser geschrieben: M-A-G-I-S-C-H. Tief durchatmen, meine lieben Skeptiker*innen da draußen, wir schaffen das. Es ist okay, wenn das Wort etwas in dir auslöst und du das Gefühl hast, in einem Disney-Kitsch-Trailer gelandet zu sein. Biste aber nicht.

I dare you to allow yourself to be magical! Ich lade dich herzlichst dazu ein, dir einzugestehen, dass es in dieser Welt – und auch in dir – Dinge gibt, die nicht direkt kognitiv zu greifen sind, und dass diese Tatsache nicht beängstigend oder beunruhigend, sondern wunderschön ist. Du kannst diesen Anteil auch Kunigunde

---

[12] Wenn du mehr darüber erfahren willst, warum es regelmäßig zwischen dir und deinem Liebsten in Phase 3 knallt, lies auf Seite 190 nach.

nennen, wenn sich das für dich besser anfühlt. Entscheidend ist, dass wir in dieser Zeit etwas können, was uns gesellschaftlich nicht beigebracht wird. Denn wir leben in einer Welt, in der wir unseren Kopf und unsere kognitiven Fähigkeiten hypertrainieren, belohnen und uns fast ausschließlich darauf verlassen. Dabei verfügen wir noch über weitere großartige Weisheitszentren: Herz, Bauch und eben auch Gebärmutter, die wir genauso gut um Rat fragen oder zum Kreieren benutzen können wie unseren Kopf.

Und in dieser speziellen Zeit des Zyklus, in Phase 3, macht es sogar herzlich wenig Sinn, unseren klugen, megatrainierten Kopf zu befragen, da der vom Progesteron leicht sediert ist und gar nicht wirklich befragt werden will. Darüber hinaus gibt es noch diese Orkan-Energie, die, wie gesagt, nicht viel im feingliedrigen Gedankensystem unseres Gehirns verloren hat.

Aber bitte nicht falsch verstehen: Ich gehöre nicht zu den Menschen, die dir im nasalen Spa-Tonfall raten: »Mach einfach mal deinen Kopf aus, den brauchst du gar nicht«, denn ich glaube, dass es vor allem bei intelligenten Menschen, die ihren Kopf viel benutzt und trainiert haben, so ist, als würde man Hochleistungssportler*innen sagen: »Chill mal!« Das tut gar nicht gut und funktioniert auch meistens nicht. Vielmehr bin ich davon überzeugt, dass der kluge Kopf einfach im Autopilot mitsurren darf. So wie sanftes Joggen für die Hochleistungssportler*innen.

Aber wozu ist nun dieser magische Anteil da, und was kann er besonders gut? Die Superkräfte, über die wir in Phase 3 verfügen, sind Intuition und Kreativität. Natürlich können wir auf diese Fähigkeiten auch zu jedem anderen Zeitpunkt unseres Zyklus zugreifen, nur sind sie in diesem Moment – wer hat aufgepasst? – richtig: gedoped! Für viele von uns ist intuitives Kreieren nichts, was wir regelmäßig tun, dabei macht es so irre viel Spaß.

Wovon ich da rede? Etwas zu kreieren oder zu tun, ohne ein Interesse an der Außenwirkung oder dem Outcome zu haben. Okay, konkret: Musik aufdrehen und abzappeln, völlig egal wie es aussieht; Farbe gegen eine Leinwand werfen, ohne einen Plan zu haben, was passiert; die Hände in den Waldboden schieben und einfach mal hinspüren; sich ein Stück Paprika auf den Kopf legen und nackig durchs Haus rennen und dabei »We Are the Champions« singen. Ihr merkt, sind eher die Dinge aus der Kategorie »crazy«. But crazy is so damn good! Unser gesamtes System braucht crazy, exzentrisch, wild, frei.

Wenn dir das alles zu schnell geht, dann streif doch mal verspielt durch die Gänge eines Ladens für Künstlerbedarf und pack ein, worauf du heimlich schon immer Lust hattest. Trau dich, deine magische Phase-3-Energie rauzulassen, ohne daran zu denken, was hinterher dabei rauskommt. Das Coole ist nämlich, dass das, was hinten rauskommt, immer eine Botschaft für dich in sich trägt, die gesehen werden möchte. Also nutz diese biologisch eingebaute Zeit der Seelenhygiene, kehr in dich, und trau dich, deine Themen für dich sichtbar werden zu lassen.

Die Königsdisziplin ist, diese freie, wilde, intuitiv-kreative Schaffenskraft in das Ausleben der eigenen Berufung fließen zu lassen. Das ist meine absolute Spezialität im Coaching: Die in uns schlummernde Schaffenskraft freizulegen und sie mit Entrepreneurship, also Unternehmertum, zu kombinieren. Es gibt für mich keine sinnlichere Fusion aus weiblicher Schaffenskraft und maskuliner Welt. Der Witz ist, dass wir uns dabei ein bisschen vom BWL-Korsett der Entrepreneurship-Lehre frei machen und eben mit den Superkräften unserer Phase 3 in unser unternehmerisches Handeln starten dürfen.

Ja, richtig gelesen: Die Wirtschaftspsychologin, die im Bereich Entrepreneurship promoviert hat, sagt dir, dass du nicht zwangsläufig einen Businessplan brauchst, um dein Unternehmen zu gründen. Aber auf jeden Fall solltest du dir mal ein großes weißes Blatt Papier nehmen und all die Dinge, die dein Herz wirklich höherschlagen lassen – völlig wild, frei und bunt –, darauf sammeln. Skandalös!

Aber werfen wir mal einen ernsten Blick darauf, was passiert, wenn wir unsere Schaffenskraft ungenutzt in uns herumwabern lassen. Kurz gesagt: Es wird unangenehm, Freunde. Denn ebenso wie in allen anderen Phasen unseres Zyklus muss unser Körper oder unsere Seele dann auch hier, durch das Erzeugen diverser Symptome, darauf aufmerksam machen, dass wir ein grundlegendes Thema oder Bedürfnis übergehen. Im Fall von Phase 3 lautet dieses Symptom bei mindestens fünfzig Prozent aller Frauen (ich bin überzeugt, dass die Dunkelziffer wesentlich höher liegt), PMS: Die Brüste spannen, wir fühlen uns aufgedunsen und leiden unter Stimmungsschwankungen sowie irrationalem Verhalten. Im »Diagnostic and Statistical Manual of Mental Disorders«, kurz DSM (das offizielle Handbuch der American Psychiatric Association, das einen Rahmen für die Klassifizierung von Störungen und die Festlegung von Diagnosekriterien schaffen soll), wird seit 2013 die »Prämenstruelle dysphorische Störung« (PMDS) als affektive Störung geführt. Das Absurde daran ist, dass es mir vorkommt, als würden wir uns ins neunzehnte Jahrhundert zurückbewegen, als Joseph Breuer und seine bärtigen Kollegen fröhlich Hysterie bei Frauen diagnostizierten. Durch das fehlende Wissen über die psychophysischen Zusammenhänge unseres Menstruationszyklus, die dem Erhalt der patriarchalen Struktur schön in die Karten spielen, wird ein seelischer Zustand bei Frauen als affektive Störung (!!) diagnostiziert und medikamentös behandelt, der letztendlich durch mehr Raum für das »Magisch-Sein« zu lösen wäre.

Versteht mich nicht falsch, ich glaube nicht, dass schwere depressive Verstimmungen während der Phase 3 mit ein bisschen Farbe gegen die Leinwand werfen – schnipp – gelöst werden. Aber ich darf bei meiner Arbeit permanent erleben, dass sich, nicht nur, aber besonders in Phase 3, schwerste physische (extrem schmerzhaftes Brustspannen, Unterleibs- oder Rückenschmerzen) und psychische Symptome (Panikattacken, depressive und aggressive Stimmungen), lösen, wenn wir uns für individuelle Bedürfnisse Raum nehmen. Nun drängt sich die alles entscheidende Frage förmlich auf: »Warum zur Hölle weiß das keiner?«

Die Antwort ist ebenso traurig wie wahr: Die jahrtausendealte maskulin-monotheistische Tradition, irgendeinem Gott diese magisch-schöpferische Kraft zuzusprechen, hatte zur Folge – oder vielleicht war es auch die Motivation? –, dass der Frau eben jene Kraft und die damit einhergehende Macht entzogen wurde. Wenn die Frau diejenige ist, die die schöpferischen

Kräfte in sich trägt, dann wird jedes Narrativ eines heiligen alten Mannes mit weißem Bart auf einer Wolke ziemlich absurd. Ohne verschwörungstheoretische Absichten zu verfolgen, zeigt der Mangel an Forschungsliteratur zum weiblichen Zyklus jedoch eindeutig, in welche Themen das gesellschaftliche Interesse investiert und in welche eben nicht.

Wenn du jetzt die Wut der tausend Flammen in dir lodern spürst und überschäumst vor Groll, steh auf und stütz die Hände auf die Oberschenkel. Atme tief durch die Nase ein und dann, als würdest du eine Wehe veratmen, mit einem kraftvollen Tönen wieder aus. Falls du dich fragst: »Warum, Miriam? Was tue ich hier?«, lautet die schlichte Antwort: »Es tut gut.« Dies ist ein Weg, um (in jeder Phase deines Zyklus) Wut, Frust und Nerv-Ätz-Gefühle schnell aus deinem System zu verabschieden. Probier's aus!

Jasmine ist Schweizerin, achtunddreißig Jahre jung, Mutter von drei quirligen Jungs im Alter von fünf und acht, verheiratet und Vollzeit mit Care-Arbeit und Haushalt ausgelastet. Jasmine ist gelernte Kommunikationsdesignerin, und ihr Mann arbeitet im Management eines nachhaltigen Tech-Unternehmens. Sie wird durch einen Podcast auf meine Arbeit aufmerksam und spürt sofort, dass sie sich melden muss.

Im Erstgespräch erzählt sie mir, dass »diese Phase 3« ihr persönlicher Albtraum ist. Sie kann ihren Eisprung spüren, und dabei graut es ihr schon vor der Zeit, die danach auf sie wartet. Einige Tage nach dem Eisprung geht es mit negativen Gedanken gegenüber sich selbst los, begleitet von dem ekligen Gefühl, nutzlos zu sein. Dann folgen meist Tage, an denen sie sich körperlich nicht mag, bis es schließlich ganz schlimm wird und sie in der späten Phase 3 unter heftigem PMS leidet: Ihre Brüste spannen und tun bei jedem Schritt weh, und die dunklen und schlechten Gedanken werden richtig laut, wobei sie sich jetzt auch gern mal gegen ihren Mann richten. Das Allerschlimmste für sie aber ist – und dabei höre ich, wie ihre Stimme zittrig wird –, wenn sie ihre Laune in dieser Zeit überhaupt nicht im Griff hat und ihre Jungs richtig anschreit.

Ich sage ihr, dass ich sie toll finde und ihre Offenheit feiere! Dann frage ich sie, welche Ventile sie in ihrem Leben hat?

»Keine, mein Leben besteht irgendwie mittlerweile nur aus den Kindern und dem Haushalt. Einmal pro Woche gehe ich zum Pilates, aber das schaff ich auch nicht immer.«

»Wenn Zeit, Geld und alle anderen Rahmenbedingungen keine Rolle spielen würden, was würdest du beruflich am liebsten machen?«, möchte ich wissen.

Sie muss kurz lachen. »Ha, da hast du mich erwischt! Ich liebe es, für meine Jungs da zu sein, wirklich. Ich habe mir mein Mama-Sein schön eingerichtet. Ich glaube, weil ich selbst nicht gerade eine Bilderbuch-Kindheit hatte, habe ich mich immer gefragt, wie ich es mit meinen eigenen Kindern gern haben möchte. Dabei habe ich gemerkt, wie gut ich darin bin, klare Abläufe für alle zu implementieren und zusätzlich darauf zu achten, dass es zu Hause hübsch aussieht, aber nicht auf Kosten der Umwelt, sondern mithilfe von nachhaltigen Materialien, puristisch und so. Und auch wenn ich weiß, dass es schon viele tolle Frauen gibt, die in dem Bereich arbeiten, glaube ich, dass ich supergut darin wäre, mein Wissen darüber weiterzugeben.«

»Wenn du das jetzt als Beruf beschreiben würdest, wie würdest du dich dann selbst nennen?«

»Vielleicht so was wie ›Nachhaltige Homeorganizerin und Interieur-Künstlerin‹?«, sagte sie verlegen.

»Na, wie klingt das?«

»Mei, das klingt unheimlich gut!«

Eine weitere berechtigte Frage ist: »Mag ja sein, dass die jahrtausendelange Tradition, weibliche Magie zu unterdrücken, von der katholischen Kirche weiterhin stark gelebt wird. Aber ich bin selbst überhaupt nicht religiös, also warum fühle ich trotzdem diese Wut so sehr?«

Vielleicht erinnerst du dich an den irren Mindblow während der Eizell-Mathematik? Deine Eizelle war bereits in deiner Mutter angelegt, als diese noch ein kleiner Embryo im Bauch ihrer Mutter war. Das bedeutet, dass die Erlebnisse deiner Oma mit in den Heranreifungsprozess der Eizelle geflossen sind, aus der du entstanden bist. Und ob du jetzt daran glaubst oder nicht, so sind wir eben alle miteinander verbunden, und deine Ahnenlinie is a pretty powerful thing. Also, wenn du es in deiner Phase 3 gerade noch verpasst, deinen Bedürfnissen Raum zu geben, und dann auch noch ein männliches Wesen in deinem Umfeld es wagt, irgendetwas zu tun, was sich auch nur im Entferntesten nach Unterdrückung oder Einschränkung anfühlt, dann Gnade ihm Lilith! Es fühlt sich meist so an, als würde man – pling – noch den Zeitzünder einer Granate hören, bevor alles in uns und um uns herum dunkel wird, und die ultimative

Beziehungsapokalypse »Ich muss mich trennen« in unsere Gedanken schießt.

Doch Obacht! Die Wut und diese starken negativen Gefühle, die du feinfühliges Geschöpf da empfindest, gebühren nicht den lieben männlichen Wesen in deinem Umfeld, sondern sie resultieren aus deiner gefühlten Verbindung mit all den Frauen in deiner Ahnenlinie (oder auf der Welt), die für das offizielle Ausleben ihrer Magie geächtet, verfolgt, verbrannt, gefoltert, vergewaltigt und strukturell ermordet wurden.

»Somos las nietas de todas las brujas que nunca pudisteis quemar.« – »Wir sind die Enkelinnen der Hexen, die ihr nie verbrennen konntet.«

So schmerzhaft das ist und so wütend das auch macht, so viel Hoffnung bietet der Blick nach vorne. Meiner Meinung nach steuern wir nämlich endlich auf eine Zukunft hin, in der unsere Kinder in einer Gesellschaft leben werden, in der Magisch-Sein, auch über die 5. Klasse hinaus, superangesagt ist. In der Crazy-Sein, Exzentrik und »das Nicht-Greifbare« nicht als gefährlich, sondern als bereichernd wahrgenommen werden. In einer Gesellschaft, in der ein kollektives Bewusstsein dafür existiert, dass es genau diese Magie ist, die wir brauchen, um unser Leben so satt, bunt und wild zu leben, wie jede*r es möchte.

Wie wir dahinkommen? Follow me into you zu deinem bezaubernden inneren magischen Anteil.

Als wir in unsere erste Session starten, befindet sich Jasmine passenderweise im Übergang in ihre Phase 3. Auf meine Frage, wie es ihr momentan geht, antwortet sie: »Ich fühle mich irgendwie in-

nerlich zerrissen. Ich habe das Gefühl, ich sein zu wollen, aber da ist irgendwas, was mich wegzieht, und das macht mir Angst.«

»Wie fühlt sich das an, was dich da wegzieht?«

»Irgendwie düster und bedrohlich.«

»Kannst du hören, was dir das Düstere sagen will?«

»Ich mag da, ehrlich gesagt, gar nicht hinhören.«

»Kann ich verstehen. Hilft es dir, wenn ich dir sage, dass es in dir nur Gutes gibt und du keine Angst vor irgendetwas in dir haben musst?«

»Ja, das ist schon besser, aber so richtig traue ich mich immer noch nicht.«

»Es ist super, dass du so klar bei deinem Gefühl bleibst. Hilft es dir, wenn ich dich daran erinnere, dass du nicht allein bist und ich dich durch all das, was kommt, begleite?«

»Ja, das ist gut. Okay, mal schauen.« Sie schließt die Augen und spürt in sich hinein. »Ja, da ist es. Wenn ich es ignoriere, wird das Gefühl lauter und irgendwie unfreundlicher, aber wenn ich mich traue, hinzuhören, dann ist da nur so was wie ›Sei da!‹ Aber das verstehe ich nicht.«

»Wir kommen sofort dazu. Eine Frage noch: An was erinnert dich das dunkle Gefühl? Kennst du es irgendwoher?«

Sie hält kurz inne und stellt dann fest, dass sie an ihre Mutter denken muss. Sie erzählt mir, dass ihre Mutter schwer depressiv gewesen ist und immer wieder so heftige Episoden gehabt hat, dass sie für die kleine Jasmine wie verschwunden war.

»Kannst du spüren, wie dich die Angst davor, auch wegzudriften, dabei blockiert, in dich und deine Phase 3 einzutauchen?«

»Ja, irgendwie genau das. Aber was soll das ›Sei da!‹ bedeuten?«

»Was ist dein Gefühl?«

»Ich dachte immer, dass ich irgendwie meine Kinder höre, und dadurch kommt dann immer das Gefühl hoch, keine gute Mutter zu sein. Aber grade glaube ich, es ist irgendwas in mir.«

»Magst du mein Gefühl und mein Wissen dazu hören?«

»Ja, unbedingt.«

»Mein Gefühl ist, dass die, die dich hier ruft, deine innere Magierin ist und du sie aber mit deiner Stimme von früher verwechselst, als du dir gewünscht hast, dass deine Mama da ist. Und dieser Moment wird dann aktiviert, wenn du dich aus deiner eigenen Phase der Mutter (Phase 2), Progesteron-bedingt in dich zurückziehst. Dieser Rückzug aus der Mütterlichkeit macht deinem System Angst, weil du ihn früher als negativ erlebt hast. Gleichzeitig lehnst du unbewusst diesen magischen Teil in dir ab, weil er dich aus der ›Muttergefühl satt‹-Phase-2 rauszieht, und blockierst dadurch deine eigene Magie und Schaffenskraft.«

»Wow! Das muss ich erst mal sacken lassen … Und sag mal, daher kommt doch dann auch dieses angestaute Gefühl in den Brüsten später, oder? Ich hab immer das Gefühl, meine Brüste haben in dieser Zeit ein Eigenleben und wollen am liebsten explodieren.«

»Ja, so bildet dein kluger Körper den Druck deiner Magie und Schaffenskraft ab, die rauswollen.«

»Wahnsinn, wirklich! Aber warum habe ich immer diese negativen Gedanken, und warum richtet sich die Wut dann auch gegen meinen Mann und die Jungs?«

»Das Magisch-Sein zu unterdrücken hat in unserer patriarcha-

len Gesellschaft eine lange und blutige Tradition. Abgesehen von deiner Mutter, die wahrscheinlich ihren Zugang zum Frei-und-wild-Sein so sehr unterdrückt hat, dass sie darüber depressiv geworden ist, wird es auch noch weiter in deiner Geschichte zurückreichend Frauen geben, die darunter gelitten haben, nicht wild, frei und magisch sein zu dürfen. Fällt dir da jemand ein?«

»Ja, auch meine Omi, also die Mutter meiner Mutter, war eigentlich eine sehr starke Frau, nur durfte sie das an der Seite meines Opas nicht wirklich leben. Als er gestorben ist, ist sie richtig aufgeblüht, hat Salsa-Kurse belegt und sich auch anders gekleidet.«

»In dieser Zeit deines Zyklus, dieser tiefen Phase 3, verbindet sich das Gefühl deiner eigenen unterdrückten Magie mit der Unterdrückung all der Frauen in deiner Ahnenlinie, und das macht verdammt wütend. Leider passiert es uns häufig – damit bist du nicht allein –, dass sich diese Wut an den männlichen Menschen in unserem Umfeld entlädt, die uns am nächsten sind.«

»So ein Mist. Das ergibt so sehr Sinn … Ich kann es regelrecht körperlich spüren, dass das wahr ist. Aber, Miriam, wie schaffe ich es denn, einen Zugang zu meiner Magie zu finden und ihr den Raum zu geben, den sie braucht?«

»Hast du Lust, deine innere Magierin mal gemeinsam mit mir zu besuchen und sie zu fragen, was sie braucht?«

»Okay, ja!«

»Super, dann mach es dir mal bequem, und nimm gern einen Schluck Wasser. Wenn du so weit bist, schließ ganz sanft deine Augen …«

Ein wirklich schöner Weg, deiner inneren Magierin zu begegnen, der ein bisschen mehr Raum und Zeit braucht als nur die geführte Meditation, ist Tamalpa. Tamalpa ist ein Lebens-/Kunstprozess, in dem wir innere Bilder mithilfe eines künstlerischen Prozesses sichtbar werden lassen können. Die Begründerin, Anna Halprin, war in den 1960er-Jahren eine erfolgreiche Tänzerin und bekam mit Anfang fünfzig eine so schwere Krebsdiagnose, dass die Ärzte ihr maximal noch zwei Jahre gaben. Damals begann sie, ihren Krebs auf menschengroße Leinwände zu malen und anschließend das Gefühl, das in ihr bei der Betrachtung des Bildes entstand, zu tanzen. Sie verstarb 2021 im Alter von einhundert Jahren. Anna arbeitete ihr ganzes Leben lang mit Menschen, die mithilfe von Tamalpa ihre physischen und seelischen Leiden lindern oder heilen konnten.

Ich verwende die Wirkweise von Tamalpa gern in meinen Workshops, um dem inneren magischen Anteil zu begegnen, denn der kreative Weg entspricht der »Sprache« des Anteils.

Wenn du Zeit und Raum dafür hast, probiere es gern einmal aus. Dafür brauchst du nur ein Blatt Papier, Stifte oder Wachsmalkreide und deinen Lieblingssong. Zunächst darfst du dich, wenn es sich nach dem richtigen Zeitpunkt anfühlt, wieder auf eine kleine Innenreise begeben, diesmal zu deinem inneren magischen Anteil:

1. Nimm eine für dich angenehme Körperhaltung ein. Im Liegen funktioniert es am besten, aber wenn du gerade müde bist, dann bleib auch gerne gemütlich sitzen, denn du solltest nicht einschlafen.
2. Atme nun dreimal tief durch die Nase ein und durch den

Mund wieder aus. Das Ausatmen kannst du auch gerne wieder mit dem schönen Wehen-Veratmungs-Geräusch machen: »»Hooooooоeeeeeee!«

3. Lenk nun deine Aufmerksamkeit auf deinen Körper, und nimm wahr, was du fühlst, zunächst ohne es bewerten oder verändern zu wollen.
4. Lass jegliche Anspannung los: Fokussiere dich auf Muskelpartien in deinem Körper, die noch angespannt sind, und dann schicke ganz viel Weichheit in genau diese Muskelfasern.
5. Richte nun deine Aufmerksamkeit auf deine Gebärmutter, und fokussiere das Licht, Leuchten oder die Farbe, das/die du dort erkennen kannst. Ähnlich wie bei deinem Herzen kann es sein, dass sich der innere Blick in deine Gebärmutter nicht sofort gut anfühlt. Bleib ganz achtsam und sanft dran, denn auch hinter jedem Dunklen verbirgt sich die Essenz deiner Schaffenskraft. Lass dir auch hier wieder Zeit, und wenn das Licht auch nur ein schwaches Flackern ist, so konzentriere dich darauf.
6. Verbinde dich jetzt mit diesem Licht oder Leuchten, und lass es größer werden, sich nach und nach in deinem ganzen Körper ausdehnen, bis jede Zelle von diesem schönen Gefühl erfüllt ist. Spür, wie dich die Essenz deiner Schaffenskraft erfüllt, und sei stolz darauf.
7. Nun lade in diesen kraftvollen, schönen Raum deinen magischen inneren Anteil ein. Dabei musst du kein Foto-ähnliches, klares Bild in dir sehen. Es kann auch sein, dass es nur

ein Schatten oder ein Gefühl ist, aber auch das ist völlig in Ordnung und richtig so!

8. Wenn du das Gefühl hast, mit deiner inneren Magierin Kontakt aufnehmen zu können, dann schau sie dir zunächst an oder beobachte das aufkommende Gefühl. Wie wirkt sie auf dich? Was braucht sie?
9. Wenn es sich für dich gut anfühlt, nimm ihre Hand, umarm sie oder tanz mit ihr. Nimm auf die Art Kontakt zu ihr auf, die dir richtig erscheint.
10. Frag deine innere Magierin anschließend gern, ob es etwas gibt, was sie dir sagen möchte. Frage nach, wenn du etwas genauer verstehen magst. Hab keine Angst vor dem, was sie dir mitgeben will. Remember: Das sind *deine* Anteile, und in dir gibt es nur Gutes!
11. Nun sag ihr, laut oder nur in dir, was du ihr sagen möchtest. Sprich mit ihr gern auch über die Hürden, die dich noch davon abhalten, das, was in dir steckt, voll auszuleben.
12. Wenn du das Gefühl hast, dass für den Moment alles zwischen euch gesagt ist, verabschiede dich auf die Art, die euch entspricht: Tanz, male, sing, lach mit ihr, oder sink einfach in ihre schönen magischen Arme. Verabschiede dich mit der Gewissheit, dass du sie jederzeit wieder besuchen kannst, wenn dir danach zumute ist.
13. Wenn du so weit bist, dann komm langsam wieder zurück in den Raum, in dem du dich befindest, und wenn es sich für dich gut anfühlt, öffne sanft und achtsam deine Augen.

Wenn du Lust und Raum hast, diese Verbindung durch Tamalpa noch ein bisschen zu stärken und zu festigen, dann schnapp dir jetzt deine vorbereiteten Malsachen und flipp aus: Mal deinen magischen Anteil in dir frei und wild heraus, ohne dabei – goldene Regel für Phase 3 – darauf zu achten, wie es aussieht, was du da tust, oder was das Outcome ist. Wenn du dann das Gefühl hast, dass dein Bild fertig ist, schau es dir noch einmal an. Leg es dann beiseite, schalte deinen Lieblingssong ein, schließ die Augen, und tanz das Gefühl, das dir das Bild gegeben hat, aus dir heraus.

Wie man ein Gefühl tanzt? Gleiches Rezept wie beim Malen, goldene Phase-3-Regel: Don't care, what it looks like, and don't care, what the outcome is. Verbinde dich mit deiner inneren Magierin, und lass dich von deinem Gefühl zu ihr und der Musik in einen inneren Raum davontragen, in dem du fast gar nicht mehr merkst, was dein Körper tut, sondern sich jede Bewegung einfach nur richtig anfühlt, egal wie sie aussieht!

Zu abgespaced? Okay, dann genieß einfach deinen Lieblingssong, and dance like nobody is watching.

Ein weiterer großartiger Weg, um vor allem schmerzhaften Gefühlen oder Bildern in deiner Phase 3 Raum zu geben und sie schon mal, auch vor der Blutung, aus deinem Schoßraum zu verabschieden, ist das so unfassbar geniale Yoni Steaming!

Yoni-Who? Du kannst auch »Vaginal-Steaming« oder »Dampfsitzbad« sagen. Und das Ganze geht so: Jahrhundertealter asiatischer Tradition folgend nehme frau einen Topf mit ca. einem Liter heißem Wasser, eine Handvoll Steaming-Kräuter (tolle

Mischungen macht www.warrior-woman.net), stelle diese unter ihre Steamingbox (die meiner Meinung nach schönsten gibt's handgefertigt bei yunna.org) und nehme queenly mit nacktem Popo Platz. Die aufsteigenden Kräuterdämpfe versorgen deine Vagina (also den Geburtskanal) mit Nährstoffen und bereiten deine Gebärmutter hervorragend auf die Ablösung des Endometriums vor.

Meine erste persönliche Yoni-Steaming-Erfahrung verlief wie folgt: »Aha, jetzt nackig auf das Ding, okay … Au, heiß! … Okay, geht … Oh Mann, was mach ich hier eigentlich? Diese Neugierde und wohin sie mich immer so treibt … Oh, Moment, das fühlt sich ganz schön an! … Chillig … Mein ganzer Körper chillt! … Es fühlt sich an, als wär ich in der Sauna, nur ohne Schwitzen! … Oh Gott, ich war seit Tagen nicht so tiefenentspannt! … Okay, ich bin süchtig.«

»Und das alles dauert wie lang?«

Zarte zehn Minuten. Für mich einer der effektivsten Wege, um Dinge, Themen, Ereignisse oder Menschen aus deinem Schoßraum zu räuchern, die man nicht mehr braucht, und sich gleichzeitig die ultimative Sauna-Effekt-Entspannung ohne großen Aufwand zu gönnen![13] I love it!

---

[13] Und wenn du nicht gleich in eine eigene Yoni-Steamingbox investieren magst, kannst du, um eine erste Idee vom Steamen zu bekommen, auch zwei Stühle zusammenschieben und einen Spalt breit frei lassen, Topf drunter und deinen kompletten Unterleib inkl. Beine mit einem großen Handtuch bedecken. Den *more queenly* und vollständigen Entspannungseffekt gibt es wahrscheinlich aber eher mit Box. Ohne Werbepartnerin zu sein: Investment lohnt sich.

Jasmines innere Magierin hat sich in ihr als zauberhaftes und kraftvolles, aber auch zartes Wesen gezeigt. Sie konnte mit ihr sprechen und erhielt von ihr den Rat: »Vertrau dir und mach!« Beim näheren Nachfragen antwortete sie: »Sei die, die du immer schon warst!« Als ich Jasmine frage, ob sie damit etwas anfangen kann, nickte sie.

In unserer Nachbesprechung erklärt sie mir, dass sie ursprünglich mal Kunst studieren wollte, aber vor allem ihre Mutter, die ein sehr ängstlicher und sicherheitsbedürftiger Mensch ist, sie dazu gedrängt hat, etwas zu studieren, mit dem sie eine Anstellung bekommt und gutes Geld verdient. Ich gebe Jasmine die Aufgabe, all ihre unternehmerischen Träume und Wünsche in ein Bild freizulassen. Es darf so groß, so bunt und so wild sein, wie sie nur möchte.

Dann sehen wir uns zur zweiten Session. In der letzten Woche hat Jasmine all ihre unternehmerischen Träume und Wünsche in eine riesige, bunte Collage fließen lassen.

»Das hat so gutgetan, Miriam. Und danke, dass du mir noch den Schubs gegeben hast, in den Kunsthandel zu fahren. Das ist mein neuer Lieblingsort! Es hat so unglaublich viel Spaß gemacht, mit den Farben und Materialien zu experimentieren!«

»Das freut mich sehr! Und dein Bild sieht wirklich wunderschön aus! Wenn du draufschaust, worauf hast du am meisten Lust? Zieht es dich eher zum Organisieren, also zur Struktur, oder spricht dich eher das Design und die Ästhetik an?«

»Hm. Wie merke ich das?«

»Schließ mal deine Augen und spür in deinen Körper hinein.

Beschreib mir, was du fühlst, wenn du daran denkst, Ordnung für glatte Abläufe zu schaffen?«

Sie lacht. »Okay, es wird eng im Bauch.«

»Aha. Und was fühlst du, wenn du dir vorstellst, deine Kunden im Hinblick darauf zu beraten, wie sie ihr Zuhause nachhaltig und schön einrichten?«

Sie strahlt. »Oh, es wird ganz angenehm und weit und irgendwie auch hell, obwohl ich ja die Augen zu habe.«

»Das hört sich doch gut an! Fällt dir jemand ein, der von deinem Angebot profitieren könnte?«

»Äh … ah! Direkt zwei. Eine Freundin von mir fragt mich immer, wo ich die Sachen kaufe, die in unserer Wohnung stehen, und sie liebt es, wie ich einrichte. Und ein Freund von meinem Mann, der ein totaler Ästhet ist, ist in puncto Nachhaltigkeit echt weit vorn, aber ihm fehlt die Zeit, seine Wohnung schön zu machen, weil er geschäftlich so viel unterwegs ist. Oh, und noch jemand, eine Freundin meiner Mutter, die jetzt ihren Haushalt auf Zero Waste umgestellt hat und sich bei mir darüber beklagt hat, dass die nachhaltigen Behälter oft so plump aussehen.«

»Das ist perfekt! Magst du den dreien mal eine kleine Kostprobe deiner Künste geben?«

»Super Idee, wie mach ich das?«

»Was sagt deine Magierin?«

Sie schließt die Augen und fühlt in sich hinein. »Probestunde!«

»Wie großartig ihr miteinander verbunden seid! Ich freu mich sehr für dich und deine drei ersten Kunden.«

»Oh, wie aufregend! Das mach ich jetzt echt, oder? Aaaah!«

»Was brauchst du, um dich sicherer zu fühlen?«

»Ich glaube, ich muss mir noch mal das sagen, was meine Magierin in mir gesagt hat: ›Vertrau dir und mach!‹«

Und wenn du jetzt denkst: »Das ist ja alles ganz nett, Frau Dr. Stark, aber ich lese dieses Buch, um zu erfahren, wie ich meine Phase-3-Superkräfte nicht zum Malen oder Tanzen, sondern für mein Business nutzen kann!«, here we go! Die Basis, um deine Superkräfte zielgerichtet für dich und dein Unternehmen einzusetzen, ist eine gute Beziehung zu deiner inneren Magierin. Du kannst sie zu allen Business-Themen befragen und – and here comes the tricky part – darfst dann den Mut haben, ihrem Hinweis zu folgen, auch wenn es objektiv oder aus BWL-Perspektive keinen Sinn ergibt. Ich weiß, klingt verrückt, funktioniert aber.

Wenn du noch sehr am Anfang stehst und zwar das Kribbeln und den Ruf deiner Berufung spürst, aber ein bisschen überfordert bist mit all den Ideen und Möglichkeiten, die dein kluger Kopf aus dem Gefühl macht, dann schnapp dir wieder ein grooooßes Blatt Papier und eine Handvoll bunter Stifte und leg los: Zeichne, male, skizziere alles aus dir heraus, was du zu deinem Business weißt. Wie soll es sich anfühlen? Wie viele Stunden möchtest du arbeiten? Wie viel Geld verdienen? Mit wem möchtest du arbeiten? Welche Themen ziehen dich an? Das Motto dabei ist – auch wenn es sich schwer nach amerikanischem Motivations-Speaker anhört: »Dream big«! Erlaube dir, diesen kreativen Raum vollkommen auszufüllen und einzunehmen. Kein Kleinmachen in deinem süßen Notizbuch, kein Überstrukturieren in digitalen Dokumenten oder Excel-Tabellen, einfach mal pur, frei, bunt raus, genau so, wie sich deine Berufungswelt in dir als inneres Bild zeigt.

Und dann? Fängst du mit genau dem Thema an, an das du am meisten denkst und das dir das größte Kribbeln bringt, zu dem du dich am stärksten hingezogen fühlst, das dir am wenigsten Ruhe lässt und bei dem du beim Malen das schönste und intensivste Gefühl gehabt hast.

Klingt wieder nach Disneyland und Ponyhof? Guess what? Wenn du deine Berufung (und dein Leben generell) wie ein weißes Blatt Papier annimmst und dir deiner kreativen Schaffenskraft bewusst bist, wenn du aufhörst, gegen die alten Geister deiner Ahnen zu kämpfen oder ihren Limitierungen zu glauben, sondern deinen Weg gehst, dann wirst du voller Erstaunen (und ich muss mich selbst regelmäßig quietschend kneifen) merken, dass wir wirklich bei »Wünsch dir was« sind und du in Verbindung mit deiner magischen Schaffenskraft kreieren kannst, was immer du möchtest.

Phase 4 – alt

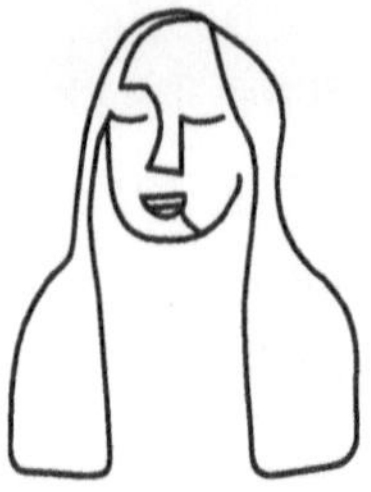

Freunde des fröhlichen Abtauchens, haltet euch fest, es wird deep! Deine Zyklusreise hat die letzte Station erreicht: The holy Phase 4! Wann genau landest du dort? Nachdem dein wunderschöner Körper festgestellt hat, dass Mutter Naturs Hormonakrobatik für die Katz war. Der gute Progesteronspiegel hat anfangen zu sinken, und nun, da er seinen Tiefpunkt erreicht, gibt genau dies der so gemütlich vorbereiteten Gebärmutter mit all der schönen, in Phase 1 aufgebauten Schleimhaut, die sich zu Beginn von Phase 3 mit Blut gefüllt hat, das Signal: »Achtung, Achtung! Inneneinrichtung wird nicht mehr gebraucht, wir dürfen renovieren!« Und dann beginnst du zu bluten.

Bevor wir aber auf die spektakulären Superkräfte dieser mystischen Phase schauen, ein kurzer Ausflug ins Thema »Blut«. Das Geschrei, das seit Jahrhunderten um diese (im Durchschnitt) Espressotasse voll Blut gemacht wird, ist nicht nur der pure Wahnsinn, sondern leider erneut das Relikt der patriarchalen, maskulin-monotheistischen Kultur, in der wir leben. (Ja, ich weiß. Ich hab auch langsam keine Lust mehr, das ständig zu schreiben. Wird Zeit, dass wir was ändern!) Absolut großartig illustriert, historisch aufgearbeitet und – das Wichtigste – megawitzig verarbeitet hat die begnadete Liv Strömquist dieses ganze Debakel in ihrem Comic »Der Ursprung der Welt«. Es ist nämlich so, meine Lieben: Das Blut, das wir da regelmäßig aus unseren wunderschönen Vulven fließen sehen dürfen, könnte reiner und großartiger gar nicht sein. Schließlich stammt es von dem Ort, aus dem wir alle, ja wirklich jede und jeder von uns – und sei er noch so angewidert von dem ganzen Schoßraumthema –, kommen! Daher ist jegliche Diskussion über vermeintliche »Hygieneprodukte«, das Werben darum, dass wir »sauber sein« können und »man nichts sieht«, ein für alle Mal für die Tonne!! Danke.

So jetzt zu dir, meine liebe Phase 4. Wir befinden uns am hormonellen Tiefpunkt des Zyklusgeschehens. Und das macht zwei Dinge mit uns: Zum einen sind wir physisch nicht sonderlich leistungsfähig, was für ein paar Tage im Monat vollkommen okay ist und einfach mal queenly akzeptiert werden darf. Zum anderen sind wir geistig ziemlich klar, da hormonell ungedoped. Wir werden weder vom Östradiol ins Außen gepusht noch vom Progesteron ins Innen gezogen, sondern ruhen tief in unserer Mitte. Und genau diese Kombination aus reduzierterer physischer Leistungsfähigkeit und geistiger Klarheit aktiviert auf seelischer Ebene in uns den alten archetypischen Anteil.

Und bevor jetzt alle, die sich von unserer Forever-young-Leistungsgesellschaft zu stark haben beeindrucken lassen, »Iiiiih, alt?!« denken: Stop it and listen! Dieser Anteil, für den wir so unglaublich dankbar sein können, versorgt uns nämlich mit den extrem wichtigen Superkräften »Loslassen« & »Weisheit«. Wie immer gilt, dass wir zu jedem Zeitpunkt in unserem Zyklus etwas emotional loslassen oder weise sein können, nur haben wir – say it with me! – zu diesem Zeitpunkt im Zyklus hormonelle Unterstützung. Einen Zugang zu unseren Phase-4-Superkräften haben wir vor allem dann, wenn wir uns am stärksten Tag der Blutung (meist Tag 2) mindestens einen halben Tag lang in die Waagerechte begeben. Wir befinden uns in einem naturgegebenen meditativen Zustand, für den wir überhaupt nichts tun müssen, außer nichts zu tun.

Ich weiß, das scheint für manche der Everest des Zens zu sein, ist aber wie so vieles im Leben einfach nur Übungssache. Wenn es zur vollkommenen Normalität und Selbstverständlichkeit für dich wird, dass Tag zwei deiner Phase 4 für dich zum größten Teil vollkommene physische Ruhe bedeutet und das deshalb auch von deinem Familiensystem mitgetragen wird, hast du die Möglichkeit, einen megaeffizienten physischen und psychischen Auftank- und Verankerungsmoment für dich zu schaffen. Der hormonelle Tiefstand führt nämlich nicht ohne Grund dazu, dass wir während der Menstruation physisch nicht sonderlich leistungsfähig sind. Unser Körper will, dass wir ruhen! Wenn wir dieses biologische Bedürfnis unseres natürlichen Rhythmus nicht respektieren und ihm nachgehen, können wir eine ziemlich üble Quittung aka chronische Müdigkeit durch den ganzen nächsten Zyklus schleppen. Nutzen wir diesen physischen Boxenstopp aber und geben uns diesen halben Tag vollkommene und an den restlichen Tagen mäßige körperliche Ruhe (vermeiden also längere anstrengende körperliche Tätigkeiten und vor allem die Umkehrhaltung oder das Durchschütteln der Gebärmutter), dann, ja dann haben wir die Chance auf den ultimativen Reborn-Kraftboost, der spürbar wie ein Schalter von Phase 4 zu 1 umgelegt wird. Zack! It's a new day and I'm alive, bitches!

Das Großartige an diesem Kraftboost ist, dass er den ganzen Zyklus über zu spüren ist, wenn wir schön im Flow mit unserem natürlichen Rhythmus bleiben. Also ist es die ultimative Effizienzfrage:

a) entweder ein paar Stunden Ruhe in sich zu investieren und es einige Tage einfach chillig angehen lassen und dafür einen Monat lang seine Kraft spüren
b) oder über die natürlichen Bedürfnisse hinwegtrampeln, einfach weitermachen wie immer und dafür einen Monat lang erschöpft und müde sein.

Hmmm ... which one is it going to be?

Von dem kurzen Tankstellen-Moment in unserem Zyklus profitieren wir aber nicht nur auf physischer Ebene. Auch mental können die allgemeine Ruhe und das liegende Bluten an Tag 2 unglaublich kraftvoll und stärkend wirken. Mit der Superkraft des Loslassens können wir Themen, von denen wir uns aus unserem Leben verabschieden wollen, über das Blut aus unserem System gehen lassen.

Klingt nach Frau im roten Samtkleid mit starkem Patschuli-Odor? Kann ich verstehen, but check this out: Es hat einen Grund, warum wir in Phase 3, während unserer Seelenhygienen-Innenschau-Zeit, Dinge verstehen sollen, die vielleicht auch schmerzhaft oder unangenehm sein können. Na, wer hat's? Genau! Weil wir dann in Phase 4 über eine eingebaute seelische Müllabfuhr, ähm schöner gesagt, einen eingebauten seelischen Selbstreinigungsprozess verfügen, der das, was wir in unserem Körper, System, Leben nicht mehr brauchen, ganz automatisch, ohne dass wir etwas dafür tun müssen, für uns entsorgt. Ist das nicht einfach geil?! Wir können so stolz auf diesen von-Mutter-Natur-gegebenen Mechanismus sein, der uns einfach in den Schoßraum gelegt wurde.

Und damit nicht genug! Während wir dann da so nichts tuend liegen, in unserem natürlichen meditativen Zustand vor uns hinsurren und die Wellen des Loslassens genießen, gibt es da ja noch die Superkraft der Weisheit. Diese macht sich dadurch bemerkbar, dass wir Eingebungen und Epiphanien – wem das zu spiri-crazy-spacy ist: Ideen – dazu haben können, was uns in Zukunft wichtig ist. Wenn du z. B. in deiner Phase 3 festgestellt hast, dass du deinen aktuellen Job nicht magst, weil er dir nicht genug Raum für dein Magisch-Sein gibt, kann es sein, dass du während des chilligen Blutens eine Antwort auf die Frage bekommst, wohin die Reise für dich nun gehen soll.

I know, klingt nach knallhartem Okkultismus mit Kristallkugel, und etwas Ähnliches ist es im Endeffekt auch. Wir verfügen durch unsere geistige Klarheit, weil hormonell ungedoped, über eine Weitsicht, die uns eine Metaperspektive auf die Dinge und unser Leben ermöglicht. Kein Wunder, dass der Kleinkram des Alltags gerade nicht so unser Ding ist. Unser Geist ist zu weise, zu kostbar für die Frage nach Einkaufslisten und Terminkoordination, aber für die großen Fragen des Lebens sind wir zu haben.

Wie bitte soll man das in seinen Alltag integrieren? Komm ich gleich zu. Wichtig ist erst mal festzustellen, dass wir uns an einem Punkt in unserem Zyklus und Leben befinden, an dem wir die Möglichkeit haben, völlig klar darüber zu sein, was wir gehen und hinter uns lassen und wo wir in Zukunft unseren Fokus setzen wollen. Und genau dieses Wissen verankert uns stark und tief in unserer Mitte und kann uns, ähnlich wie die körperliche Fitness, einen ganzen Zyklus lang begleiten.

Was passiert, wenn wir diese Zeit nicht für uns nutzen, erlebe ich regelmäßig bei Frauen, die meine Beratung suchen und noch die Pille nehmen. Wie auf Seite 42 beschrieben, hält die Pille einen Menschen hormonell in Phase 1 gefangen. Leistungsfähig as fuck, aber kein Zugriff auf das satte Spektrum des weiblichen Selbst. Und genau mit diesem Gefühl landen die Frauen bei mir: »Irgendwie merke ich, dass da noch so viel mehr in mir ist, aber ich komm einfach nicht dran.« Durch die fehlende Lebensausrichtungs-Wirkung einer echten Phase 4 (eine Blutung durch das Auslassen der Pille ist keine wirkliche Blutung, sondern eine Abbruchsblutung bzw. eben Entzugsblutung, also Pseudomenstruation) führt die Einnahme der Pille häufig zu einem Gefühl völliger beruflicher Orientierungslosigkeit.

Was lernen wir daraus? Huldige, ehre, genieße und feiere deine körperliche Fähigkeit zur Selbstreinigung und dazu, dir Klarheit über dein Leben verschaffen zu können, ohne (ich werde nicht müde, es zu betonen) etwas dafür tun zu müssen, außer – say it with me! – nichts zu tun.

Ich versprach euch noch Phase 4 in alltagstauglich. Here we go! Der große Vorwurf der Leistungsgesellschaft an menstruierende Menschen ist ja, dass sie während der Menstruation nicht leistungsfähig seien. Rollende Augen hier, blöde Kommentare da … Das alles wollen wir schön hinter uns lassen und uns mal darauf konzentrieren, wie wir diese Phase für unser Leben und auch für unsere Arbeit nutzen können. Immerhin befinden wir uns ja in einem natürlichen meditativen Zustand mit unglaublicher metaperspektivischer Weitsicht. Und genau diesen können wir zum einen dafür nutzen, Ruhe und Entspannung zu verbreiten, und zum anderen, um zu wichtigen Fragen des Lebens befragt zu werden, wie kleine wandelnde oder königlich ruhende Orakel.

Im Alltag mit Kindern bedeutet das, dass z. B. mithilfe der schönen Zyklusuhr jede*r in der Familie weiß, dass die Mama heute blutet und zwar bei Unternehmungen mit dabei ist, aber eben nicht mit auf die Hüpfburg kommt. Wer Inspiration für das Spielen mit Kindern in der Waagerechten sucht, wird im Buch »Horizontal Parenting« von Michelle Woo fündig. Und jede, die mir jetzt das Jugendamt an den Hals wünscht, weil man doch mit seinen Kindern aktiv sein soll, nehm ich mal kurz liebevoll in den Arm und gebe ihr einen heißen Tipp: »Erlaube es dir, deinen Kindern ein Vorbild dafür zu sein, dass das Leben auch chillig und entspannt und nicht nur dauer-aktiv sein darf.« Unser natürlicher Rhythmus arbeitet, ebenso wie unser Herz, im Wechsel von Anspannung (Phase 1) und Entspannung (Phase 2), wieder Anspannung oder mehr Dynamik (Phase 3) und satte Entspannung (Phase 4). Die paar Tage in Phase 4 mal nicht die Decathlon-Club-Outdoor-Mutti zu sein, sondern weise, wohlig, gemütlich, liebevoll und entspannt zu sein, ist ein Geschenk an dich, deine Kinder und alle Beteiligten, die dich, Quelle der Inspiration, unterstützen dürfen – und für die gesamte Welt, weil du keine »Ich gehe über meine eigenen Grenzen und bin deswegen eine Giftspritze«-Energie in die Welt rausträgst. Win-win-win-win-Situation.

Okay, Thema »Alltagstauglichkeit mit Kindern«, check! Nun zum alles entscheidenden Stigma: Alltagstauglichkeit während der Menstruation im Beruf. Auf den ersten Blick beißen sich zugegebenermaßen die Tatsache, dass wir zur Zeit der Menstruation physisch nicht sonderlich leistungsfähig sind, und die Anforderungen unserer Hyper-Leistungsgesellschaft etwas. Doch bei näherer Betrachtung dürfen wir diese Anforderungen einmal kurz hinterfragen: Wem tut es gut, fünf bis sieben Tage die Woche konstant Vollgas geben zu wollen? Genau, niemandem. Dafür ist es ausgesprochen heilsam und inspirierend, das Mensch-Sein (und damit das Natur-Sein) und die damit einhergehenden Bedürfnisse über die Anforderung einer Gesellschaftsstruktur und ggf. auch Unternehmenskultur zu stellen, die uns ein bisschen in eine technologisierte Extreme entgleist sind.

Kurz gesagt: Sich den Raum und die Zeit zum chilligen Bluten zu nehmen, tut nicht nur der blutenden Person gut, sondern erinnert indirekt alle daran, dass wir keine Roboter, sondern Natur sind und deshalb zyklisch funktionieren und nicht linear. Und wenn jetzt der ein oder andere Unternehmer/die ein oder andere Unternehmerin denken mag: »Nö, will ich nicht, das hört sich nach Inspiration zur Faulheit an!«, dann darf ich ganz nüchtern darauf hinweisen, dass das Durch-die-Menstruation-Durchackern die Wahrscheinlichkeit für Krankheitstage erhöht, an denen man entweder vor Schmerzen nicht mehr aus dem Bett kommt oder zu einem späteren Zeitpunkt im Zyklus so erschöpft ist, dass die Kraft zur Arbeit mangelt bzw. die Anfälligkeit für Infekte steigt. Im Umkehrschluss bedeutet das: Wem etwas an der Gesundheit – und damit an der Leistungsfähigkeit – seiner Mitarbeiter*innen liegt, der/die darf dringend dafür sorgen, dass monatlich mindestens drei Healthdays genommen werden können, an denen sich die Mitarbeiter*innen um ihre mentale oder physische Gesundheit kümmern dürfen. Und das phasenunabhängig. Denn es kann sein, dass die eine Mitarbeiterin wirklich die ersten drei Tage ihrer Blutung waagerecht im Bett liegt und nicht arbeiten möchte und eine andere in der gleichen Position ganz wunderbar chillig ihren Aufgaben nachgehen kann, dafür im Übergang zwischen Phase 2 und 3 aber erst mal mit sich in ihrem Progesteron-Rückzug ankommen muss.

Und vom natürlich meditativen Zen-Zustand nun zum weiteren Goldnugget des Menstruierens im Business, das einfach völlig brachliegt: unsere einmalige visionäre Metaperspektive. Diese darf ganz frei für alles aus dem Bereich Projekt- oder Business-Development genutzt werden. Man verschone die blutenden Göttinnen, wenn möglich, für ein paar Tage mit dem Kleinkram des alltäglichen Seins, und befrage sie stattdessen höflich, wie wandelnde Orakel, zu den großen unternehmerischen Fragen.

Ich weiß, das liest sich, als hätte ich einen Schnaps zu viel intus. Funfact: Ich trinke keinen Alkohol. Weiterer Funfact: Das ist mein voller Ernst! Traut euch, wahrhaftig innovativ zu sein, liebste Unternehmer*innen, und probiert's aus!

Lea ist achtundzwanzig Jahre alt, Projektmanagerin in einem

Logistikunternehmen, glücklich Single und lebt zusammen mit ihrem Hund Pedro in einem sonnendurchfluteten Altbau in Hamburg. Sie hat von ihrer besten Freundin den Tipp bekommen, sich meine Arbeit mal anzuschauen. Ihre Freundin kennt Leas Thema mit dem Zyklus nur zu gut: heftige Menstruationskrämpfe. Sie hat ihre beste Freundin schon häufig schmerzverkrampft ins Taxi gesetzt oder gar nach Hause gebracht, wenn sie zusammen aus waren und »der Schmerzzug« wieder durch Lea durchgerauscht kam.

In unserem Erstgespräch erzählt Lea mir, dass sie unter diesen Krämpfen seit ihrem sechzehnten Lebensjahr leidet. Mittlerweile hat sie ganz gute Rahmenbedingungen dafür geschaffen, wenn der Schmerzzug vorbeikommt: Homeoffice, Wohnung dunkel, Wärmebeutel und zweimal Ibuprofen 600. Das nimmt die Schmerzen nicht wirklich, erleichtert aber die Zeit des Schmerz-Aushaltens. Und mittlerweile weiß sie auch, dass der »Schmerzzug« immer an Tag 2, dem stärksten Blutungstag, kommt.

Ich bitte sie, mir zu beschreiben, wie sich der »Schmerzzug« anfühlt.

»Es ist wirklich wie ein Zug, den man schon von ferne hört, nur dass es wirklich furchtbar ist, weil ich weiß, dass da diese Schmerzen auf mich zukommen und ich einfach nichts dagegen tun kann. Sie kommen immer in Wellen. Ich glaube, so ähnlich fühlen sich auch Wehen an, die sich langsam steigern. Der Höhepunkt dauert dann zwischen zehn Minuten an guten Tagen und drei bis vier Stunden an schlechten. Manchmal ist es so schlimm, dass ich Angst hatte, ohnmächtig zu werden. Übergeben musste ich mich auch schon ein paarmal.«

»Das tut mir sehr leid, dass du da durchgehen musstest! Weißt du, was du an den ›guten Tagen‹ anders gemacht hast als an den ›schlechten‹?«

»Ja, ich hatte eindeutig weniger Stress und hab mir mehr Ruhe gegönnt. Mir ist das mal im Sommerurlaub aufgefallen. Da war es fast erträglich, und ich dachte schon, vielleicht hätte sich da nachhaltig was verändert, doch die nächsten Zyklen, als ich wieder im Job war, waren wie immer. Und letztes Jahr an Weihnachten, als ich nach Hause zu meiner Mutter gefahren bin, war es so schlimm wie noch nie. Da wäre ich fast im Krankenhaus gelandet. Ich habe auch schon Akkupunktur ausprobiert, aber das war nicht mein Ding. Ich fand's echt unangenehm, und das hat mich eher noch mehr gestresst.«

»Verstehe. Sag mal, Lea, gibt es in deinem Leben einen geliebten Menschen, den du verloren hast?«

Sie stockt. Dann höre ich nur ein leises Schluchzen. »Ja, meinen Vater.«

»Oh, bitte entschuldige, wenn ich mit der Tür ins Haus gefallen bin. Magst du darüber sprechen, wann dein Vater verstorben ist und wie?«

»Ja. Es ist nicht schlimm, dass du gefragt hast. Ich muss einfach nur immer weinen, wenn ich daran denke, und deswegen rede ich fast nie darüber.«

»Wäre es für dich in Ordnung, mir davon zu erzählen?«

»Ja, schon. Kann nur sein, dass ich viel weine …«

»Deine Tränen dürfen unbedingt einfach da sein und fließen. Das ist vollkommen gut so!«

»Danke, okay. Also, ich war fünfzehn, und er ist einfach von

jetzt auf gleich an einem Herzinfarkt gestorben. Keiner weiß, wieso, weil er eigentlich einen gesunden Lebensstil gepflegt hat und auch regelmäßig laufen gegangen ist. Aber eines Tages bin ich zur Schule gegangen, und als ich nach Hause kam, hat meine Mutter den Anruf von seiner Arbeit bekommen, dass er mit Herzstillstand ins Krankenhaus gebracht worden ist. Ich kann mich noch genau an ihr Gesicht erinnern und dass sie nach meiner Hand gegriffen und sie fest gedrückt hat. Dann sind wir ins Krankenhaus gefahren, wo wir nichts weiter tun konnten, als uns zu verabschieden. Ich habe ihn auch nur kurz gesehen, und er war irgendwie gar nicht er, sondern schon weg. Das ging alles so schnell. Auf dem Weg nach Hause hat meine Mutter einfach wie einen Schalter in ihr drin umgelegt; ab da hat sie nur noch funktioniert. Ich glaube, sie dachte auch, dass sie das für mich und meine beiden Schwestern jetzt machen muss: stark sein. – Mir fällt grad auf, dass ich das so am Stück noch nie jemandem erzählt habe.«

»Lea, ich habe Tränen in den Augen. Das hat mich tief berührt, und ich finde es unglaublich, wie stark du dich ins Erzählen reingetraut hast und dich geöffnet hast. Danke für deine Offenheit und dein Vertrauen. Kannst du für dich einen Zusammenhang zwischen dem Gehen deines Vaters und deinen Menstruationskrämpfen erkennen?«

»Außer dass es irgendwie um diese Zeit herum angefangen hat, nicht.«

»Darf ich dir meine Perspektive dazu geben?«

»Ja, bitte! Sehr gern.«

»Mein Gefühl ist, dass du keinen Raum für deine Trauer hat-

test und der Schmerz und der Schock über den Verlust deines Vaters dir noch immer in den Zellen stecken. Das führt dazu, dass du diesen Schmerz unbewusst nicht loslassen kannst, weil er eine Verbindung zu deinem Vater aufrechthält. Wie fühlt sich das an?«

»Puh … irgendwie heftig. Aber auch sehr wahr.«

»Woran merkst du, dass es sich wahr anfühlt?«

»Ich kann es gar nicht genau sagen, aber mein Körper entspannt sich irgendwie, und es fühlt sich einfach in mir drin wahr an. Aber was mache ich denn jetzt damit?«

»Erst mal darfst du diese inhaltliche Verbindung ganz liebevoll für dich arbeiten lassen und musst gar nichts tun. Wenn du spürst, dass Trauer aufkommen will, dann gib ihr gern Raum. Zusätzlich würde ich dir gern noch einen Impuls mitgeben: Auch wenn dein Vater nicht mehr sichtbar unter uns ist, darfst du trotzdem die Verbindung zu ihm spüren. Vielleicht magst du mal schauen, ob es ein Foto von ihm gibt, das du besonders magst. Vielleicht traust du dich, mithillfe des Fotos, mit deinem Vater zu sprechen?«

»Puh, das ist ne ganz schön krasse Aufgabe. Mal sehen, ob ich das schaffe …«

»Es ist nur ein Impuls. Du darfst immer so weit gehen, wie es sich für dich richtig und gut anfühlt.«

»Okay, das mache ich.«

Genug von dieser phänomenalen Phase geschwärmt. Wer von euch Schönen hat Lust, die eigene innere wunderbar weise Alte kennenzulernen? Yeeeeahhh! Dann los. Mach es dir ultimativ gemütlich. Decke, Kissen, Wärmeflasche oder ganz flach auf deine Yogamatte, so wie du's am liebsten magst. Und wie immer gilt:

Lies dir die Anleitung ganz in Ruhe durch, leg das Buch beiseite, schließ deine Augen, und tauch ein. Perfectionism off, please!

1. Nimm eine für dich angenehme Körperhaltung ein. Im Liegen funktioniert es am besten, aber wenn du gerade müde bist, dann bleib auch gerne gemütlich sitzen, denn du solltest nicht einschlafen.
2. Atme nun dreimal tief durch die Nase ein und durch den Mund wieder aus. Das Ausatmen kannst du auch gerne wieder mit dem schönen Wehen-Veratmungs-Tön-Geräusch machen: »»Hoooooooeeeeeee!«
3. Lenk nun deine Aufmerksamkeit auf deinen Körper und nimm wahr, was du fühlst, zunächst ohne es bewerten oder verändern zu wollen.
4. Lass jegliche Anspannung los: Fokussiere dich auf Muskelpartien in deinem Körper, die noch angespannt sind, und dann schicke ganz viel Weichheit in genau diese Muskelfasern.
5. Richte nun deine Aufmerksamkeit wieder auf deine Gebärmutter, und fokussiere das Licht, das Leuchten oder die Farbe, das/die du dort erkennen kannst. Es kann auch hier wieder sein, dass sich der innere Blick in deine Gebärmutter nicht sofort gut anfühlt. Bleib ganz achtsam und sanft dran, denn hinter jedem Dunklen verbirgt sich trotzdem die Essenz deiner Schaffenskraft. Lass dir hier auch wieder Zeit, und wenn es auch nur ein schwaches Flackern ist, so konzentriere dich darauf.
6. Verbinde dich jetzt mit diesem Licht, dem Leuchten oder der Farbe, und lass es/sie größer werden, sich nach und nach in

deinem ganzen Körper ausdehnen, bis jede Zelle deines Körpers von diesem schönen Gefühl erfüllt ist. Spür die Essenz deiner Schaffenskraft, und sei stolz darauf.

7. Nun lade in diesen kraftvollen, schönen Raum deine innere Alte ein. Wenn du sie nicht sofort bildlich vor deinem inneren Auge sehen kannst, sondern nur ein Gefühl, einen Schatten oder eine Struktur wahrnimmst, ist das völlig okay.
8. Wenn du das Gefühl hast, mit ihr Kontakt aufnehmen zu können, schau sie dir zunächst an oder beobachte das aufkommende Gefühl. Wie wirkt sie auf dich? Was braucht sie?
9. Wenn es sich für dich gut anfühlt, leg deinen Kopf in ihren Schoß und genieß das Gefühl, bei ihr Ruhe zu finden. Wenn dir das noch zu schnell geht, kannst du auch zunächst ihre Hand nehmen oder einfach so neben ihr sitzen.
10. Frag deine innere Alte dann gern, ob es etwas gibt, was sie dir sagen möchte. Frage gern nach, wenn du etwas genauer verstehen magst. Hab keine Angst vor dem, was sie dir mitgeben will. Vergiss nicht: Das sind *deine* Anteile, und in dir gibt es nur Gutes!
11. Nun sag ihr, laut oder nur in dir, was du ihr sagen möchtest. Sprich mit ihr über die großen Fragen, die dich in deinem Leben beschäftigen.
12. Wenn du das Gefühl hast, dass für den Moment alles zwischen euch gesagt ist, verabschiede dich auf die Art, die euch entspricht: Ruh dich noch einen Moment lang in ihrem Schoß aus, nimm sie in den Arm, oder leg deinen Kopf gegen ihren, ganz so, wie es sich für euch natürlich anfühlt. Verab-

schiede dich dann mit der Gewissheit, dass du sie jederzeit wieder besuchen kannst, wenn dir danach zumute ist.

13. Wenn du so weit bist, dann komm langsam wieder zurück in den Raum, in dem du dich befindest, und wenn es sich für dich gut anfühlt, öffne sanft und achtsam deine Augen.

Hallo! Irre, oder? Egal, ob du schon einen Dialog mit deiner inneren Alten führen konntest oder sie nur im Ansatz gespürt hast, die Verbindung zu diesem weisen, friedvollen Anteil in dir, die du gerade geschaffen hast, kann dir niemand mehr nehmen. Deine innere Alte ist ab jetzt immer für dich da.

Doch was passiert, wenn wir mal keinen Zugang zu diesen glorreichen Superkräften unseres alten Anteils haben und unser System in dieser Zeit regelmäßig physische oder psychische Symptome zeigt? Seien es die klassischen Menstruationskrämpfe in jeglicher Intensität, eine besonders starke Blutung, depressive Verstimmungen oder ein Weltschmerzmitgefühl.

Das fast schon klassische Phase-4-Symptom sind die Menstruationskrämpfe. Mittelstarke bis starke Unterleibsschmerzen, die dich in die Knie zwingen und die mit Durchfall und Übelkeit bis zu Erbrechen einhergehen können. Ich bin der festen Überzeugung, dass niemand auf dieser Erde schmerzhaft bluten muss. Bevor du dich auf die psychologische Ebene deines Zyklusgeschehen begibst, um deine Menstruationsschmerzen besser verstehen und heilen zu können, möchte ich verschiedene praktische Dinge abklären.

1. Benutzt du einen Tampon oder eine Tasse als Menstruationsprodukt? Falls ja, stop it. Tampons sind eine Katastrophe für

die Umwelt und nicht nett zu deinem Körper, weil sie die Vaginalschleimhaut austrocknen können. Auch vom Mooncup/der Menstruationstasse oder wie du den kleinen Saugnupfen noch nennen magst, bin ich kein großer Fan. Auch wenn die Tasse eine ökologische Errungenschaft darstellt, kann sie durch den erzeugten Unterdruck an der Zervix »ziehen« und dadurch Schmerzen verursachen. Beide Menstruationsartikel geben deinem Körper aber zu einer Zeit, zu der er mit »Loslassen« beschäftigt ist, das Gefühl von »Halt mal bitte«, und allein das kann zusätzliche Spannung auf den Beckenboden erzeugen und zu Schmerzen führen. Darüber hinaus unterstützt das »Zukorken« das patriarchale Narrativ, dass es etwas am Blut zu verstecken gäbe, und das ist schlichtweg Murks! Deshalb, wie auf S. 34 erwähnt, schnappe man sich Periodenunterwäsche oder die gute alte Stoffbinde, und blute voller Stolz unverkorkt und frei in die Welt.

2. Endometriose und andere gynäkologische Besonderheiten. Solltest du regelmäßig unter starken Schmerzen während deiner Menstruation leiden, sprich zunächst mit der Gynäkologin deines Vertrauens darüber. Gemeinsam dürft ihr abklären, ob dein Leiden eine physische Komponente hat.

Tasse raus, Schmerzen noch immer da und deine Gyn weiß auch nicht weiter, außer dir die Pille verschreiben zu wollen? Wenn du Lust hast und es sich für dich richtig anfühlt, kannst du gerne einen Blick auf das Thema »Vergänglichkeit« werfen.

Warum? Unser alter archetypischer Anteil erinnert uns in Kombination mit dem Loslassen, quasi dem »Sterben« des Endometriums, unbewusst daran, dass auch unser Leben endlich ist. In unserer Forever-Young-Leistungsgesellschaft ist Vergänglichkeit allerdings kein sexy Thema. Daher kann sich auch hier dieses unbewusste, aversive Gefühl gegen dein inneres Altsein im schmerzhaften Kampf durch ein Krampfen deiner Gebärmutter bemerkbar machen.

Aus meiner Sicht ist es im Übrigen eine ausgesprochene Schande, wie wir mit alten Menschen (besonders in Deutschland) umgehen. Es ist beinah so, als würde das Wegsperren und Ignorieren der Alten dazu führen, dass es das Alt-Werden oder auch die Auseinandersetzung mit »den alten Zeiten« nicht gibt. Dabei verhalten wir uns wie kleine Kinder, die denken, der Teddy sei vom Erdboden verschluckt, wenn er hinter Papas Rücken verschwindet. Come on! We are so much wiser than that!

Der Grund dafür, dass deine Gebärmutter symbolisch krampfhaft an etwas festhält anstatt liebevoll loszulassen, kann auch in deiner persönlichen Geschichte liegen. Immer wenn wir nicht bereit sind, jemanden loszulassen, z. B. einen geliebten Menschen, den wir verloren haben – also Verstorbene, aber auch Expartner*innen, zerbrochene Freundschaften etc. –, und diesen Verlust noch nicht ausreichend betrauert und in unser System integriert haben, kann sich dieser unterbewusste Widerstand hier physisch abbilden. Der entscheidende Schritt ist dann, sich den Raum für Trauer zu nehmen. Wir müssen keine Angst haben, in Trauer zu ertrinken, sondern dürfen uns daran erinnern, dass jede Träne genau das aus dem Körper mitnimmt, was wir nicht mehr brauchen. Kitschig, aber wahr. Anschließend darf die Person, die gegangen ist, wenn sich das gut und richtig anfühlt, weiterhin einen Platz in unserem Leben haben. Nur weil jemand nicht mehr greifbar vor uns steht, heißt es nicht, dass wir nicht mit ihm oder ihr reden dürfen. Das Gefühl ewiger Verbundenheit, auch über den Tod hinaus, kann uns stärken, eine wichtige Kraftquelle sein und uns Rückendeckung im Wirrwarr des Lebens bieten.

In unserer ersten Session berichtet mir Lea, dass sie zu ihrem Vater sprechen konnte. »Erst war es sehr schmerzhaft und traurig, dann konnte ich ihm sogar sagen, wie wütend ich darüber bin, dass er einfach gegangen ist, und dann wurde es sogar ein bisschen lustig. Ich spreche immer wieder mit ihm, und das tut wahnsinnig gut.«

Sie befindet sich gerade in den letzten Tagen ihrer Zyklusphase 3 und ist sehr gespannt darauf, wie ihre Menstruation verlaufen wird.

»Was hast du für die nächsten Tage geplant?«

Sie lacht »Ruhe. Nichts als Ruhe. Ich gebe mir mal das volle Feel-good-Programm und habe mit meinem Chef ausgemacht, dass ich nächste Woche komplett im Homeoffice arbeiten kann. Das war echt einfach, weil ich nur einen Termin verschieben musste, und dem Kunden hat das sogar noch besser gepasst. Auch meine To-Dos hab ich mir so eingeteilt, dass ich nächste Woche nur entspannte Ding mache.«

»Das ist ja perfekt! Wie fühlt sich das für dich an, so selbstfürsorglich vorauszuplanen?«

»Noch etwas ungewohnt, aber eigentlich unglaublich gut. Ich fühle mich, als hätte ich mein Leben voll im Griff. Gleichzeitig hab ich auch gemerkt, dass meine Angst davor, wie mich jemand

blöd finden könnte, wenn ich was verschiebe, total unnötig war. Es passiert ja gar nichts Schlimmes! Im Gegenteil, viele finden das sogar gut. Meine beste Freundin feiert mich gerade am meisten und meinte schon, dass ich ihre persönliche Self-Care-Ikone werde!«

»Oh, das freut mich sehr für dich. Sollen wir mal hinschauen, wie wir dieses neue schöne Lebensgefühl noch weiter ausdehnen können?«

»Sehr gern.«

»Okay, let's go.«

Zu Beginn der nächsten Woche erhalte ich eine WhatsApp-Nachricht von Lea:

»Miriam, du glaubst es nicht! Ich hatte gefühlt zum ersten Mal, seit ich meine Tage habe, keine Schmerzen bei der Blutung! Das ist unfassbar! Am Anfang gab es ein leichtes Rumpeln und kurzes Ziehen, dann habe ich mich hingelegt und mir vorgestellt, wie meine Gebärmutter das ganze Alte, Traurige aus mir mitnimmt, und dann haben sich diese Wellen sogar schön angefühlt! Es ist unglaublich, wirklich, ich kann's kaum fassen! Ich bin dir unendlich dankbar!«

Der andere Aspekt, den wir uns auf psychologischer Ebene anschauen dürfen, ist das Thema »Offenheit gegenüber höherer Erkenntnis«. Wie?

Ihr erinnert euch an die Superkraft unserer absoluten visionären metaperspektivischen Weisheit, weil hormonell ungedoped? Great! Doch das »Empfangen« von Eingebungen und Ideen während des friedlichen Blutens bringt immer eine Verantwortung mit sich, diese dann auch wirklich im eigenen Leben umzusetzen. Wenn du beispielsweise während deiner Blutung ganz klar spürst, dass der Job, den du hast, dir nicht guttut, und du vielleicht sogar klar siehst, was du stattdessen machen solltest, dann geht mit diesem Wissen der Auftrag einher, deinen Job zu kündigen und diese andere berufliche Vision in die Tat umzusetzen. Wenn du jetzt eher aus dem Team »introvertiert«, »sicherheitsorientiert« und »sozial erwünschtes Verhalten« stammst, ist das eine ziemlich bedrohliche Aufgabe. Man kann also gut nachvollziehen, dass du dich vielleicht dieser ganzen »Empfangen«-Aufgabe gegenüber nicht öffnen magst, um das Risiko, das du eingehst, wenn du etwas in deinem Leben veränderst, zu vermeiden.

Leider funktioniert das Konzept »Verdrängung« immer nur bedingt. Irgendwo kommt's immer raus, und im Fall deiner Menstruation kommt's richtig doll raus. Ein möglicher Weg, auf dem dich dein Körper darauf hinweisen möchte, dass da so viel mehr für dich in deinem Leben geht, wenn du dich dem gegenüber öffnest, was an Visionen, Eingebungen und Ideen deine Zukunft betreffend zu dir fließen will, ist eine verstärkte Blutung, also ein intensiver Blutfluss. Hierbei kann nicht nur die fehlende Offenheit in dieser Zyklusphase gemeint sein, sondern deine Offenheit gegenüber dem Nichtgreifbaren, also deine Beziehung zur Spiritualität an sich. Meiner Erfahrung nach sind die Frauen mit einer starken Menstruation eigentlich mit viel (spiritueller) Kraft ausgestattet, nur haben sie noch keinen Zugang zu ihr gefunden bzw. keinen Raum dafür gehabt, die eigene Beziehung zur Spiritualität zu entwickeln. Der Körper springt dann als Symbolträger ein und erinnert an die viele Kraft mit viel Blut. So, als würde er sagen: »Schau doch mal!«

Die eigene Beziehung zur Spiritualität kann eine unglaubliche Kraftquelle und Ressource für dein ganzes Leben bedeuten. *Wie* du deine Spiritualität leben oder kennenlernen möchtest, ist vollkommen dir selbst überlassen (zehntausend Ausrufezeichen!). Du musst keine Mantras singen, Onlineprogramme von Laura Malina Seiler absolvieren, nach Indien reisen, eine Yoga-Ausbildung machen, nach Patschuli riechen und dich Devi Shakti nennen, um spirituell zu sein. Das kannst du alles machen, wenn es sich authentisch (!!!) und gut für dich anfühlt, musst du aber nicht. Du kannst deinen eigenen, ganz persönlichen Weg finden, um zu spüren, dass du nicht einfach so auf diesem Planeten gelandet bist und jetzt hier dein 0815-Leben lebst, bis es zu Ende ist, sondern dass da noch etwas Größeres ist, mit dem du dich verbinden kannst. Bei einem Waldspaziergang, dem Blick auf die Berge, beim Betrachten von Schwangeren und Babys, beim Reiten oder Kuscheln mit deinem Hund kannst du deinen persönlichen spirituellen Moment haben, in dem du denkst, dass die Luft ein bisschen glitzert. Genau dann darfst du kurz innehalten, deine Empfindungen wahrnehmen und nach und nach, ganz in deinem Tempo, spielerisch herausfinden, wie du dieses besondere Gefühl, deine Spiritualität, ausbauen magst.

Inspiration dazu, deinen eigenen Weg in die Spiritualität zu finden, bietet das so entspannt, klug und frisch geschriebene Buch »Everyday Magic« von den Schwestern Hannah und Marie Krutmann. Vielleicht kannst du dabei sogar das Gefühl entwickeln, dich von dieser größeren Instanz getragen, gehalten und geliebt zu fühlen.

Zyklusphase	1		2		3	4
Tage deines Zyklus	ca. 7 – 13		ca. 14 – 20		ca. 21 – 28	ca. 1-6
Physische Zyklus-Phase	Follikelphase		Ovulatorische Phase (Eisprung)		Lutealphase	Menstruelle Phase
Zervixschleim	Trocken/leicht feucht	Feucht & klebrig	Cremig/ flüssig/ milchig	Farbe von rohem Eiweiß/sehr rutschig & spinnbar	dick/cremig	Kein Zervixschleim, sondern Blut aus der Freisetzung des Endometriums
Hormone Östrogen Progesteron						
Eizellreifung						
Basaltemperatur						
Archetyp	Jung		Mütterlich		Magisch	Alt
Zentrale Gefühle	Lernen & Spielen		Lieben & Genießen		Kreativität & Intuition	Weisheit & Loslassen
Wie du dich um dich selbst kümmerst	Übe nicht zu viel Druck auf dich selbst aus! Nur weil du viel Energie hast, heißt das nicht, dass du sie für viele Termine und verschiedene Aufgaben verschwenden musst.		Sei dir deines Selbstwertes bewusst! Setze Grenzen, denn du musst nicht zu allem „Ja" sagen. Genieße dich und deine Lieben!		Akzeptiere die Veränderung! Überlade deinen Zeitplan nicht. Gib deinen destruktiven und kreativen Energien Freiraum!	Eile nicht in die nächste Phase, du wirst es den ganzen nächsten Monat bereuen! Genieße den natürlichen meditativen Zustand und deine Blutung und lass los.

Teil III: Besonderheiten im Zyklusgeschehen

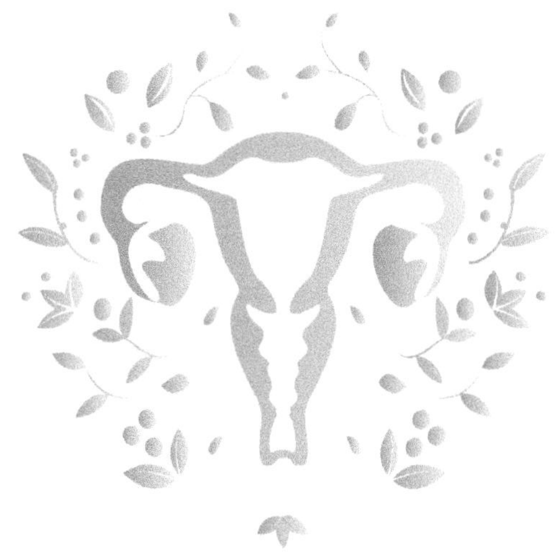

So, Freundin des flowigen Zyklusgeschehens! Jetzt, wo du bestens mit dem wertvollen Wissen über den Zyklus ausgestattet bist, lass uns doch mal ganz mutig einen Blick auf die Momente oder Symptome werfen, in denen das Spüren der Zyklus-Superkräfte zunächst blockiert zu sein scheint. Bitte beachte dabei, dass diese psychosomatische Perspektive, die ich hier aufzeige, niemals den Anspruch erhebt, die professionelle ärztliche Untersuchung zu ersetzen. Ich hoffe, mit dieser Betrachtung eine Ergänzung zu bieten, die dich dabei unterstützt, die Zustände besser annehmen und, wenn nötig, dadurch ggf. besser heilen zu können.

Wichtig dabei ist, dass dein Zyklus für dich spürbar ist, egal ob du gerade blutest oder nicht. Du kannst auf verschiedenen Wegen herausfinden, an welchem Punkt deines Zyklus du dich gerade befindest. Ein Weg ist es, deine Augen zu schließen und im Uhrzeigersinn zu deinen inneren Anteilen hinzuspüren. Der Anteil, bei dem du das Gefühl hast, dass er im Rampenlicht steht, ist dein aktivierter Anteil. Wenn dir das zu sehr Wischiwaschi ist, dann kannst du auch das anhängende Tracking Tool (S. 295) nutzen und über drei Monate deine Gefühlswelt mit einem Wort pro Tag tracken. So wirst du schnell erkennen können, welcher Anteil wann aktiv ist.

No blood – no problem: Amenorrhö

Komisches Wort, oder? Amenorrhö. Es kommt aus dem griechischen A = »nicht-« und mēnos = »Monat«, rhein = »fließen«, also »fließt des Monats nicht«. Eine Amenorrhö ist während Schwangerschaft, Stillzeit und Postmenopause physiologisch, also vom Körper gewollt. Zu allen anderen Zeitpunkten deines Lebens, nachdem du deine erste Blutung (Menarche) erlebt hast, ist das regelmäßige Ausbleiben deiner Menstruation (über mindestens drei Zyklen hinweg) ein Hinweis deines Körpers, den du zunächst bei der/dem liebevollen Gynäkolog*in deines Vertrauens abklären lassen darfst.

Eine häufige Ursache für das Ausbleiben der Menstruation ist ein zu hoher Testosteronwert, der unter anderem durch zu viel Bewegung bzw. Sport entstehen kann. Das Testosteron verhindert dann die Eizellreifung, weil es, bildlich gesprochen, den Eierstöcken die Produktionskraft für das Östradiol klaut, das ja für die Eizellreifung benötigt wird. Aus psychologischer Perspektive ergibt diese hormonelle Schieflage meist sehr viel Sinn: Weil es sich um ein Thema der Eizellreifung handelt, befinden wir uns im Reich des jungen inneren Anteils, Phase 1. Und weil es hier nicht richtig rund läuft bzw. der Heranreifungsprozess blockiert ist, darf sich – wer mag – das Thema »Kindheit und Jugend« anschauen. Es ist wahrscheinlich, dass du in deiner Kindheit und Jugend gelernt hast, über körperliche Leistung gesehen zu werden und Anerkennung zu bekommen. Es kann sogar sein, dass es eine Art soziale »Überlebensstrategie« war, dich körperlich leistungsstark zu zeigen, vielleicht um besonders von deinem Vater wahrgenommen zu werden. Irgendetwas am weiblichen Heranreifen, satt-lustvoll-weich-weiblich-Sein, wurde von deinem System als »gefährlich« gewertet und daher mit der Strategie »Sport« umschifft.

Ruth meldet sich bei mir, weil ihre Menstruation ausbleibt, seit sie achtzehn ist. Medizinisch wurde ihr immer wieder ein zu hoher Testosteronwert diagnostiziert. Bisher fand sie es eigentlich sogar ganz praktisch, nicht zu bluten. Doch jetzt, mit achtundzwanzig, fängt sie an, sich zu fragen, ob das eigentlich so gesund ist für ihren Körper und wie das wohl sein wird, wenn sie und ihr Partner in den nächsten Jahren Kinder bekommen wollen. Sie erzählt mir, dass sie Personal Trainerin ist und selbst fünf bis sieben Mal die Woche ins Fitnessstudio geht. Sie ist stolz auf ihren Körper, besonders auf ihr Sixpack, und liebt es, zu sehen, wie sie ihren eigenen Körper modellieren, Muskelmasse aufbauen und kräftigen kann.

»Das kann alles schon ein bisschen süchtig machen«, gibt sie in einem Nebensatz zu.

Als ich sie nach ihrer Beziehung frage, erwidert sie, dass sie im Zusammensein mit ihrem Partner spürt, dass er ihr guttut, und sie es genießt, sich anzulehnen und nicht immer tough und stark zu sein. Dieses Gefühl würde sie gern ausbauen.

»Wie hast du Weiblichkeit in deiner Kindheit erlebt?«, frage ich.

Sie erzählt, dass sie eigentlich immer schon ein Papa-Kind war. Ihre Mutter war superlieb, aber irgendwie wie ein freundlicher Hausgeist. »Mein Vater stand definitiv mehr im Leben und war aktiver, auch wenn er meist entweder auf der Arbeit oder auf dem Fußballplatz war.«

»Was waren die schönen Momente mit deinem Vater?«

»Wenn er mich zu meinen Fußballspielen gefahren und zugeguckt hat oder wir über die Verbesserung meiner Technik gesprochen haben. Manchmal sind auch nur wir beide zusammen laufen gegangen. Das war auch schön.«

»Toll, dass ihr diese Leidenschaft für Sport teilt. Wie war dein Vater für dich außerhalb vom Sport da?«

»Ganz ehrlich? Gar nicht. Also nicht, dass ich mich erinnere. Meine Mutter hat sich immer gekümmert, wenn ich krank war oder Stress in der Schule hatte. Wenn mein Vater mich beim Weinen erwischt hat, hieß es immer: ›Reiß dich zusammen! Nur Mädchen heulen.‹«

»Es scheint ihm schwer gefallen zu sein, mit deinem Mädchen-Sein umzugehen. Was würdest du der Ruth von damals gern sagen, wenn du dich das so erzählen hörst?«

»Hmm … Ich glaube, dass es voll okay ist, auch mal traurig zu sein.« Ihr kullert auf einmal eine Träne über die Wange.

»Ja, super. Was würdest du der kleinen Ruth noch gerne mitgeben?«

»Dass sie toll ist, wie sie ist, auch wenn sie nicht immer eine megagute Sportleistung bringt. Und dass sie auch schön ist, wie sie ist, auch wenn sie nicht so schnell Muskeln aufbaut.« Jetzt brechen die Tränen aus ihr heraus.

»Das hast du toll gemacht! Lass deine Tränen laufen.« Nachdem sie wieder zur Ruhe gefunden hat, frage ich: »War es wichtig, dass sich deine Muskeln schnell aufbauen?«

»Ja. Ich hab gemerkt, dass mein Vater den Muskelaufbau von

den Jungs immer so gelobt hat. Manchmal hat er auch vor anderen meine Oberarme gedrückt und gesagt: ›Hach, die kleinen Streichhölzer.‹«

»Puh. Kannst du für dich erkennen, dass es einen Zusammenhang zwischen der Bedeutung deines Vaters und dem Stellenwert der körperlichen Fitness in deinem Leben gibt?«

»Ja, jetzt total! Mir ist auch gerade aufgefallen, dass ich ja mit achtzehn ausgezogen bin und dann so richtig mit dem Krafttraining angefangen hab. Wie das kleben bleibt, obwohl ich ja ausziehen wollte, um mein eigenes Ding zu machen. Verrückt!«

»Magst du meine Perspektive dazu hören?«

»Unbedingt!«

»Mein Gefühl ist, dass du über den Sport früh einen Weg gefunden hast, für deinen Vater sichtbar zu sein und darüber Zuneigung zu erfahren. Leider hat seine Ablehnung gegenüber dem Weiblichen, Zarten, Weichen in dir dazu geführt, dass du angefangen hast, es ebenfalls abzulehnen bzw. ›wegzutrainieren‹. Das hat dich zwar superfit gemacht, aber jetzt, wo es darum geht, mütterlich-weiblich zu werden, blockiert dich diese Strategie aus deiner Kindheit in deiner Entwicklung. Du darfst also die alte Strategie loslassen und der Seite von dir mehr Raum geben, die dir in deinem Leben am meisten fehlt. Kannst du die benennen?«

»Ja, als du eben das Wort ›zart‹ gesagt hast, hat es richtig doll in mir gekribbelt.«

»Wie schön! Hast du Lust, deiner zarten Seite mehr Raum in deinem Leben zu geben?«

»Ja! Sehr! Wie fang ich das an?«

»Dabei kann dir dein Zyklus helfen. Auch wenn du gerade nicht blutest, kannst du deinen Zyklus trotzdem spüren. Mit deiner ersten Blutung und der immer wiederkehrenden Abfolge der Kombination aus hormoneller Konstitution und emotionaler Reaktion wurdest du psychologisch auf diesen natürlichen Rhythmus in dir konditioniert und so auf die Schienen deines Zyklus gesetzt. Auch wenn sich dieser physisch nicht zeigt, läuft der emotionale Zyklus in dir weiter. Das ist zum Beispiel in der Stillzeit und auch in der Postmenopause genauso. Ich schicke dir ein Tracking-Tool, mit dessen Hilfe du jeden Abend in einem Wort festhalten kannst, wie du dich tagsüber gefühlt hast, z. B. kraftvoll, mystisch, sexy … Wenn du das drei Monate lang gemacht hast, schauen wir zusammen drauf und gucken, in welchen Zeiten du mit deinen Facetten wunderbar verbunden bist und wann wir ihnen gemeinsam vielleicht noch etwas Raum kreieren dürfen. Wie hört sich das an?«

»Supergut. Besser, als ich es erwartet hätte! Vielen lieben Dank.«

In dem Moment, wo *du* das Ausbleiben der Menstruation als negativ erlebst – und das ist wichtig und entscheidend, denn solange du keinen Leidensdruck empfindest und nichts ändern willst, musst du das natürlich nicht[14] –, funktioniert diese »Strategie« deines Systems nicht mehr und du hast die Möglichkeit, die Blockade in deinem Natural Flow zu lösen.

Aber wie?

Da die Ursache für deine Blockade so individuell ist wie

---

[14] Dennoch ist es ratsam, bei länger anhaltender Amenorrhö der Ursache auf den Grund zu gehen, um mögliche Langzeitfolgen zu vermeiden.

deine Geschichte, gibt es hierfür keine Lösung von der Stange. Die Antwort auf die Frage, was dein innerer Anteil braucht, um sich auch ohne krasse körperliche Leistung sicher, geliebt und gehalten zu fühlen, liegt in dir. Auf Seite 55. findest du eine Anleitung für eine Innenreise zu deiner inneren Jungen. Schau mal, was sie dir dazu zu sagen hat.

No blood – no problem: Schwangerschaft, Geburt & Wochenbett

Schon lange bevor ich eigene Kinder hatte, war es mir ein völliges Rätsel, warum Männer nicht in eine tiefe und schlimme Depression fallen, wenn ihnen so richtig bewusst wird, dass sie keinen Menschen in sich selbst kreieren können. Ich war Anfang zwanzig, als ich regelmäßig die Männer, mit denen ich ausging, danach gefragt habe, wie sie denn damit überhaupt umgehen, diese Fähigkeit nicht zu haben. Etwas verdutzt gaben sie mir unterschiedliche Erklärungen:

»Ich glaube, wir stecken unsere Kraft dann einfach in die Arbeit.«

»Vielleicht sitzen wir deshalb so lang auf dem Klo?«

Für mich war und ist Schwangerschaft das Abgefahrenste, wozu ein menschlicher Körper in der Lage ist. Das ist pure Science Fiction, einen Menschen in einem Menschen kreieren zu können. Daher ist es mir bis heute – vor allem, nachdem ich dieses unglaubliche Wunder zweimal mit meinem eigenen grandiosen Körper erleben durfte – ein noch größeres völliges Rätsel, wieso wir diese Kreation menschlichen Lebens gesellschaftlich nicht lauter feiern. Diese usseligen Schilder in Straßenbahnen, auf denen darum gebeten wird, Schwangeren einen Sitzplatz zu überlassen, sind ja ein netter Anfang, aber aus meiner Sicht weit davon entfernt, angemessen zu huldigen, was eine Frau da leistet. In meiner Welt gibt es für Schwangere freie Snacks, Drinks, Massagen und Taxifahrten. Man verneigt sich auf der Straße, und in jeder Stadt gibt es die Wall-of-Birth, in die faustgroße Diamanten eingelassen werden für jedes Kind, das geboren wurde, mit Vornamen und Geburtsgröße und -gewicht. Yeah! Wer kommt mit?

Für alle, die jetzt nicht mitkommen wollen, weil sie Angst haben, wir könnten die Frauen mit unerfülltem Kinderwunsch dadurch regelmäßig in ihrer tiefsten Wunde treffen: Ich glaube, dass wir uns alle, als weibliches Kollektiv, viel weniger einen Gefallen damit tun, wenn wir unsere schöpferische Fähigkeit nicht feiern. Mein Ansatz wäre daher eher, genau diese Kraft, Liebe und Empathie zu nehmen und sie dafür einzusetzen, Frauen mit unerfülltem Kinderwunsch besser begleiten und unterstützen zu können. Entweder dabei, den Wunsch doch noch erfüllt zu bekommen, oder dabei, friedvoll annehmen zu können, dass es vielleicht einen anderen Weg des Mutterwerdens für sie gibt.

So kribbelig aufregend, manchmal auch beängstigend, aber definitiv lebensverändernd die zwei Striche auf dem Schwangerschaftstest auch sein können, von einem dürfen wir uns doch für eine Weile verabschieden, und das ist der blutende Zyklus. Aber keine Sorge, meine schönen schwangeren Göttinnen, ihr habt trotzdem noch einen Zyklus, und der hat es wirklich in sich. Denn hormonell betrachtet geht in Phase 3, in der sich die Eizelle in der Gebärmutter einnistet, nicht nur der Progesteronwert durch die Decke, sondern auch eine Tür zu einer anderen Zykluswelt auf: Der Intensivversion des Menstruationszyklus …

Nach der Einnistung der Eizelle in Phase 3 starten wir im ersten Trimester deiner Schwangerschaft in Phase 4. Zwar haben wir hier keinen hormonellen Tiefstand, dafür aber einen ordentlichen hormonellen Shift, der ein starkes Bedürfnis nach Ruhe, Rückzug, Schlaf und manchmal auch der Kloschüssel mit sich bringt. Im ersten Trimester deiner Schwangerschaft geht es tatsächlich auch darum, etwas loszulassen: dein Leben so, wie es einmal war. Denn mit der Mutation ins Muttersein und dem Kreieren, Gebären, ggf. Stillen und Heranwachsenlassen menschlichen Lebens wird sich so einiges in deinem Leben ändern. Keine Sorge, du bleibst du, aber du erweiterst dich, vergrößerst dich und wirst Seiten von dir entdecken, die du noch nicht kanntest. Auch wenn es nicht deine erste Schwangerschaft ist, so lässt du beim zweiten Kind das Ich der Einfach-Mama los und wächst, beginnend mit der Schwangerschaft, in das Leben einer Zweifach-Mama (genauso natürlich beim dritten, vierten, fünften … Kind). Nimm dir hier gerne auch die Zeit, um diesen Übergang in deine neue Lebenswelt zu genießen und zu spüren, wie du das Alte loslassen und dich so auf dein neues Leben ausrichten kannst.

Oft verschwinden Übelkeit und Müdigkeit nach der 12. SSW wie auf Knopfdruck, und du gleitest in deine Schwangerschaftsphase 1. Du hast Kraft und genießt neugierig die Veränderungen in deinem Körper und deinen wachsenden Babybauch. Wenn du dich in dieser Zeit aber vor allem seelisch unwohl und unsicher fühlst, darfst du dir gern einen Moment nehmen, um dir mögliche Themen aus Kindheit und Jugend in Bezug auf deine Schwangerschaft anzuschauen.

Ina meldet sich über eine Freundin, die mit mir bereits zusammengearbeitet hat. Sie war auf der Suche nach jemanden, der sich mit dem Thema »Weiblichkeit« befasst, weil sie bisher dafür so wenig Raum in ihrem leistungsorientierten Leben als BWL-Professorin bekommen hat.

»Als ich gelesen habe, dass du, so wie ich, auch schon zwei Fehlgeburten erlebt hast, wusste ich irgendwie, dass ich bei dir richtig bin.«

»Ich nenne diese Erlebnisse lieber ›kleine Geburten‹ oder ›Schwangerschaften, die sich an einem Punkt nicht weiterentwickelt haben‹, und es freut mich sehr, dass du dich in dieser besonderen Zeit begleiten lassen möchtest. Worum geht es dir genau?«

»Ich merke einfach, dass ich Angst davor habe, etwas falsch zu machen. Weil meine Mutter gestorben ist, als ich drei Jahre alt war, und mein Vater meinen Bruder und mich alleine großgezogen hat, habe ich manchmal das Gefühl, mir fehlt dieses ganze weiche Weibliche, das ich als Kind nicht kennengelernt habe.«

Wir explorieren in unseren gemeinsamen Sessions zunächst, was ihr junger Anteil braucht, um Sicherheit zu empfinden. Dabei stellen wir fest, dass sie Angst davor hat, sich von sich selbst zu entfernen, wenn sie Mutter wird, weil sie mütterliche Zuwendung selbst eben nur kurz erlebt hat. Gleichzeitig gibt es da auch die

Sorge ihres inneren Kindes, dass das Kind, das da jetzt im Außen kommt, wichtiger sein wird als der junge Anteil in ihr.

»Ich sehe dich immer, und du bist ein Teil von mir, der auch in meinem Mama-Sein wichtig ist und den ich immer liebe!«

Mit diesen Worten fand Ina in unserer Innenreise zu ihrem inneren Kind Frieden und konnte das unischere Gefühl, etwas falsch zu machen, für sich auflösen. Was noch offen blieb, war die Frage, wie sie Mama sein möchte.

Diese Arbeit, die du während deiner Schwangerschaft in dich und in die Themen investierst, auf die dich dein junger archetypischer Anteil aufmerksam machen möchte, ist Gold wert für dein Muttersein. Jedes Thema, das du dich traust, auf deinem Weg während der Schwangerschaft anzuschauen, ist eines weniger, das sich unfreiwillig in deiner Beziehung zu deinem Kind widerspiegeln wird. Du räumst sozusagen den alten Ballast aus dem Weg und stellst sicher, dass du mit der kleinen Person in dir (so weit wie das menschlich möglich ist) unbelastet starten kannst. Während dieser Zeit in die Heilung der aufkommenden Themen aus Kindheit und Jugend zu investieren, lohnt sich nicht nur für dich, sondern ist ein Geschenk, das du dir, deinem Kind und damit eurer ganzen Familie machst.

Wenn du gegen Ende des zweiten Trimesters spürst, dass deine Libido erwacht oder sich verstärkt und du richtig fühlen kannst, wie die viele Energie, die in deinem Schoßraum da fleißig einen Menschen kreiert, auch deine Lust entfacht, dann, meine Liebe, befindest du dich in Phase 2 deines Schwangerschaftszyklus. Genieß hier gern deine Lust, mit dir allein oder mit deiner/m

Partner*in, je nachdem, wonach du dich fühlst. Feiere deinen wunderschönen Körper! Wenn du Lust auf nicht-kitschige oder volles-Mett-kitschige Babybauchbilder hast – go for it! Bade in deinem Schwangerschafts-Glow, surfe auf dem High deiner Schwangerschaftshormone, und wenn du magst, nimm Kontakt zu deiner inneren Mutter auf, um ein erstes Gefühl dafür zu bekommen, wie sich dein Mama-Sein anfühlen darf.

»Krass! Sie sieht ein bisschen aus wie meine Lieblingslehrerin von früher, aber viel frischer und ein bisschen hippiesker«, beschreibt mir Ina ihre innere Mutter.

»Beschreib sie mir gern mal genauer. Welche Haarfarbe hat sie? Was hat sie an?«

»Sie hat lange gesunde braune Haare, trägt ein hellgrünes Sommerkleid und ist barfuß. Sie steht auf einer Wiese, hat die Augen geschlossen und genießt die Sonnenstrahlen auf ihrer Haut.«

»Magst du einen Schritt auf sie zugehen und sie auf die Art begrüßen, die zu euch passt? Du könntest sie fragen, ob sie dir etwas sagen möchte.«

»Oh, wie schön! Wir umarmen uns ganz liebevoll, und sie hält mein Gesicht in ihren Händen. Dann sagt sie: ‚Vertrau dir! Du machst alles richtig! Hab keine Angst, du bist eine wundervolle Mutter!« Ina strahlt übers ganze Gesicht, während sie diese Begegnung mit ihrer inneren Mutter beschreibt. »›Worauf muss ich achten? Wie schaffe ich es, mir zu vertrauen?‹, frage ich sie noch, und sie antwortet: ›Richte deine Aufmerksamkeit auf das Innen, und lass das Außen in Ruhe. Kümmre dich gut um dich und dein Herz.‹« Ina umarmt ihre innere Mutter, verabschiedet sich liebe-

voll, und als sie die Augen wieder öffnet, leuchten diese hell und klar.

»Wie fühlst du dich in Bezug auf dein Mama-Sein?«

»Gut. Wirklich richtig gut. Diese stechende Unsicherheit ist nicht mehr da. Ich habe ein klares Gefühl, wie ich mich als Mama anfühle. Miriam, ich danke dir!«

»Von Herzen gerne! Das Schöne ist, dass du jetzt auch den Ort bzw. den Anteil in dir kennst, an den du dich wenden kannst, wenn du das Gefühl mal verlieren solltest.«

»Ja, das ist wirklich wertvoll.«

Das Tolle daran ist: Wenn du diese Verbindung zu dir und deinem mütterlichen Anteil eingehst und pflegst, kann sie dir in den herausfordernden Momenten des Mama-Alltags ein ganz wunderbarer Kraft- und Ruheort sein – und gleichzeitig deine beste Ratgeberin!

Schwangerschaftszyklus-Phase 3 beginnt mit der 28. SSW, denn hier geht dein schwangerschaftsbedingt sowieso schon hoher Progesteronwert so richtig durch die Decke. Vielleicht kannst du den Shift in deiner Energie wahrnehmen: Es wird nestbauig. Plötzlich wird es sehr wichtig, alle Babysachen da zu haben, die Wickelkommode muss stehen, und auch das Interesse an vielen Kaffee-Dates und an Sex kann nachlassen.

Zum Ende der Phase 3 hin (ca. 35. SSW) wird es nicht nur schwerer im Bauch, sondern, dank sinkendem Progesteronspiegel, gefühlt auch noch mystischer in dir. Nimm dir hier noch mal Zeit, dich auf die Art und Weise auf die Geburt vorzubereiten, die dir zusagt. Ein kraftvoller Moment kann es sein, liebe Frauen, deren Energie dir guttut, um dich zu versammeln. Das kannst du dann »Babyshower«, »Baby Blessing« oder – wie ich – »Gebärmutterfest« nennen, völlig egal. Viel wichtiger als die Windeltorten und der ganze Babykrempel ist es allerdings, dich verbunden, gehalten und getragen zu fühlen. Mit dem Voranschreiten der Tage wird auch der Sog in dich hinein stärker werden, als ob dein Kind dich zu sich ruft, damit ihr euch gemeinsam auf die Geburt vorbereiten könnt.

Die Geburt selbst ist der Übergang von Phase 3 zu Phase 4: Die Schwangerschaft endet, und das neue Leben beginnt. Ich könnte ein ganzes Buch über das Thema »Geburt« schreiben, so gewaltig und imposant finde ich, was wir in diesen Stunden leisten. Und gleichzeitig ist mir das Thema zu heilig, um es hier schnell abzuhandeln, daher an dieser Stelle nur eine kurze, stille, würdevolle Verneigung vor allen Müttern und ihrer unfassbaren Leistung, zu gebären.

Solange du einen Wochenfluss hast, dauert deine Phase 4 an, und das bedeutet, ähnlich wie zur Zeit der Menstruation, körperliche Ruhe! Ich meine das bitterernst. So wie alles im Schwangerschaftszyklus ist auch die Phase 4 gedoped, das bedeutet, dass der Hormonabfall enorm und die Erschöpfung tiefgreifend ist. Sie kann, ohne zu übertreiben, Jahre andauern, wenn wir hier einfach drüberlatschen! Bei meiner Arbeit erlebe ich regelmäßig Frauen mit einer chronischen Erschöpfung, deren Ursprung in einem fehlenden Wochenbett liegt. Der/die Partner*in ist nach zwei Wochen wieder arbeiten gegangen, und sie waren mit Säugling und Kleinkind allein zu Hause. Meiner Meinung nach ist es ein Verbrechen an der Menschheit, so mit Müttern umzugehen, die gerade geboren haben!

Zum Glück gibt es so großartige Menschen wie Mütterpflegerinnen.[15] Mütter-who? Mütterpflegerinnen sind Engel, die sich nach der Geburt um die Mutter kümmern: Sie kaufen ein, kochen, machen die Wäsche, geben Massagen, sind Seelsorgerinnen, machen Botengänge und betreuen Geschwisterkinder. Und das Beste ist: Sie kümmern sich um den ganzen bürokratischen Kram für die Kostenübernahme durch die Krankenkasse, wenn die Mutter wegen einer Geburtsverletzung zu einem der Dinge nicht in der Lage ist.

Und wenn ihr mich fragt: Keine Frau sollte auch nur zu einem dieser Dinge zwei Wochen nach Geburt in der Lage sein müssen! Sie sollte Raum bekommen, um zu verarbeiten, die hormonellen Umstellungen ihres Körpers durch sich durchrauschen zu lassen, und vor allem um zu R-U-H-E-N!

Meine Hebamme hatte den Spruch: »Eine Woche im Bett, eine Woche am Bett und eine Woche ums Bett herum.« Das ist, meiner Meinung nach, das absolute Mindestmaß an Erholung, das du deinem Körper gönnen darfst. In »Milk and Mother« von Stephanie Johne findest du viel Inspiration dazu, wie du dir Wochenbett und Stillzeit zu einer Wohlfühlzeit gestalten und somit einen ganz achtsamen, liebevollen Start für dich und dein Kind kreieren kannst.

---

15 Meine Mütterpflegerin, die ich mir liebevoller, cooler und toller nicht hätte träumen lassen, ist Verena Brandl. Ihr findet sie für den Raum Köln unter https://frauhuckepack.de

Ich möchte das abschließend noch einmal laut und deutlich wiederholen: Nur weil Heidi Klum aus irgendeinem verwirrten Grund zwei Wochen nach Geburt mit gigantischen Flügeln auf dem Rücken mit Waschbrettbauch geistesabwesend über einen Laufsteg stakst, musst du nicht denken, dass du schnell aus deinem Wochenbett raus und in die fancy new-mom-Klamotte-mit Recup-Kaffeebecher in der Hand rein musst, nur um dann, um deinen Beckenboden flehend, mit unsicherem Lächeln im Gesicht durch deine Hood zu taumeln. Ich sehe leider täglich Mütter auf den Straßen und Spielplätzen mit zu kleinen, zu frisch geschlüpften Babys. In solchen Fällen gebe ich ihnen die Nummer meiner Mütterpflegerin. Niemand auf der Welt sollte so dramatisch über seine physischen Grenzen gehen müssen, nur weil wir in einer Gesellschaft leben, die zu wenig Anerkennung für die krasseste menschenmögliche physische Leistung bereithält und in Konsequenz die Folgen dieser physischen Extremleistung unter den Teppich fallen lässt.

In meiner Welt ist die Mütterpflegerin ein staatlich subventionierter Standard. Unabhängig davon, ob die Mutter eine Geburtsverletzung hat oder nicht, und auch unabhängig davon, ob der/die Partner*in arbeitet oder nicht. Das gemeinsame Ankommen als Familie und das Raumgeben für all die Gefühle, die von allen Familienmitgliedern durchlebt werden dürfen, schafft eine solide Basis, auf der sich das junge Familienglück sicher aufbauen und entfalten kann.

Also, liebe Bundesregierung! Let's be visionary, and let's go!

No blood – no problem: Stillzeit

Hach Stillen. Ob du stillen möchtest oder nicht, ist vollkommen dir und deinem Baby überlassen. Niemand auf dieser Welt hat das Recht, Druck auf Frauen auszuüben, für die das Stillen, aus welchen Gründen auch immer, nicht infrage kommt. Ob wir Lust haben, zu stillen, und wie es sich für uns anfühlt, zu stillen, hängt nämlich nicht von irgendwelchen archaisch-biologischen Faktoren ab, sondern vor allem davon, welche Stillerfahrung wir als Baby gemacht haben! War es chillig, gemütlich, liebevoll und süß – toll! Her mit den guten Oxytocin-Shots und, huiiii, ab in die wolkig-fluffige Welt des Still-brains. War das Stillen für deine Mutter eher unangenehm, schmerzhaft oder stressig, dann wird deine Leidenschaft fürs Stillen etwas sein, was du dir erarbeiten kannst, wenn du es fühlst, oder eben auch nicht. Auch wie lange gestillt wird, entscheiden die beiden Beteiligten selbst.

Funfact: Global liegt das Alter, bis zu dem Kinder gestillt werden, bei über 2,5 Jahren!

Wenn du jetzt deine zehn Wochen bis ein Jahr Wochenbett genossen hast (kein Scherz, so lange kann es dauern, if you stay really true to yourself) und dich dazu entschieden hast, zu stillen, produziert dein Körper Prolaktin, das milchbildende Hormon. Es wird klugerweise ebenfalls da gebildet, wo FSH und LH herkommen. Na, wer hat aufgepasst? Genau, in der guten alten Hypophyse aka Hirnanhangsdrüse. Weil Mutter Natur, wie bereits erwähnt, ein unglaubliches Genie ist, hat sie das so eingerichtet, dass während des Stillens durch das Prolaktin die Eizellreifung verhindert wird, weil eben Prolaktin statt FSH in der Hypophyse gebildet wird.

Doch Obacht! Stillen bietet keinen Empfängnisschutz! Wann dein Körper sich dazu entscheidet, mit der Eizellreifung wieder loszulegen, ist nämlich von einer ganzen Reihe von Faktoren abhängig, die unfassbar individuell sind. Manche Frauen menstruieren bereits einen Monat nach der Geburt wieder, obwohl sie voll stillen. Manche werden schwanger und stillen weiter. Manche haben ab dem Zeitpunkt es Abstillens wieder einen blutenden Zyklus, manche erst einige Monate später.

Was lernen wir daraus? It does not matter! Auch wenn es für jede Zyklusliebende vielleicht schwer ist, ohne das heißgeliebte Blut zu sein, so kannst du auch in deiner Stillzeit deinen Zyklus spüren, ohne den handfesten Beweis der Blutung zu brauchen. Dafür darfst du dir entweder das Trackingtool im Anhang schnappen oder tief in dich hineinfühlen und so herausfinden, mit welchem Anteil du dich am stärksten verbunden fühlst. Also, fröhliches Stillen und Chillen, ihr Lieben!

No blood – no problem: Peri- und Postmenopause

Peri-who? Das, was die meisten Deutschen unter den Begriff »Menopause« verstehen, ist eigentlich die Perimenopause, also der Zeitraum ab ca. zweiundvierzig bis zweiundfünfzig Jahren, in denen sich der Zyklus verändert und die Periode anfängt auszubleiben. Menopause ist exakt der eine Tag, an dem du das letzte Mal in deinem Leben blutest. Wenn du dann danach ein Jahr deine Menstruation nicht mehr hattest, ist alles nach der Menopause, Postmenopause. Also erst Perimenopause, dann ein Tag Menopause, und zu guter Letzt Postmenopause. Nachvollziehbar, oder?

Aber was passiert da eigentlich? Ich kann es euch nicht hundertprozentig sagen, denn ich habe es selbst noch nicht erlebt. Bildlich gesprochen geht dem blutenden Zyklus einfach die Puste aus, und er hängt nach ca. fünfunddreißig fleißigen Jahren im blutenden Geschäft seinen Dienst an den Nagel. Zunächst werden die Eizellchen rar und daher auch das Progesteron. Wenn es dann doch mal produziert werden darf, weil eine der letzten Eizellen gesprungen ist, haut es noch mal alles raus, was geht.

Man kann sich vorstellen, dass das eine Menge Einfluss auf einen hat. Dennoch bin ich fest überzeugt: Diejenige, die sich gut in ihrem zyklischen Sein auskennt und mit ihren Anteilen sicher und satt in Verbindung steht, tritt auch gut in diese nächste Lebensphase ein. Denn unser Zyklus ist nicht nur etwas, was wir monatlich erleben, er entspricht logischerweise auch unseren Lebensphasen.

Die Perimenopause ist Phase 3 unseres Lebens. Da der Übergang in diese und sie selbst (aus bekannten Gründen) gut geheim gehalten wurden und es, wie erwähnt, noch keine wirklichen Ikonen in unserer Gesellschaft gibt, die für ihr magisch-kreatives Phase-3-Sein gefeiert werden, wundert es mich überhaupt nicht, dass Frauen in der Perimenopause zu keifenden Verrückten mit

Hitzewallungen stigmatisiert werden. Kommt aus der gleichen Fraktion wie »Die hat doch ’n Ei am Wandern«.

Doch wir wollen uns nicht über die Gegenwart ärgern, sondern in die Zukunft hineinwirken. Die Frage aller Fragen lautet also: »Wie nutzen wir unsere Zyklus-Superkräfte, wenn der blutende Zyklus schwindet?« Die Antwort: »Genauso wie bisher!« Ich glaube fest daran, dass die Jahre des blutenden Zyklus eine Art Kennenlernen- und Übungsphase sind. Die Königklasse des Zyklischen Seins ist dann erreicht, wenn man in Verbindung zu seinen Anteilen durch die Perimenopause surft – ohne handfesten Beweis in Form von Blut – und rigoros die eigenen Bedürfnisse priorisiert. Wenn Kinder da sind, sind diese meist relativ groß und vielleicht ja demnächst schon aus dem Haus. Definitiv ist die Zeit des Sich-primär-um-andere-Kümmerns rum. Du darfst dich voll und ganz dir, deiner Magie, deinen Wünschen und kreativen (heimlichen) Bedürfnissen hingeben, und zwar genau so, wie du es in jeder Phase 3 geübt hast: ohne darauf zu achten, wie es im Außen wirkt und was am Schluss dabei rauskommt.

Klingt verrückt? Tut aber irre gut und hilft bestimmt auch gegen Hitzewallungen!

Postmenopause. Wenn sich der magische Sturm der Lebensphase 3 legt, kehrt wieder Ruhe und Gleichförmigkeit im Zyklus ein. Die erhabene deep-queenly, old, wise, beautiful nicht-blutende Lebensphase 4 beginnt, und der Zyklus ist, so berichten mir viele weise Frauen Ü-60, weiterhin gut spürbar.

Wie du siehst, ist dein zyklisches Leben also nicht nur der totale Lebensboost, während du blutest, sondern diese Zeit dient als perfekte Vorbereitung auf die Lebensphasen, die dich erwarten, wenn das Blut geht und noch mehr Magie und Weisheit kommen! I can't wait!

There is blood – and that's a problem: Kinderwunsch

Es gibt keinen anderen Moment im Leben, in dem das Blut deiner Periode dein Herz so schmerzen lässt wie in der Zeit, in der du schwanger werden möchtest, das aber aus irgendeinem Grund nicht klappt. Tatsächlich gibt es kaum etwas, was so einen eingebauten miesen physischen Mindfuck bietet, als ein bisher unerfüllter Kinderwunsch. Denn wenn wir uns zurückerinnern an das, was da physisch im Zyklus passiert, so wissen wir, dass der Körper *jedes einzelne Mal* nach einem Eisprung tatsächlich davon ausgeht, dass es zu einer Schwangerschaft kommen wird, und sich auf diese vorbereitet. Deshalb ist es eine vollkommene emotionale Achterbahn-Tortur, wenn du durch regelmäßigen Geschlechtsverkehr in Phase 1 und 2 dafür sorgst, dass einer Schwangerschaft eigentlich nichts im Weg stehen sollte, und anschließend Phase 3 durchlebst, in der dein Körper tatsächlich alles dafür tut, dass diese auch stattfinden kann, und letztendlich dann doch in das große rote Loch der Blutung in Phase 4 fällst.

Und ja, genau richtig gelesen: Wer schwanger werden möchte, versorge seine Gebärmutter mit reichlich Sperma, und das nicht nur zur Zeit des Eisprungs, sondern auch davor, Freunde, davor! Die kleinen Schwimmer überleben nämlich bis zu fünf Tage im weiblichen Körper, wohingegen die gesprungene Eizelle nach vierundzwanzig Stunden abstirbt. Viele wartende Schwimmer in der Gebärmutter sind also besser als ein paar, die dann einer Eizelle hinterherhetzen und das gute Stück womöglich verpassen.

Es gibt eine Reihe von Gründen, warum das Schwangerschaftsglück auf sich warten lässt. Die Entscheidung darüber, ab wann man sich medizinisch durchchecken lässt, ist jedem Paar[16] selbst überlassen. Ein guter Zeitpunkt könnte sein, wenn der Gedanke an die gewünschte Schwangerschaft zum täglichen Stressor wird. Hier kann die medizinische Momentaufnahme zunächst Klarheit bieten. Ultimativ wichtig finde ich, dass sich hier beide Teile des Elternteams in spe durchchecken lassen. Leider tendieren Frauen viel zu schnell dazu, den Fehler bei sich zu suchen, obwohl es – oh Wunder – zu gleichen Teilen auch am Mann liegen kann, dass der Kinderwunsch zunächst unerfüllt bleibt: In 40 Prozent der Fälle liegt die Ursache bei ihm (z. B. Störungen der Spermienproduktion oder eine eingeschränkte Spermienqualität), in 40 Prozent der Fälle bei ihr, in 20 Prozent der Fälle bei beiden.

Und ja, da steht »Momentaufnahme«, und zwar aus gutem Grund: Nicht jeder medizinische Befund, der in Eltern-in-spe-Ohren nach einer ultimativen Hiobsbotschaft klingt, muss wirklich das Ende vom Lied übers Kinderkriegen sein. Ich kenne

---

[16] Hier sind alle Paare, also homo-, heterosexuell und queer gemeint. Denn unabhängig davon, in welcher emotionalen Beziehung sie zueinander stehen, werden Sperma und Eizelle benötigt, um einen Kinderwunsch zu realisieren.

Frauen mit nur einem funktionierenden Eierstock und solche mit geteilten Uteri sowie Männer mit »sehr schlechter« Spermienqualität, die allesamt glückliche Eltern geworden sind.

How? Ähnlich wie im Zyklusgeschehen gilt auch beim Thema »Kinderwunsch«, dass wir, trotz immenser nachvollziehbarer Verunsicherung, im Vertrauen zu unserem Schoßraum und dessen Schaffenskraft bleiben dürfen, ohne das (oft megahilfreiche!) Wissen der Schulmedizin über unser eigenes Gefühl zu priorisieren. I know, it's a tricky one. Vor allem weil es durch die In-vitro-Fertilisation (IVF) – besser bekannt als »künstliche Befruchtung« – so anmutet, als ob das alles so easy sei: Sperma waschen und aufpolieren, Eizelle entnehmen, Sperma auf Eizelle im Reagenzglas loslassen, heranzüchten, und pling, fertig ist der Embryo.

Was selten besprochen wird, ist die Tatsache, dass die emotionale und physische Tortur, die eine Frau durchlebt, wenn ihre Eierstöcke überstimuliert werden, um sicherzugehen, dass eine supergereifte Eizelle entnommen werden kann, brutal ist. Versteht mich nicht falsch, ich finde es erstaunlich und bewundernswert, dass wir über Zugang zu den medizinischen Errungenschaften von Insemination, IVF und ICSI verfügen – vor allem für die Frauen, die sich unfassbar mutig und stark dazu entschließen, ohne einen Partner oder eine Partnerin an ihrer Seite Mutter zu werden. Und gleichzeitig bin ich mir sicher, dass diese Wege des Elternwerdens viel zu schnell empfohlen und in Anspruch genommen werden. Das weit verbreitete Phänomen, dass Eltern, die mithilfe von IVF oder ICSI Eltern geworden sind, später auf natürlichen Wegen erneut Kinder bekommen, ist ein Hinweis auf die medizinische Schieflage. Zu schnell werden unterstützende Maßnahmen empfohlen, wo man doch eigentlich nur eine Momentaufnahme hat. Was Frauen und Paare jedoch hören, wenn sie diese schnell ausgesprochene Empfehlung zur medizinischen Unterstützung, bei der augenscheinlich so simplen Sache der Welt, hören, ist meist: »In meinem Schoßraum ist was kaputt. Bei mir – im Gegensatz zum Rest der Welt – funktioniert etwas nicht richtig!« Und das ist ein entwertendes Gefühl, das der stärksten Schoßraum-Schaffenskraft das Feuer stiehlt.

Aber was hilft in dieser Situation? Es gibt alternativmedizinisch tausend Wege, die dich dabei unterstützen können, schwanger zu werden. Entscheidend ist: Welcher fühlt sich für dich gut an?

Ein, wie ich finde, sehr achtsamer und schöner Ansatz kommt aus dem Ayurveda. Hier bereitet man den Körper der Frau ein halbes Jahr lang auf eine Schwangerschaft vor. Zu dieser Vorbereitung gehören Yoni-Steaming (s. S. 96), eine gesunde Ernährung, die Vermeidung von Stress, der Verzicht auf Alkohol und Drogen etc. Wenn du so willst, physischer und seelischer Nestbau at it's best.

Das aus meiner Perspektive wichtigste »Nest«, das gebaut werden darf, ist dabei die Beziehung selbst. Schwanger werden bedeutet auch, die kleine Seele, die da zu euch kommen will, von Herzen einzuladen. Ich habe oft erlebt, dass Paare, die in ihrer wahrhaftigen Tiefe eine Dissonanz beim Thema »Kinderwunsch« verspürt haben (einer von beiden hatte Widerstände oder Ängste), so lange kinderlos blieben, bis diese Themen angeschaut oder auf andere Art aufgelöst wurden.

Dein zyklisches Sein kann dich beim Auflösen möglicher tiefer Widerstände unterstützen, denn lebenszyklisch betrachtet steckst du vor deiner ersten Schwangerschaft in Phase 1, deinem jungen Selbst, fest. Und gaaaanz wichtig: Bei jeglicher Form von psychosomatischem Zusammenhang geht es hier nie um bewusste Schuld! (Eine Trilliarde Ausrufezeichen bitte!) Es geht darum, innere Blockaden, die wir alle haben, zu verstehen und liebevoll aufzulösen, um mehr in Verbindung und im Fluss mit dem zu sein, was wir sind und leben wollen.

Da ist zum Beispiel die Blockade, die dich in Phase 1 festhält, wenn du dich doch eigentlich in die Lebensphase der Mutter weiterentwickeln willst. Ein tiefes und ehrliches Gespräch über die Ängste und Widerstände, die dein junger innerer Anteil hat, können dir helfen, die Blockade aufzulösen. (Eine Anleitung, wie du dich mit deinem Phase-1-Anteil verbindest, findest du auf S. 55.)

Wenn du bereits Mutter bist, aber das zweite oder dritte Wunschkind auf sich warten lässt, darfst du dich hier in der Tiefe deines zyklischen Seins mit deiner inneren Mutter verbinden und, ohne Angst vor der Antwort zu haben, mit offenem Herz zuhören, was sie dir zu sagen hat. Klingt einfach, ist es aber nicht. Den Mut zu haben, dem dringenden Bestreben, »zu funktionieren« und dieser Zyklus-Horror-Achterbahn zwei Striche auf einem Test entgegensetzen zu wollen, ein Stopp-Schild vorzuhalten und dir stattdessen selbst Raum und Zeit zu schenken, um die schmerzhaften Themen anzusehen, die dich blockieren, ist nichts als fucking brave!

Why? PMS

Prämenstruelles Syndrom, kurz PMS oder für viele auch einfach: die regelmäßig wiederkehrende Hölle auf Erden. Vom sogenannten leichten Spannungsgefühl bis hin zu förmlich platzenden Brüsten, komischen Gelüsten bis Heißhungerattacken, von moody moods bis hin zu »Ich erkenne mich selbst nicht wieder«-Wutausbrüchen oder ausgewachsenen Depressionen ... ach, was soll der Geiz? Ich zeig euch einfach mal die spektakuläre Liste an – per Definition – »Krankheitssymptomen«, die im MSD-Manual, einem führenden Anbieter für medizinische Informationen seit 1899, zu finden ist:

Körperlich:

- Bewusste Wahrnehmung von Herzschlägen (Palpitationen)
- Rückenschmerzen
- Blähung
- Brustfülle und Schmerzen
- Veränderter Appetit und Heißhunger auf einige Lebensmittel
- Verstopfung
- Krämpfe, Schwere oder Druck im Unterbauch
- Benommenheit, einschließlich Schwindel
- Neigung zu Blutergüssen
- Ohnmacht
- Erschöpfung
- Kopfschmerzen
- Hitzewallungen

- Schlafstörungen, einschließlich Schlaflosigkeit und Durchschlafproblemen in der Nacht
- Gelenk- und Muskelschmerzen
- Antriebslosigkeit
- Übelkeit und Erbrechen
- Kribbeln und Stechen in den Händen und Füßen
- Hautprobleme wie Akne und örtlich begrenzte Kratzdermatitis
- Anschwellen von Händen und Füßen
- Gewichtszunahme

Psyche:
- Aufgeregtheit
- Angst
- Verwirrtheit
- Weinkrämpfe
- Depression
- Konzentrationsschwierigkeiten
- Emotionale Überempfindlichkeit
- Vergesslichkeit oder Gedächtnisverlust
- Reizbarkeit
- Stimmungsschwankungen oder Verschlimmerung von affektiven Störungen, die bereits vorhanden waren
- Nervosität
- Reizbarkeit
- Sozialer Rückzug

Bis auf »Ohnmacht« und »Kratzdermatitis« habe ich jedes einzelne dieser Symptome bereits bei Klientinnen erlebt und lindern oder heilen können. Das sage ich nicht, um zu protzen, sondern weil es aus meiner Perspektive völlig absurd ist, dass diese Hinweisreize des Körpers einer »Krankheit« zugeschrieben werden, die für mich keine ist. PMS ist ein Ausdruck für ein fehlendes Ventil, für eine Art von Kraft, von der wir nicht wissen, dass wir über sie verfügen. Das ist unheimlich tragisch und doch wahr.

Noch mal kurz zur Erinnerung, was in der PMS-Zeit passiert: Wir befinden uns in Phase 3 unseres Zyklus. Die Eizelle hat ihren berühmten Sprung hingelegt, das Östradiol wird daher nicht mehr im vollen Maße gebraucht, und der Spiegel fängt an zu sinken. Die Hülle (!) – ich wiederhole, weil es von Mutter Natur so unfassbar ausgeklügelt ist –, die Hülle des Follikelbläschens, aus der die Eizelle ihren Sprung gewagt hat, entwickelt im Nullkommanix eine eigene Blutversorgung, mutiert mal eben zu einer Drüse, dem Gelbkörper, und fängt an, das Nestbau-Zauber-Hormon Progesteron zu produzieren. Dadurch steigt die Basaltemperatur im Körper um ca. ein Grad an, und das aufgebaute Endometrium füllt sich mit Blut, weil alles im Zeichen des Nestbaus steht und der Körper davon ausgeht, dass eine Schwangerschaft stattfinden wird. Und genau das, also unsere hormonelle, natürliche, biologische Konstitution, sorgt dafür, dass wir uns in uns zurückziehen wollen.

Hm, Moment mal … Rückzug, Rückzug … Da war doch was?

Na, wer hat's gesehen? Ja, es ist ebenso unglaublich wie pervers: Diese völlig normale und gesunde psychologische Reaktion auf unsere physische Konstitution – mal ganz abgesehen davon, dass es immer voll okay ist, wenn man sich für eine Weile zurückziehen möchte – ist im MSD-Manual als Symptom einer Krankheit gelistet. Ich kann leider nicht anders reagieren als: Pfui!

Auf die Spitze treibt es die psychologische Differenzialdiagnose PMDS, »Prämenstruelle dysphorische Störung«:

»Die Prämenstruelle dysphorische Störung, kurz PMDS, ist eine depressive Störung, deren Hauptmerkmale Affektlabilität, dysphorische Verstimmung und Angstsymptome im Vorfeld der Menstruation sind. Es handelt sich um eine Variante des prämenstruellen Syndroms (PMS). Die PMDS ist als psychische Störung im DSM-5 gelistet.«[17]

Not okay, people! Not okay! Anstatt sich zu überlegen, was da in den Schoßräumen, Körpern und Seelen der Frauen vor sich geht, schnappe man sich ein klinisches Label und behandle eine psychische Störung! Ich verstehe sehr wohl, dass so ein Label auch für die Betroffen kurzfristig einen Moment der Erleichterung bieten kann, weil es sich anfühlt, als hätte man auf der tosenden See der Emotionen einen Strohhalm zum Festhalten. Gleichzeitig birgt die stigmatisierende Wirkung des Labels die große Gefahr in sich, hinter seinen Mauern stecken zu bleiben und sich als Opfer einer Krankheit zu sehen, die eigentlich keine ist.

---

[17] https://flexikon.doccheck.com/de/Prämenstruelle_dysphorische_Störung (09.03.2023, 20:46).

Denn so landen wir – schwupps – wieder im 19. Jahrhundert, als Joseph Breuer und Co. Frauen Hysterie an die Backe diagnostizierten. Dabei war auch diese Form der psychischen Belastung nur ein Symptom dafür, dass die Frauen damals wortwörtlich in ein patriarchales Korsett geschnürt wurden, aus dem die Stärksten, Energievollsten und Rebellischsten von ihnen unbewusst den Ausweg über »hysterische Schübe« gesucht haben. Das Abgefahrene daran ist, dass die sanfteste der Behandlungsmethoden, die die Herren für Hysterie wählten, praktisch belegt, dass es um einen energetischen Anstau ging: Mithilfe von Hypnose, also einer geführten tiefen Innenschau, wurde eine Katharsis erzeugt – sprich: ein Moment des freien Ausbruchs kreiert –, um schmerzhafte oder traumatische Erlebnisse zu integrieren.

Im Endeffekt ist es nicht anders als das, was unser Körper in Phase 3 von uns möchte: Wir sollen uns in uns zurückziehen und die Innenschau für Seelenhygiene nutzen. Die erwähnte vorbereitete Schaffenskraft, die dazu da ist, einen ganzen Menschen zu produzieren, dürfen wir zusammen mit aufkommen Themen, ohne Rücksicht darauf, wie es aussieht und was das Outcome ist, rauslassen. Punkt.

Und dieses »kathartische« Rauslassen darfst du genau so tun, wie es sich für dich gut anfühlt: Musik aufdrehen, tanzen oder lauthals mitsingen, einen Baum umarmen oder die Hände in den Waldboden schieben, Farbe gegen eine Leinwand werfen oder einfach Worte aus Gebärmutter, Bauch und Herz in deine Hände fließen lassen und alles aus dir rausschreiben (ohne dabei deinen klugen Kopf zu benutzen, denn der läuft ja im Autopilotmodus.) Besonders gut funktioniert das Ganze auch in Verbindung mit deinem inneren magischen Anteil. (Eine Anleitung zum Kennenlernen findest du auf Seite 93.)

Wenn du dann ein einigermaßen klar greifbares Gefühl zu diesem Anteil hast und Lust auf mehr Magie in deinem Leben verspürst, darfst du sie in all deine Lebensbereiche fließen lassen und deine verschiedenen »Rollen« im Alltag alle (!) in Verbindung mit diesem magischen Anteil leben. Wie? Es kostet zu Beginn vielleicht etwas Mut, den mütterlichen Perfektionismus loszulassen und die Nachmittags-Diskoparty mit den Kindern über die aufgeräumte Wohnung zu priorisieren oder dein Business-Meeting nicht aus dem Kopf, sondern aus deinem Körper – im Idealfall deiner Gebärmutter – heraus zu moderieren, but you will get there. Und wenn du im Vertrauen zu deiner inneren Magie angekommen bist, wird sie dich wie ein glitzerndes Surfbrett auf der Welle deines Natural Flow tragen. (Wie genau du deine Phase-3-Superkräfte für deine verschiedenen Lebensbereiche nutzt, kannst du in Kapitel IV nachlesen.)

Why? Östrogendominanz & Progesteronmangel

Sie haben uns im Griff, funktionieren in einem fein ausgetüftelten und durchorchestrierten Supersystem und sind in ihrem komplexen Wirkungszusammenhang bis heute nicht vollständig erforscht. Na, von wem rede ich? Genau, von den lieben Hormonen. Wenn wir mit unserem Zyklus in Einklang leben und unseren zyklischen Bedürfnissen den Raum geben, den sie brauchen, können wir mit ihnen, im Natural Flow durch unser Leben fließen.

Doch was passiert, wenn die natürlichen Wellen aus dem Gleichgewicht geraten? Und noch viel wichtiger: Warum geraten sie überhaupt aus dem Gleichgewicht?

Die häufigste hormonelle Schieflage bei Frauen ist eine Östrogendominanz, die meist mit einem Progesteronmangel verbunden ist. Die Fachliteratur ist sich bezüglich der Bezeichnung des hormonellen Ungleichgewichts nicht ganz einig: Progesteronmangel wird gleichwertig mit Östrogendominanz verwendet. Dazu kommt noch die Gelbkörperschwäche, und schon blickt niemand mehr durch. Lasst uns Ordnung in dieses Hormonwirrwarr bringen!

Östrogendominanz beschreibt einfach den Zustand, dass zu viel Östrogen produziert wird. Dadurch findet zwar eine Eizellreifung statt, und die Eizelle springt auch. Doch in der Zeit, in der mehr Progesteron produziert wird, wird weiterhin viel Östrogen- bzw. Östradiol produziert, und das führt nachweislich (!) zu PMS.

Wer das Buch bisher vollständig gelesen hat, weiß, dass dieses hormonelle Ungleichgewicht auch seelisch eine Menge Sinn ergibt, denn, vereinfacht gesprochen, wird Östrogen in der ersten Zyklushälfte und Progesteron in der zweiten produziert, Östrogen führt uns mehr ins Außen, Progesteron zieht uns eher nach innen. Hm … Was von beiden können wir in unserer hyperaktiven Leistungsgesellschaft wohl besser? Ding, ding, ding – richtig! Im Außen sein. Einhergehend damit, dass unsere Phase-1- und Phase-2-Archetypen und ihre Superkräfte (Phase 1: Jung – Lernen und Spielen; Phase 2: Mütterlich – Lieben und Genießen) gesellschaftlich besser repräsentiert sind und mehr Applaus ernten, ergibt es sehr viel Sinn, dass wir besser darin sind, auf der Östradiol-Welle zu surfen, als auf der magischen Progesteron-Welle dahinzugleiten.

»Aber das, was du sagst, würde ja bedeuten, dass wir durch unser Verhalten auch unseren Zyklus verändern könnten und nicht nur die Hormone uns?«

Kooooorekt! Die psychosomatischen Wirkmechanismen in unserem Körper funktionieren in beide Richtungen: Körper beeinflusst Verhalten, Verhalten beeinflusst Körper. Wenn wir in unserer Progesteron-Zeit nicht unsere Progesteron-Welle, verbunden mit unserem magischen Anteil, surfen, sondern damit beschäftigt sind, so zu tun, als wären wir noch immer in Phase 1 oder 2, dann reagiert unser Körper damit, dass er eben mehr Östradiol als Progesteron produziert.

Darüber hinaus raubt uns der Stress, den wir haben, Kapazität in unseren Hormonproduktionsstätten. Und den Stress wiederum haben wir, weil wir überhaupt nichts über unsere innere Magie wissen, geschweige denn darüber, wie wir auf sie zugreifen oder sie nutzen können. Hinzu kommt Stress, der entsteht, weil wir uns darüber ärgern, dass das Leistungsfähig-Sein-im-Außen plötzlich nicht mehr so gut funktioniert. Unsere Hormonproduktionsstätten sind dann nämlich damit beschäftigt, den aufkommenden Stress durch die Produktion von Cortisol zu lindern, und haben schlichtweg weniger Kapazitäten, also nicht genug Raum, um Progesteron zu produzieren. Und wenn wir dann, meist nach der Blutung, merken, dass das Surfen auf der Leistungswelle wieder so richtig gut klappt, geben wir oft auch so richtig Vollgas und übertreiben es vielleicht ein wenig mit dem Leistung-Bringen und Bemuttern. Entsprechend übertreibt es unser Körper ein bisschen mit der Produktion von Östradiol, und schon haben wir den Östrogendominanz-Progesteronmangel-Salat. Genau genommen ist der Progesteronmangel hier nur relativ, denn es wird durchaus Progesteron produziert, nur eben zu viel Östradiol.

»Okay, Östrogendominanz verstanden. Aber was ist jetzt der Progesteronmangel, und ist das nicht im Endeffekt dasselbe? Und was ist dann diese Gelbkörperschwäche?«

Okay, der Reihe nach: Östrogendominanz und Progesteronmangel sind nicht dasselbe. Eine Östrogendominanz geht häufig, aus oben beschriebenen Gründen, mit einem Progesteronmangel einher bzw. begünstigt ihn, jedoch sollte im Fall der Behandlung einer Östrogendominanz der Fokus darauf liegen, den Östrogenspiegel zu senken, nicht darauf, den Progesteronspiegel zu erhöhen. Wenn wir unsere Phase-1-Leistungsqualitäten im Leben also reduzieren, mehr chillen und dem Spielerischen der Phase mehr Gewicht geben, entsteht auch automatisch mehr Raum zum Magisch-Sein und die Progesteron-Östrogen-Waage pendelt sich wieder ein.

Ein tatsächlicher, auch *absoluter* Progesteronmangel ist dann gegeben, wenn der Östrogenwert im Normbereich liegt, nur einfach wenig Progesteron produziert wird. Ein solcher Mangel kann hauptsächlich auf zwei Arten entstehen: Zum einen durch – und hier kommt sie – eine Gelbkörperschwäche, also einen »Defekt« in der Funktion der magischen Drüse, die sich aus der Follikelhülle der gesprungenen Eizelle bildet, die dann einfach nicht voll arbeitet. In einem solchen Fall steigt der Progesteronwert nach dem Eisprung zwar an, aber nicht wirklich hoch, und der Zyklus verkürzt sich. Erkennbar ist diese Form des Progesteronmangels daran, dass regelmäßig, also in mindestens drei aufeinanderfolgenden Zyklen, weniger als neun Tage zwischen Eisprung und Blutung liegen.

Zu einem absoluten Progesteronmangel kann es auch kommen, wenn aus den verschiedensten Gründen der Eisprung ganz ausbleibt und dadurch auch kein Gelbkörper gebildet wird. Und wo kein Gelbkörper, da kein Anstieg von Progesteron.

Warum erzähl ich das alles so detailliert? Ja, ich bin ein ausgesprochener Nerd, wenn es um diese psychophysischen Zusammenhänge geht, und will es einfach sehr genau wissen. Aber viel wichtiger als das ist, dass es eben einen entscheidenden Unterschied macht, ob das Progesteron – und damit dein eigenes Magisch-Sein – in deinem Leben keinen Raum hat, weil

a) im Falle einer Östrogendominanz, du voll nach patriachalgesellschaftlich akzeptierten Rollenbildern agierst und hyperleistungsorientiert bist,

oder

b) im Falle einer Gelbkörperschwäche, dein Leben eigentlich

rund läuft und nur deine Magie noch mehr Raum in deinem Leben und vor allem in deinem Beruf einnehmen darf,

oder

c) im Falle eines Progesteronmagels, dich wegen fehlendem Eisprung (ausgenommen in der Perimenopause) etwas am Heranreifen in deine mütterlichen Qualitäten hindert und dir die Phase-1-Welt mit ihren Persönlichkeitsaspekten mehr Sicherheit bietet als alles, was danach zyklisch auf dich wartet.

Genauso unterschiedlich wie die physischen Ursachen sind eben auch die psychologischen. Und genauso individuell wie die Geschichte hinter dieser Ursache ist auch ihr Heilungsweg.

Doch eines steht dabei fest: Dein Zyklus serviert dir über die Anzeige deiner hormonellen Dysbalancen auf einem seelischen Silbertablett genau die Themen, um die du dich liebevoll, ganz zu deiner Zeit und auf dem zu dir passenden Weg kümmern darfst. Wenn du unter Progesteronmangel aufgrund von fehlendem Eisprung (außerhalb der Perimenopause) leidest und Lust hast, kannst du also gern mal in einen Deeptalk mit deinem jungen Anteil eintauchen, um deine Östrogendominanz zu verstehen oder zu fragen, was die Hürde beim Heranreifen ist. Wenn es um einen Progesteronmangel in Form einer Gelbkörperschwäche geht, darfst du mal deine innere Magierin kennenlernen und dich mit ihr darüber unterhalten, was sie so braucht, damit du wieder in deinen Natural Flow finden kannst.

Why? Mittelschmerz

»Au, was zieht denn da?« Hast du dich das auch ca. zwei Wochen nach deiner Menstruation schon mal gefragt? Der schmerzhaft empfundene Eisprung, aka Mittelschmerz, fühlt sich an wie Menstruationskrämpfe, nur eben nicht in der Gebärmutter, sondern in den Eierstöcken. Das Ganze kann von einem leichten Ziehen bis hin zu ausgewachsenem In-die-Knie-und-aufs-Klo-gezwungen-Werden reichen. Medizinisch wird der Mittelschmerz dadurch erklärt, dass der Druck des Follikels durch sein Anschwellen im Eierstock schmerzhaft spürbar ist oder dass die Flüssigkeit, die beim Eisprung aus dem Follikel in den Bauchraum gelangt, das Bauchfell reizt.

Hm, und warum passiert das? Wie ab Seite 66 schon verraten, ist das Thema, auf das dich dein Zyklus mit seinem seelischen Silbertablett etwas unsanft hinweisen möchte, in deiner Phase 2 verortet, der Zeit deines mütterlichen Anteils. Und was will die innere Mutter von dir? Dass du dir klar darüber wirst, was du mit dieser reifen, leckeren Praline des Lebens, deiner Eizelle, anstellen möchtest. Kurz gesagt, das Thema »Kinderwunsch« steht auf dem Plan.

»Wie? Ich will noch gar keine!«

»Hä? Ich hab doch grade erst ein Kind bekommen.«

»Aber ich bin doch noch viel zu jung für diese Fragen!«

All das mag vollkommen richtig sein, und doch gibt es gleichzeitig etwas, was an dem Thema »Kinderwunsch« angeschaut werden möchte. Im Falle von »Ich will doch gar keine!« darfst du das Zwicken deiner inneren Mutter in deinem Eierstock als liebe Gegenfrage »Are you sure?« verstehen. Denn Frauen, die mit ihrer Entscheidung gegen Kinder voll und tief geklärt im Frieden stehen, spüren ihren Eisprung gar nicht oder nur als angenehm.

Bei »Ich hab doch erst ein Kind bekommen« kann es sein, gerade wenn du noch so nah an Schwangerschaft und Geburt dran bist, dass dich unbewusst die Frage umtreibt, ob es das alles noch ein weiteres Mal geben soll. Obacht, n bisschen spiri: Weil du durch den übermenschlichen Prozess des Gebärens spirituell ziemlich offen bist, kann es auch sein, dass du da jemanden spürst, die/der vielleicht noch zu euch kommen möchte. Ich weiß, klingt tüdeldü, ist es aber nicht. Wichtig dabei ist, dass du weder das Schwelgen im High der Schwangerschaftshormone noch das Anklopfen eines Seelchens als Handlungsaufforderung, ein Kind zu bekommen, verstehen sollst! No! Kinder darf man einladen, wann immer man sich physisch und mental bereit (!) dazu fühlt. Nicht früher!

Im Fall von »Ich bin doch noch zu jung« muss es gar nicht *dein* Thema sein. Es kann sein, dass der Eintritt in dein zyklisches Sein durch deine Menarche etwas in deinem Umfeld auslöst. Vielleicht kursieren unbewusst die Fragen danach, wann es wohl so weit sein wird und ob du es überhaupt willst, seitdem die physische Möglichkeit dazu besteht, in den Köpfen deiner Lieben.

In allen drei Fällen gilt: Reden hilft. Egal ob in der Partnerschaft, mit dir selbst, den lieben Menschen in deinem Leben … in dem Moment, in dem du den rosa Elefanten »Kinderwunsch«

auf den Tisch packst, muss ihn deine innere Mutter nicht schmerzhaft in deinen Eierstöcken aufblasen und du kannst die Gloryness deines Östradiol-High lieben und genießen.

Why? Endometriose

Die zweithäufigste Erkrankung unter Frauen im gebärfähigen Alter ist Endometriose; circa zehn bis zwanzig Prozent aller Frauen zwischen Menarche und Perimenopause sind davon betroffen. Endometriose beschreibt die unglaubliche Fähigkeit des Körpers, gebärmutterschleimhautähnliches Gewebe (es ist nicht tatsächlich Endometrium) außerhalb der Gebärmutter entstehen zu lassen. Diese Gewebeherde können nicht nur außerhalb der Gebärmutter an den phänomenalen Fortpflanzungsorganen Gebärmutter, Eileiter und Eierstöcke, sondern auch in Beckenboden und im restlichen Bauchraum entstehen. In manchen Fällen sind die Herde sogar im gesamten Körper bis ins Auge und Gehirn verstreut.

Das Gewebe durchlebt die gleichen Zyklusphasen wie das Endometrium in der Gebärmutter: Es baut sich auf, und wenn keine Eizelle befruchtet wurde, löst es sich auf. Nur leider kann das Blut an anderen Stellen des Körpers nicht vaginal abfließen. Also setzt der Prozess des Ablösens, durch die selbstinduzierte Entzündung der Zellen von der Zellwand, im Körper die höchste Alarmstufe in Form einer Autoimmunreaktion in Gang. Gleichzeitig kann das frei umherfließende Blut weitere Entzündungen hervorrufen, die dann vom Körper bekämpft werden. Platt gesagt: Der Körper versucht, die im Körper entstehende Entzündung zu bekämpfen, weil er nicht »weiß«, dass er selbst das Gewebe dahingesprengt hat. Tragisch, oder?

Schmerzhaft wird es zum einen besonders dann, wenn dieser Prozess in der Nähe eines Nervs stattfindet, zum andern können die Entzündungen Verklebungen und Vernarbungen an Organen hinterlassen, die durch Bänder und Gewebe im Becken aufgehängt sind und eigentlich beweglich sein sollten. Doch durch die vernarbten Endometriose-Herde verhärten sie und können bei Bewegung – z. B. beim Sex, der Menstruation oder auch Kontraktionen der Blase – brutalste Schmerzen erzeugen.

Endometriose wird in vier verschiedenen Graden diagnostiziert, wobei vor allem der Leidensdruck der Betroffenen entscheidend ist. Denn es gibt Frauen mit vielen Endometriose-Herden, die keine Schmerzen haben, und Frauen, die nur einige wenige haben und unter qualvollsten Schmerzen leiden. Das Traurige ist, dass meist sechs bis zwölf Jahr vergehen, bis die Endometriose überhaupt diagnostiziert wird. Häufig werden Patientinnen als »überempfindlich« abgeschmettert oder ihr Leiden als »psychosomatische Schmerzen« unterschätzt.

Das geschieht nicht etwa aus Boshaftigkeit, sondern wegen fehlender diagnostischer Möglichkeiten der Gynäkolog*innen. Leider bekommt das Forschungsfeld Endometriose immer noch zu wenig Aufmerksamkeit in unserer patriarchal regierten medizinischen Forschungslandschaft.

Bis es dann zur finalen Diagnose kommt, sind die meisten

Frauen schon so erschöpft, dass sie bereit sind, die Vernarbungen und Herde so schnell wie möglich operativ entfernen zu lassen. Je nachdem wo sich das Gewebe im Körper befindet, braucht es ausgesprochen fähige chirurgische Hände, um Endometriose-Gewebe so zu entfernen, dass der Eingriff keine negativen Folgen für die Patientinnen hat. Noch verrückter: In etwa fünfzig Prozent der Fälle kommt die Endometriose nach dem operativen Eingriff zurück. Also was tun?

Ein möglicher Ansatz ist, verstehen zu wollen, worauf der Körper mit der Endometriose hinweisen möchte. In der psychosomatischen Fachliteratur wird Endometriose als »Konfliktkrankheit« betrachtet, was bedeutet, dass ein innerer Konflikt physisch durch den Körper abgebildet wird.

Lass uns grade mal gemeinsam auf psychosomatische Spurensuche gehen: Was spürst du, wenn du dir dieses gebärmutterähnliche Gewebe zersprengt im Körper vorstellst? Jup, Ausbruch. Aber wer bricht aus? Und woraus?

Früher wurde Endometriose auch als »Karrierefrauenkrankeit« bezeichnet, was nicht nur völlig unverschämt, sondern auch irreführend ist. Denn es ist nicht die Frage, *ob* wir Karriere machen oder nicht, sondern *wie* wir »Karriere machen«. Alle Frauen mit Endometriose, die ich bei meiner Arbeit kennenlernen durfte, waren sehr klug, sehr leistungsorientiert, oft gestresst – oder zumindest sehr schnell – und fühlten sich auf die ein oder andere mehr oder weniger bewusste Art gefangen in einem gesellschaftlichen oder beruflichen Korsett. Vorgegebene Karrierewege, Ansprüche daran und Vorstellungen davon, wie das mit dem Muttersein zu gehen hat, und die mehr oder minder starke Abwesenheit der Frage »Was will ich eigentlich?«. Der Körper reagiert darauf, indem er mittels des aus der Gebärmutter, also dem Zentrum der Weiblichkeit, herausexplodierenden Gewebes gegen die unbewusst auferlegten Schranken eines maskulinisierten Systems ankämpft.

Nein, ich wettere nicht wie eine feministische Giftspritze gegen die Männerwelt. Lasst es uns zusammen sagen: Diese toxische hyper-leistungsorientierte-maskulin-stereotypisierte Gesellschaftsform dient niemandem! Amen.

Also, was ist der Weg raus aus diesem Korsett? Einen goldenen Leitfaden dafür bietet wer? Richtig, der Zyklus. Lieber Weichheit und exploratives Spielen als Abrackern. Lieben und Genießen statt Bemuttern. Magisch-sein statt über Grenzen gehen, und in Weisheit und Mystik ruhen statt wertvolle Auftankphase zu übertrampeln.

Klingt einfach, ist es aber nicht. Es sind viele kleine Schritte, die immer einfacherer werden, je häufiger du sie gehst. Du kannst damit anfangen, mal wirklich pünktlich von der Arbeit nach Hause zu gehen oder deine Pausen tatsächlich zu nehmen und einen Spaziergang an der frischen Luft zu machen. Du kannst dir bewusst Momente nehmen, um deine Kinder zu genießen, statt perfekt gepreppt zu sein. Du kannst dich trauen, eine Entscheidung am Tag in Phase 3 nicht aus dem Kopf, sondern auf Basis einer körperlichen Reaktion zu fällen. Du kannst damit anfangen, am zweiten Tag deiner Menstruation drei Stunden mit Wärmebeutel auf dem Bauch auf dem Sofa zu verbringen.

Was auch immer du tust, in dem Moment, wo du deine körperlichen und seelischen Bedürfnisse über jegliche Anforderung von außen priorisierst, hat dein Körper keinen Grund mehr, deinen inneren Kampf schmerzhaft abzubilden.

Why? PCOS

Das Polyzystische Ovarialsyndrom, kurz PCOS, ist die häufigste Ursache für anovulatorische Unfruchtbarkeit, also Unfruchtbarkeit wegen eines fehlenden Eisprungs. Doch auch wenn kein akuter Kinderwunsch besteht, bringt PCOS ein zusätzliches Problem mit sich: Durch den regelmäßig fehlenden Eisprung kommt es zu einem deutlichen Progesteronmangel. (Warum das doof ist und was das anstellt, kannst du auf Seite 40 nachlesen.)

Aber was ist denn PCOS überhaupt? Wie der Name für jeden Griechisch-Nerd bereits verrät, geht es bei PCOS um das Phänomen, dass sich viele (poly) Zysten in den Eierstöcken (Ovarien) angesammelt haben. Durch verschiedene Ursachen, die bis heute noch nicht vollständig erschlossen sind, liegen Störungen im hormonellen Zusammenspiel vor, die – stark vereinfacht gesprochen[18] – die Eizellreifung blockieren und die Eizellen so im

---

[18] Von der Hypophyse wird mehr LH und weniger FSH produziert. Diese erhöhte LH-Konzentration aktiviert im Eierstock die Bildung von Androgenen (männlichen Geschlechtshormonen). Diese werden zum Teil im Fettgewebe in Östrogene umgewandelt, wodurch sich der Östrogenspiegel im Blut erhöht, was wiederum dazu führt das in der Hypophyse

Eierstock sitzen lassen. Die namensgebenden »Zysten« in den Eierstöcken, die dann in vielen Fällen im Ultraschall zu sehen sind, sind eigentlich gar keine, sondern unreife Eizellen. Endokrinologisch basiert die Blockade auf einer Hyperandrogenämie. Es werden also zu viele männliche Geschlechtshormone produziert, die natürlich auch eine entsprechend »männliche« Wirkung (Bartwuchs, Muskelentwicklung und tiefe Stimme) haben können.

Was ist in diesem System los, das zu viel »männliche« Hormone produziert und dadurch die Eizellen nicht reifen lässt?

Aus psychologisch-zyklischer Perspektive befinden wir uns thematisch in Phase 1, beim jungen archetypischen Anteil. Bei den Frauen, die unter PCOS leiden, gibt es etwas, was sie in Phase 1 festhält. Häufig zeigt sich, dass es ein fehlendes Vertrauen gegenüber dem Mütterlichen ist, z. B. weil sie in der Beziehung zur eigenen Mutter nicht ausreichend Zuneigung und Liebe erfahren hat. Die Frauen suchen daher Sicherheit im Männlichen, was das Heranreifen in die eigene Mütterlichkeit (Phase 2) blockiert. Unbewusst kann das in den Versuch münden, den Mangel an ei-

---

weniger FSH und LH ausgeschüttet werden. Durch diese verringerte FSH-Konzentration wird weniger Östrogen umgebaut und gleichzeitig erhöht sich die Produktion der Androgyne (Hyperandrogenämie), wodurch ein Überschuss an männlichen Geschlechtshormonen entsteht und der gesunde Zyklusverlauf behindert wird (Zyklusstörungen, verlängerte Blutungen oder Amenorrhö). (äin-red (2018): Frauenärzte im Netz: Hormonstörungen. Fachliche Unterstützung: Dr. Christian Albring. Unter: https://www.frauenaerzte-im-netz.de/erkrankungen/hormonstoerungen/ [19.06.2018]).

gener mütterlicher Zuneigung durch Munchie-Food – also Zuckerkram, fluffige Gluten-Bomben und ihre teuflischen Kameraden – zu kompensieren.

Warum? Weil das Süße und Weiche uns auf unbewusster Ebene unser kindliches Bedürfnis nach mütterlicher Zuneigung kurzfristig stillt. Es ist im übertragenen Sinne ein Ersatz für das kuschelig-liebevolle Genährt-Werden, was den Frauen fehlt. Leider ist es eben keine dauerhafte Lösung, und leider hat sie den blöden Nebeneffekt, dass es unserem Körper gar nicht bekommt, sondern dazu führt, dass die Insulinproduktion im Körper erhöht ist und dadurch mehr Androgene produziert werden. Und genau das dreht den Schlüssel im PCOS-Gefängnisschloss um.

Aber wie findet man aus diesem hormonellen Knast wieder heraus? Ein möglicher Weg, der vielleicht einfacher klingt, als er für viele tatsächlich ist, ist die Ernährung. Denn durch die bewusste Auseinandersetzung mit dem, was wir uns in den Mund stecken, nehmen wir eine erwachsene, also mütterlich-liebevolle, Haltung gegenüber uns selbst ein und können uns dementsprechend auch in unsere zyklische Mütterlichkeit weiterentwickeln.

Allerdings gibt es jemanden, den wir auf diesem Weg definitiv mitnehmen dürfen, damit die neuen Ernährungsgewohnheiten wirklich nachhaltig und ohne böse Rückfall-Momente funktionieren: unseren jungen inneren Anteil. Nur wenn dieser Anteil liebe- und friedvoll bei dem Abenteuer »Neues Essverhalten« mit an Bord ist und sich damit aus seiner Arme-verschränkten oder schmerzlich-verkrochenen Haltung lösen konnte, können wir und die lieben Eizellen weiter reifen. (Wie du von deiner inneren Jungen in einem liebevollen Gespräch erfahren kannst, was sie braucht, um Lust auf Phase 2 zu bekommen, kannst du auf Seite 55 nachlesen.)

Teil IV: Wie du dein Zykluswissen nutzt

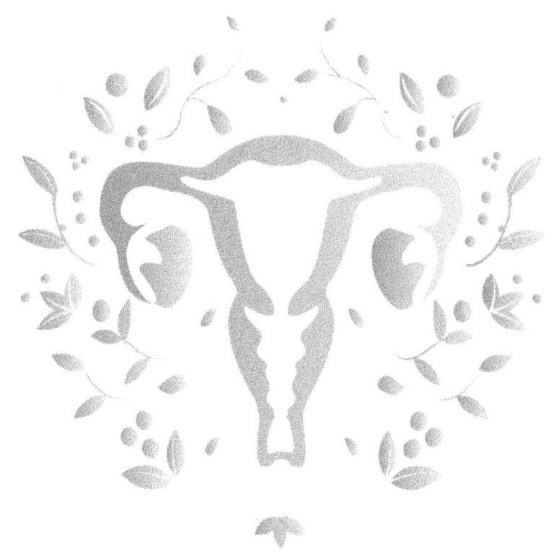

Okay, du bist so weit. Ich habe dich bis zum Rand angefüllt mit leckerem, buntem, glitzerndem Zykluswissen, und somit drängt sich bei dir, verständlicherweise, die Frage auf: Wie nutze ich dieses Wissen für mein Leben?

Wir starten da, wo immer alles beginnt: bei dir selbst. Anschließend fließen wir eine Ebene weiter nach außen, zu deinen Lieben – also Partnerschaft und Familie –, um den Blick dann darauf zu richten, wie dich das Zykluswissen in deinem Arbeitsalltag bereichern kann. Schließlich beleuchten wir, wie hilfreich das Wissen in der medizinischen und therapeutischen Praxis wirken kann, und schließen das Kapitel mit dem Blick auf die nächste Generation: Wie lässt sich das Wissen in der Schule und an der Uni bereichernd nutzen? A hell of a ride! Also lehn dich zurück, muckel dich ein und genieße das letzte und entscheidende Kapitel, das dir dabei helfen wird, in deinen eigenen Natural Flow zu finden.

Für dich selbst

Da die Möglichkeiten, deinen Zyklus für dich und deine persönliche Entwicklung zu nutzen, ebenso vielseitig wie komplex sind, nehme ich dich jetzt, um ein bisschen Struktur in den Urwald der Möglichkeiten zu bringen, noch mal mit auf eine kleine Reise durch deinen Zyklus. Denn natürlich kannst, sollst und darfst du jede der großartigen Zyklusphasen für dich selbst und die Weiterentwicklung deiner Persönlichkeit, für die Heilung seelischer Wunden oder als ultimatives Feel-Good-Tool für dein Leben benutzen.

Im frischen Zyklusneustart, aka **Phase 1**, verfügst du, wenn alles gut läuft, über die Superkräfte »Lernen« & »Spielen«. Deine hormonell-gedopte kognitive Leistungsfähigkeit kannst du zunächst ganz wunderbar für die eigentlich nervigen und Gehirnschmalz fordernden Alltagsaufgaben verwenden, z. B. die Steuererklärung, die Wochen- bzw. besser Monatsplanung oder Excel-Tabellen, und ihnen voller Gelassenheit begegnen. Aber auch über das Grundrauschen des Alltags hinaus kann dich die Superkraft deines jungen archetypischen Anteils in Phase 1 boosten: Dein Explorationsmodus sorgt dafür, dass du spielerisch neue Sprachen lernst oder dich in neue Inhalte und Themen einliest, aber auch dafür, dass du zwischenmenschlich über dich hinauswächst und neue Verbindungen eingehst (z. B. beim Netzwerken). Die Phase des hormonellen Aufschwungs ist auch der optimale Zeitpunkt, um auf physischer Ebene Gas zu geben, sei es, um deine Trainingseinheiten zu erhöhen, beim Laufen noch mal einen Zahn zuzulegen, Gewichte zu stemmen oder doch mal zum Level-2-Yogakurs zu gehen. Kurzum, es ist die perfekte Zeit, um physisch über dich hinauszuwachsen.

Das funktioniert allerdings nur, wenn du nicht durch ein Thema deines jungen archetypischen Anteils blockiert bist (und in Phase 4 ausreichend geruht hast!). Wenn dir dein innerer Anteil in dieser Zeit ein Thema aufzeigt und sich das durch physische oder psychische Symptome, z. B. Migräne oder das Gefühl, schutzlos und unsicher zu sein, bemerkbar macht, dann ist »Wachstum« bzw. »Über-dich-Hinauswachsen« auf seelischer (und, wenn du magst, auch spiritueller) Ebene angesagt. Dafür kannst du ganz organisch die Innere-Kind-Arbeit nutzen und dich zum Beispiel über die angeleitete Reise auf Seite 55 mit deinem bezaubernden, klugen, frechen und süßen Anteil in dir verbinden. Deine innere Junge wartet nur darauf, dass du ihr mal wieder »Hallo« sagst.

Romina ist achtundzwanzig, arbeitet als wissenschaftliche Mitarbeiterin an einem Lehrstuhl für Sozialwissenschaften und hat sich vor einem Monat von ihrer letzten Partnerin getrennt. Sie meldet sich bei mir, weil sie in einem Podcast gehört hat, wie ich davon erzählt habe, dass es auch nach der Menstruation dazu kommen kann, dass man sich nicht kraftvoll fühlt, sondern so, als würde man neben sich stehen. Denn genau so ergeht es ihr seit einigen Monaten: Sie fühlt sich nach dem Ende ihrer Menstruation regemäßig elend.

»Ich kann gar nicht genau sagen, was dann das Problem ist, aber ich spüre eine große Unruhe und Unsicherheit in mir. Alles, was sonst immer geholfen hat – wie zum Beispiel es mir besonders schön zu machen, die Wohnung aufzuräumen etc. –, wirkt nicht.«

Erst etwa zwei Wochen nach der Menstruation merke sie, dass es ihr etwas besser gehe.

In unserer ersten Session beschreibt sie mir, dass Ordnung zu halten und Verantwortung für das eigene Leben zu übernehmen ihr irgendwie immer Halt gegeben haben. Gleichzeitig weiß sie, dass sie auch nur, wenn sie besonders ordentlich war, von ihrer Mutter gelobt oder gesehen wurde.

In unserer inneren Reise zur kleinen Romina stellen wir fest, dass die stinkwütend ist. Sie hat das Gefühl, dass sie sich immer nur abrackern muss und überhaupt keine Zeit zum Spielen und Spaßhaben da ist. Gemeinsam überlegen wir, was Romina in der kommenden Woche tun könnte. Was macht ihr Spaß? Wobei hat sie das Gefühl, ins Spielen zu kommen? Inlineskates fahren kommt ihr spontan in den Sinn, außerdem wolle sie mal wieder reiten.

Während der Woche schreibt mir Romina, dass sie weder zum Inlineskates-Fahren noch zum Reiten kommt, weil sie nach der Arbeit und dem Aufräumen so müde ist, dass sie keine Lust mehr hat, irgendwas zu machen. Ich frage sie, ob sie Lust hat, sich ein bisschen »Unperfektionismus« zu gönnen und die Wohnung einmal nicht picobello aufzuräumen. Sie berichtet mir, wie sich allein bei dem Gedanken ein ganz unangenehmes Gefühl in ihr ausbreitet.

Als ich näher nachfrage, wie sich das anfühlt und wo sie es genau spürt, schreibt sie: »Also, es beginnt im Herzen und fühlt sich an wie eine Kluft, die sich auftut, und dann wie ein Krater, der bis in die Gebärmutter hineinreicht.«

Ich frage sie, welcher Satz aus diesem Krater zu ihr kommt.

»Du bist schlampig und hast dein Leben nicht im Griff«, gesteht sie in einer Sprachnachricht und fängt an, bitterlich zu weinen.

Ich antworte ihr, dass ich das klare Gefühl habe, dass das nicht ihre eigene Stimme ist, die da spricht, und frage sie, ob sie hinhören kann, an wen sie diese Stimme erinnert.

»Das ist meine Mutter«, antwortet sie prompt.

»Was möchtest du deiner Mutter gerne sagen?«, schreibe ich zurück.

»Fuck off, Mutter«, lautet die Antwort, gefolgt von einem Smiley, der Tränen lacht.

»Yeah! Was steckt im ›Fuck off‹ für dich genau drin?«

»Ich weiß, dass sie in meiner Kindheit ihr Bestes gegeben hat, aber ehrlich gesagt war nichts von dem, was ich gemacht habe, je genug«, erklärt sie. »Ihr Anspruch an sich selbst war völlig überhöht, und genauso war ihr Anspruch an alle anderen auch immer viel zu hoch. Ich weiß auch, dass sie sich selbst eigentlich nicht wirklich wertig gefühlt hat und versucht hat, dieses Gefühl durch Ordnung und ein vermeintlich aufgeräumtes Leben zu kompensieren. Ne, das mach ich jetzt nicht so weiter. Ne, echt nicht!!«

»Yeeeeaaah! So schön, wie du diesen Knoten für dich aufgelöst hast! Was bedeutet das für das Aufräumen in deiner Wohnung?«

»Ich werd's mal ausprobieren, wie es sich anfühlt, mir ein bisschen ›Unperfektionismus‹ zu gönnen.«

Am nächsten Tag berichtet Romina, dass sie nach der Arbeit, anstatt ihre Wohnung picobello aufzuräumen, die Inlineskater angezogen hat und an der Promenade am Fluss entlanggefahren ist. Sie fühle sich frisch und agil, fit, voller Kraft, frei und wild. Morgen wolle sie im alten Reitstall anrufen. Außerdem habe sie bemerkt, dass sie grade gar nicht so viel Lust hat, ihrer Mutter alles zu er-

zählen. Stattdessen mache sie die Dinge grade einfach für sich, das genieße sie sehr.

In der nächsten Phase 1 berichtet Romina, dass sie sofort Zugang zu ihrem jungen Anteil gehabt habe und jetzt wieder regelmäßig reiten gehe, aber nicht in der Halle, sondern ganz frei und ohne Sattel über die Wiesen galoppiere. Sie erzählt mir, dass sie das wilde, freie Gefühl so beflügele, dass dadurch alles leichter geworden sei. Inzwischen freue sie sich schon richtig auf die Zeit nach ihrer Menstruation.

Wenn dir das Thema »Inneres Kind« einfach noch ein bisschen zu crazy ist, kannst du deinen kognitiven Superboost aber ebenso gut für dein seelisches Wachstum einsetzen, indem du die negativen Glaubenssätze, die dich verunsichern oder schwächen, identifizierst und sie transformierst.

Ein Beispiel. Du spürst, dass der Ursprung deiner Unsicherheit das Gefühl ist, nicht auszureichen, oder dass das, was du leistest, vollbringst und letztendlich bist, nie genug ist. Du wirst dieses Gefühl schon in deiner Kindheit und Jugend in dir aufgenommen und unbewusst »kultiviert« haben, daher taucht es jetzt als diffuse Grundverunsicherung in Phase 1 auf. Nutze deine kognitive Superkraft dafür, den negativen Glaubenssatz »Ich bin nicht genug!« in eine positive Affirmation umzuformulieren, z. B. »Ich bin eine Bereicherung für diese Welt!«. Sprung zu groß? Okay, dann nimm »Ich bin genau richtig, wie ich bin!« oder »Ich bin wunderbar und liebenswert.«. Diese positiven Affirmationen darfst du vor allem in Phase 1 dann gerne täglich wiederholen, und zwar so oft, wie es sich für dich gut anfühlt.

Am besten morgens beim Blick in den Spiegel. Wenn du es gaga findest, sie laut auszusprechen, wiederhole sie einfach still für dich. Alternativ kannst du dir auch deinen wasserlöslichen Stift schnappen und sie dir auf den Badezimmerspiegel schreiben. So werden sie gleich zu einer Bereicherung für jede*n, die/der in den Spiegel schaut.

Prinzip klar? In Phase 1 darfst du wachsen, über dich und alle Grenzen und Barrieren hinaus. Wenn kognitive und physische Blockaden da sind, ist seelisches Wachstum dran. Hier und jetzt darfst du dich dir so zuwenden wie der allerliebsten und besten Freundin, die du je gehabt hast, und dir genau das sagen, was du dieser Person sagen würdest. Go!

Mit den Superkräften »Lieben« & »Genießen« wirst du in **Zyklusphase 2** ausgestattet. Dein mütterlicher archetypischer Anteil wird vor Freude jubeln, wenn du deine besten Freunde bekochst, mit deinen Kindern kuschelst oder sogar – ja, Östradiol-High macht's möglich! – die nervige Tante und die übergriffige Schwiegermutter zum Kaffee triffst. Doch deine innere Mutter kann so viel mehr, als sich um andere zu kümmern! Du darfst dich selbst lieben und genießen, und das auf jede erdenkliche Art und Weise. Phase 2 ist deine ultimative Selflove-Auftankstation.

Alles, was dir Lust und Freude bereitet, ist willkommen:

Wie wär's mit einer Slow-Sex-Session mit dir selbst, in der du – z. B. angeleitet durch eine Masturbation-Session von femtasy – ausgiebig der Frage »Was fühlt sich für mich gut an?« nachgehen darfst? Hmmmmm …

Oder magst du deine oralen Gelüste befriedigen und dich selbst in dein Lieblingsrestaurant ausführen? Allein im Restaurant sitzen findest du nicht so berauschend? Okay, dann geh im Feinkostladen für dich einkaufen, bekoch dich exquisit zu Hause, und genieß jeden Bissen mit geschlossenen Augen. Hmmmmm …

Dir steht der Sinn mehr nach einem akustischen Erlebnis? Wie wäre es dann mit einem Besuch in der Philharmonie? Das geht zur Mittagszeit an bestimmten Tagen sogar kostenlos, it's called »Lunchkonzert«. Hmmmm … einfach himmlisch!

Solltest du in Phase 2 noch keinen Zugang zum »Lieben« & »Genießen« haben, sondern eher von Aggression, Depression oder Mittelschmerz heimgesucht werden, darfst du in dieser Zeit das Außen das Außen sein lassen und – wenn du dich dazu bereit fühlst – dem, was gesehen werden will, liebevoll begegnen. Gerade bei traumatischen Erlebnissen rund um das Thema »Geburt« kann es hilfreich sein, auf körperlicher Ebene das Trauma aus deinem System zu lösen, gerne auch mit professioneller Unterstützung. Genauso kann dir die liebevolle (nicht sexualisierte!) Berührung durch dich selbst einen zärtlichen und heilsamen Moment bieten. Natürlich kannst du für diese Heilarbeit auch, wie auf Seite 73 erklärt, in den Kontakt zu deiner inneren Mutter treten und dich von ihr liebevoll leiten lassen.

Doch Moment! Wozu ist das mit der inneren Mutter eigentlich gut? »Inneres Kind«-Arbeit ist ja in aller Munde und als Aufarbeitung der Vergangenheit auch irgendwie nachvollziehbar, aber warum soll ich mir jetzt bitte noch eine innere Mutter anschauen?

Verständliche Frage, hier die Antwort: Deine innere Mutter ist die personifizierte Selbstfürsorge und damit ein entscheidendes Puzzleteilchen in deiner Persönlichkeitsentwicklung oder deinem Heilungsprozess. Auch wenn du selbst keine Mutter von Kindern sein möchtest, darf jeder Mensch sich selbst gegenüber mütterlich-liebevoll agieren. Gerade wenn du, wie viele von uns, nicht die Selbstfürsorge-Ikone zur Mutter hattest, sondern eher dabei zuschauen musstest, wie Mama sich zwischen Job, Kindern und Ehe dreigeteilt hat und dabei wenig von ihrem warmen Selbst übrigblieb, ist es ultimativ heilsam, sich dieses mütterlich-liebevollen Fähigkeiten und Bereiche im Leben selbst zu schaffen. Das kann sich am Anfang etwas holprig und ungewohnt anfühlen, je mehr du es aber übst und dich von deiner eigenen Liebe und deinem eigenen Genuss tragen lässt, desto leichter wird es. Eine ausgesprochen großartige Hilfe dabei ist die Uroma aller Selfcare-Buzzwords: die gute alte Achtsamkeit.

Achtsamkeit bedeutet, bewusst und wertfrei seine Handlungen zu beobachten und sich dabei ausschließlich auf das zu konzentrieren, was man gerade vor der Nase hat. Das Entscheidende dabei ist, dass es nur klappt, wenn wir aus dem High-Speed-Turbo unserer Leistungsgesellschaft ein paar Gänge runterschalten.

Für alle, die jetzt Schnappatmung kriegen und sich fragen, wie sie dann noch ihren Alltag bewältigen sollen: Believe me!

Auf diese Weise schaffst du sogar mehr und bist dabei vor allem viel entspannter.

Doch zurück zu deinen ersten Schritten in einen genussvollen Alltag und dazu, was die liebe Achtsamkeit damit zu tun hat: Achtsamkeit bremst dich ganz sanft und liebevoll aus und eröffnet dadurch ein Zeitfenster, in dem Genuss überhaupt stattfinden kann. Denn Genuss braucht Langsamkeit. Alle, die sich schon mal mit den Wirkungsweisen von Sympathikus und Parasympathikus beschäftigt haben, werden jetzt wissend nicken. Mutter Natur hat nämlich niemals vorgesehen, dass Genuss und Lust während einer Stressphase, also während eines Kampfs oder auf der Flucht, empfunden werden. Entweder Säbelzahntiger jagen oder lustvoller Höhlensex, nicht beides auf einmal. Also runter vom Gas, Achtsamkeit an und – wichtiger Schritt – geniiiiiiießen. Dann passiert von ganz allein etwas völlig Abgefahrenes: Du wirst dir der vielen kleinen wunderschönen Dinge bewusst, die das Leben so lebenswert machen. Wie bildschön ein Granatapfel aussieht, wenn man ihn aufschneidet! Wie umwerfend dein*e Partner*in im Sonnenlicht strahlt! Wie zart sich deine Vulva anfühlt! Wie gut die frische Wäsche riecht, die du grad faltest, und wie unfassbar magisch diese Kinder sind, die da in deinem Zuhause rumtoben! Das Allerbeste daran ist, dass du es überall und jederzeit selbst entscheiden kannst, dich lieber diesen Superkräften (natürlich auch außerhalb von Phase 2) zuzuwenden, als gestresst durch deinen Alltag zu hetzen.

Indem wir uns selbst nähren, uns auf allen Ebenen satt machen und für uns sorgen, werden wir zufriedener und weniger bedürftig, abhängig und needy gegenüber unserem Umfeld. Stattdessen können wir ganz frei und in uns ruhend in Kontakt mit anderen treten. Deine innere Mutter kann dir also einen Ort des Friedens und der Ruhe bieten, einen inneren Halt und das Gefühl, in dir selbst getragen zu sein. Cool, oder?

So, jetzt nehmen wir einen tiefen Atemzug und hüpfen hinein in die – vielleicht noch etwas ungewohnte, aber so bereichernde – **Phase 3** mit ihren zauberhaften Superkräften »Intuition« & »Kreativität«. Wie du als versierte Zyklusexpertin schon weißt, ist unsere Phase 3 zweigeteilt: In der Progesteron-High-Zeit sind wir brillant darin, unser Nest zu bauen: Sortieren, ordnen, neue Strukturen und Systeme kreieren ... all das funktioniert (ganz intuitiv, ohne den Progesteron-sedierten Kopf) super. Damit das mit dem Nestbauen aber auch so super und vor allem entspannt klappt, gibt es einen entscheidenden emotionalen Move: eine galante Drehung von der Aufmerksamkeit, dem Fokus und unserer Aktivität im Außen, hin zu einem tiefen Hineinspüren in unser Inneres. Warum? Weil die Natur es so will und Progesteron genau das macht. Es ist, offen gesagt, schlichtweg unklug und mit einer Menge negativer Konsequenzen verbunden, wenn man sich gegen die eigene Natur richtet. Dazu kommt, dass diese wertvolle Innenschau essenziell für den Hauptzweck des ersten Teils von Phase 3 ist: die Seelenhygiene. Um stabil, sicher und in uns gefestigt durchs Leben zu gehen, ist es wichtig, dass wir uns um unser Innenleben kümmern, denn wer nur im Außen lebt, wird innen leer und hohl und kippt, wie ein morscher Baum, entkräftet um. Phase 3 ist also die naturgegebene Einladung, in uns selbst hineinzufühlen. Das mag sich für die eine oder den anderen zunächst ungewohnt oder unbequem anfühlen, lohnt sich jedoch immer.

Und hier ein wichtiger Hinweis für alle, die es vor diesem In-uns-Reinfühlen etwas gruselt: Es gibt nichts, wirklich rein gar nichts in dir, wovor du Angst haben müsstest. Die Essenz deines Seins ist immer gut. Punkt. Also, Aspekt Seelenhygiene ist klar, oder?

»Aber was mach ich dann da, so in mich gekehrt?«

Dir liegt eine riesige Palette an Möglichkeiten zu Füßen. Hier ein paar Vorschläge: Du kannst meditieren und dich so mit deinem Innenleben sowie den Themen, die beachtet werden wollen, vertraut machen. Newbies in der Welt des In-sich-Reinfühlens können gerne auch angeleitet meditieren, Fortgeschrittene dann komplett frei: Handytimer an und abtauchen. Dabei darfst du deine Gedanken wie Wolken ziehen lassen. Atme, lass deinen Geist zur Ruhe kommen, und sei gespannt, welche Bilder, Farben, Themen oder Gefühle da aufkommen.

Beim Meditieren darfst du dich ganz langsam steigern: Fang mal mit entspannten fünf Minuten an, und wenn dir die zu kurz vorkommen, erhöhe auf sieben, zehn, dreizehn … Dass Meditation gesund für Körper und Seele ist, dürfte inzwischen bei jedem angekommen sein, wenn nicht, dann recherchiere mal zu dem Thema. Das Großartige am freien Meditieren ist, dass du automatisch die Lautstärke deiner Intuition aufdrehst. Wenn das Außen still wird, kannst du besser hören, was dir deine Intuition im Alltag zu sagen hat. Der Clou: Je öfter du deiner Intuition zuhörst, desto klarer kannst du sie im Gewusel des Alltags erkennen und auch in anderen Phasen auf sie zugreifen.

Wenn du lieber mit einem inneren Gegenüber, also einem inneren Anteil von dir, arbeitest, um dir deine aktuellen Themen zu Gemüte zu führen, darfst du, wie auf Seite 93 beschrieben, zu deiner inneren Magierin reisen und sie fragen, ob sie dir etwas zu erzählen hat. Auch hier gilt: Sie kann nicht gruselig sein. Vielleicht größer und mächtiger, als du es erwartest, aber niemals böse, sondern immer gut.

Ein weiterer Weg, bei dem du dir vor allem die Superkraft der »Kreativität« zunutze machen kannst, ist, deine Themen über kreatives Schaffen oder Agieren zutage treten zu lassen: Es kann sein, dass es nach dreißig Minuten ekstatischem Tanzen zu deiner »Best of 90s«-Playlist oder Slow-dance-Session zum Sound deines Lieblings-Singer-Songwriters »Wusch« macht und ein Gefühl, ein klarer Gedanke oder ein Bild vor dein inneres Auge rauscht. Kann auch sein, dass dein Lieblingskanal derselbe wie meiner ist: das Tonmasse-Matschen. Das geht so: Man kaufe sich im Kunsthandel einen Block lufttrocknende Tonmasse, mache es sich mit ihr zu Hause gemütlich (Kerze, Kakao, Kekse … alles, was du so brauchst), schalte (wenn man mag) eine Playlist an, die einen berührt und gleichzeitig wegträgt, und lasse dem Matschen freien Lauf. Das Entscheidende dabei ist, dass es dir egal sein darf, wie es aussieht, was du da machst, und auch, was nachher dabei rauskommt. Übergib die kreative Regie an deine Hände, und schau ihnen nur erstaunt dabei zu, was sie aus dem toten Klumpen zum Leben erwecken.

Das Gleiche funktioniert natürlich auch mit Malen, Collagieren erstellen und allen anderen kreativen Prozessen. Wenn du den Punkt in deinem Kreativprozess erreicht hast, an dem du fühlst, dass du fertig bist (meist ist das der Eintritt von Müdigkeit, das Abflachen eines Energie-Highs oder ein klares Stopp-Gefühl), dann sieh dir dein Werk an, ohne es zu beurteilen. Sieh hin und nimm das erste reine Gefühl, das erste Bild, den ersten Zusammenhang, der sich dir erschließt, und erkenne mutig das Thema, um das es aktuell geht.

»So einfach?« Yep, so einfach.

Kommen wir nun zum zweiten Teil von Phase 3 und dazu, wie du diesen besonders gewinnbringend für dich und deine persönliche Entwicklung nutzt. Remember, da wabert diese unglaubliche Schaffenskraft in dir rum, die vorhatte, einen ganzen Menschen zu produzieren und jetzt für dich und dein Leben bereitsteht. Heißer Tipp: Nutze sie, egal wofür! Ob du intuitiv und frei anfängst, deine beruflichen Träume zu skizzieren oder deine Produktpalette spontan erweiterst, Farbe gegen eine Leinwand wirfst, so tust, als wärst du Teilnehmer*in bei »The Voice«, oder mit deinen Kindern eine Band gründest und auf allem, was klimpert und klappert, Musik machst. Völlig wumpe, was es ist, entscheidend ist nur, dass du die zwei goldenen Phase-3-Regeln beachtest: Es ist egal, wie es aussieht, während du es tust, und es ist egal, was dabei rauskommt. Enjoy!

Let's dive into the bloody **Phase 4**. »Weisheit« & »Loslassen« sind die Superkräfte, die du in der Zeit deines hormonellen Tiefstandes für dich nutzen kannst. Weil Mutter Natur brillant ist und der Zyklus nicht ohne Grund diese Reihenfolge hat, darfst du nun Aspekte deines Lebens, die in dir in Phase 3 hochgeschwappt sind und von denen du dich lösen möchtest, mit dem in deiner Gebärmutter eingebauten System-Selbstreinigungsprozess des Blutens gehen lassen. So gut, oder?!

Zu abstrakt? Okay, ein Beispiel: Deine Hände haben während des Tonmasse-Matschens eine Figur kreiert, die aussieht, als würde sie aus etwas ausbrechen wollen. Beim Hineinspüren hast du gemerkt, dass dich das daran erinnert, wie du dich im letzten Meeting gefühlt hast, als dir ein Kollege immer wieder über den Mund gefahren ist. Dann hast du jetzt, in Phase 4, die so geschmeidig-geniale Gelegenheit, dein Dich-verbal-überfahren-Lassen mit dem Blut aus deinem System gehen zu lassen.

»Loslassen« geht am besten im Liegen, beim freien Bluten, an Tag 2, wenn du spüren kannst, wie etwas in dir sterben will (klingt dramatisch, ist aber so gedacht). Und dann hast du nichts weiter zu tun, als die Augen sanft zu schließen und das Gefühl des Verbal-überfahren-Werdens mit den Wellen des Blutens zu verabschieden. Stell dir ruhig vor, wie dieser Aspekt deiner Selbst aus dir herausgespült wird. Mega, oder? Ich bin einfach immer wieder so dankbar dafür, dass wir diese Fähigkeit haben!

Wenn du dann da so genüsslich liegst und das, was gehen soll, sterben lässt und mit dem Blut rausspülst, dann genieße doch auch mal dieses fantastische, leichte, surrende Vibrieren, das dich und deinen Körper einhüllt wie eine heilige Glocke, in der wir kein Interesse am Kleinscheiß des Alltags haben und gleichzeitig unser Geist auf eine Metaebene hüpft, von der aus wir irre weit in unsere Zukunft blicken oder fühlen können. Klingt nach Hokuspokusfidibus?

Probier es aus! Wem einfach nur daliegen zu wenig ist, darf auch gerne eine Runde Yin-Yoga machen, denn in dem Yoga-Stil geht es allgemein um … Wer weiß es? Korrekt, um das heilende Loslassen.

Und wenn du dir den Raum schenkst, die Klarheit deines hormonellen Tiefstandes wirken zu lassen, dann kann es gut passieren, dass du ohne großes Zutun Bilder und Eingebungen darüber erhältst, was in Zukunft für dich wichtig ist. So kannst du dir die zweite Superkraft dieser Phase, deine »Weisheit«, zunutze machen. Und genau damit wird deine Phase 4 zu einem superstarken seelischen Stabilisator, dessen Erkenntnisse dich wie auf einer fluffigen Wolke durch den nächsten Zyklus tragen.

Für deine Lieben: Paare

Dein Zyklusgeschehen, deine zyklischen Bedürfnisse und dein zyklisches Sein zu verstehen ist die erste große Aufgabe auf der Reise ins Land des Natural Flow. Next Level Shit ist es dann, die Weisheit des Zyklus nicht nur für dich selbst zu nutzen, sondern auch dafür, dass sich das Zusammensein mit deinen Lieblingsmenschen harmonischer, runder, ganzheitlicher und entspannter anfühlt.

In mindestens achtzig Prozent der heterosexuellen Paarbeziehungen, die ich in meiner Arbeit kennenlernen durfte, knallte es in Phase 3, und zwar gerne an zwei verschiedenen Zeitpunkten: Einmal direkt am Übergang von Phase 2 zu 3 und dann (noch wahrscheinlicher) gegen Ende, also in der tiefen Phase 3.

Warum bloß?

Bevor ich die Antwort darauf gebe, möchte ich einen kurzen Champagner-Korken-Knall-Moment für alle Partner, die jetzt ganz gespannt und kribblig dieses Buch in den Händen halten und wissen wollen, was zur Hölle denn da mit ihrer Liebsten passiert. Ihr seid sooo cool, und ich feiere euch sooo sehr dafür, dass ihr euch in dieses vielleicht noch etwas ungewohnte Feld der Schoßraummagie hineinbegebt, um den Womencode zu knacken. Ich danke eurem visionären, neugierigen Geist und freue mich riesig für euch, eure Partnerinnen und, wenn ihr welche habt, auch für eure Kinder, dass ihr ein Miteinander leben wollt, das es so bisher noch nicht gab.

Und nun zu der Frage nach dem Warum: Diejenigen, die sich hier miteinander streiten, seid nicht ihr, sondern eure Ahnen.

»Oh, wie schade! Jetzt hat sie den Verstand verloren!«

Nein, hab ich nicht. Listen up: Wie ich im Kapitel zu Phase 3 (Seite 78) erklärt habe, bündelt sich emotional, besonders am Ende dieser Zeit voller Schaffenskraft, das weibliche Erbe der jahrhundertealten Tradition weiblicher Unterdrückung. Du erinnerst dich?

»Somos las nietas de todas las brujas que nunca pudisteis quemar.« – »Wir sind die Enkelinnen der Hexen, die ihr nie verbrennen konntet.«

Wir spüren in dieser Zeit, dass unsere weiblichen Vorfahren

für ihre Magie verfolgt, gequält und ermordet wurden, und das schürt massive Rachegelüste gegenüber jeder Person mit Penis in unserem Umfeld. Ich betone: Das geschieht unbewusst, also weder absichtlich noch bewusst. Und bevor die Männerwelt jetzt schreit: »Wusste ich's doch! Die werden verrückt!«, lasst euch gesagt sein: »Ihr reagiert nicht weniger verrückt.« Das Pendant zur Tradition des Unterdrücktwerdens ist die patriarchale Tradition des Unterdrückens. Genau so, wie die Frauen den Wutschrei ihrer Ahnenlinie in sich tragen, tragen Männer den Angstschrei ihrer Ahnen in sich, denen es darum ging, »das magische Weib« zu unterdrücken. Und genau diese Kräfte in uns rauschen hier gerne mal explosionsartig gegeneinander. Ich kenne einige Paare, die sich regelmäßig in der späten Phase 3 trennen wollen.

Mathilda und Carlos melden sich auf den Hinweis einer Freundin bei mir. Sie haben gehört, dass ich auch Paaren dabei helfe, (zyklisch) wiederkehrende Streitthemen zu bearbeiten und zu lösen. Mathilda lebt schon seit einem Jahr zyklusorientiert. Es hat für sie ganz natürlich begonnen, dass sie mit siebenundzwanzig ihre vier Phasen klarer wahrnehmen konnte.

»Ich bin auf Instagram einfach über die Info gestolpert, dass es vier Phasen gibt, und dann waren sie plötzlich so klar da, dass ich sie gar nicht mehr ignorieren konnte.«

Sie wurde neugierig und hat sich zusammen mit der besagten Freundin meine Inputsession als Videostream angeschaut. Seitdem läuft ihr Leben und Arbeiten sehr viel runder und leichter, und sie genießt es, ihre Superkräfte zu spüren. In Zeiten, wo sie mal wa-

ckelig wird, weiß sie, was sie braucht, um wieder in ihre Mitte zu finden.

Carlos ist diese Veränderung an seiner Freundin positiv aufgefallen.

»In ihrem Leben gibt es seitdem einfach viel weniger Drama.«

Die beiden haben sich im Sozialpädagogik-Studium kennengelernt, sind aber erst seit zwei Jahren fest zusammen. Seit Mathilda ihren Zyklus so klar spürt, haben sie festgestellt, dass sich ihre Beziehung in Phase 3 verändert.

»Es ist, als würden wir unsere Verbindung verlieren, und je länger die Phase 3 andauert, desto kämpferischer wird es«, berichtet Carlos. »In den letzten Tagen vor der Menstruation ist es am schlimmsten. Da knallt es zwischen uns häufig so extrem, dass ich mich trennen will und Mathilda richtig kalt und gleichgültig wird. So kurz vor Ende ihrer Blutung ist dann wieder alles okay, und wir verstehen beide nicht, wie wir so grausam miteinander umgehen konnten.«

»Wir haben auch schon wirklich einiges versucht: Codewörter, aus dem Raum rausgehen oder in den Tagen wenig Kontakt zueinander haben«, ergänzt Mathilda. »Allerdings ist das eine ziemliche Challenge, wenn man zusammenwohnt, und sogar wenn wir kaum miteinander sprechen, macht mich seine ganze Art plötzlich völlig wahnsinnig. Wie er isst, wie unordentlich er sein kann, wie laut … Dann fallen mir plötzlich so viele Dinge an ihm auf, die ich nicht mag, und wenn ich denen dann im Kopf nachgehe, muss ich einfach was sagen, und – boom – rauschen wir aneinander.«

Wir treffen uns online, und passenderweise ist Mathilda gerade in Phase 3. Die Stimmung ist angespannt, und ich spüre, wie beide in ihren Erläuterungen darüber, was gerade bei ihnen los ist, versuchen, immer mehr recht zu haben als der/die andere und mich davon zu überzeugen, dass die Schuld für die angespannte Stimmung beim jeweils anderen liegt.

»Bevor ich mit euch inhaltlich einsteige, würde ich euch bitten, euch vom Bildschirm wegzudrehen und einander zuzuwenden. Legt bitte eure rechte Hand auf das Herz des jeweils andern, und schaut euch in die Augen. Jetzt bitte ich euch, den Blick für drei Minuten zu halten. Ich stoppe die Zeit und gebe euch in drei Minuten Bescheid.«

Beide müssen zunächst schmunzeln, finden dann aber schnell in die Übung hinein. Nach dreißig Sekunden fließen bei beiden Tränen die Wangen hinunter, und Mathilda muss sogar richtig schluchzen.

»Versucht den Blick weiterhin zu halten, und lasst einfach alles rausfließen, wovon sich euer System jetzt gerade verabschieden möchte. Ihr macht das wunderbar!«, bekräftige ich die beiden.

**Pling* Nach den drei Minuten atmen beide tief durch und berichten, dass es sich wie eine Ewigkeit angefühlt hat, doch gleichzeitig sei es wunderschön gewesen, weil sie ihre Verbindung ganz klar gespürt hätten. Carlos erzählt, dass er die Verbindung zu Mathilda so intensiv sonst nur beim Sex fühlt. Beide wirken wesentlich weicher und entspannter; die Stimmung ist offen, konstruktiv und positiv. Als ich sie anschließend zusammenfassen lasse, wie sie einander in Phase 3 wahrnehmen, wird klar, dass ihre Beschreibung nicht viel mit der Person zu tun hat, die da vor ihnen sitzt: Mathilda empfindet Carlos als raumeinnehmend, übergriffig, trampe-*

lig und stumpfsinnig; Carlos empfindet seine Phase-3-Mathilda als hysterisch, verrückt, nervig und zickig.

»Aber so sind wir doch eigentlich gar nicht. Woher, bitte schön, kommt dann dieses Bild?«, will Mathilda wissen.

Ich erkläre beiden, dass der magische Anteil in Mathilda einerseits Raum braucht, um die Magie, wie auch immer geartet, ausleben zu können. Andererseits ist dieser Anteil aber auch verbunden mit einem jahrtausendealten Schmerz darüber, dass genau diese Magie, die dann in ihr aufkommt, nicht da sein durfte. Carlos wird von Mathildas magischem Anteil ebenfalls in seiner Ahnenlinie getriggert, nämlich darin, »das verrückte Weib« zu unterdrücken. Beide müssen lachen und sagen dann gleichzeitig: »Das ergibt sehr viel Sinn!«

»Ich fühle mich dann in dem, was ich zu Carlos sage, auch in dem, wie ich mit ihm spreche, wie ferngesteuert«, fügt Mathilda hinzu.

»Carlos, an wen erinnern dich die Eigenschaften, mit denen du Phase-3-Mathilda beschreibst?«

»Alter Schwede!«, sagt Carlos. »Ich merke grade, dass mich das alles sehr an meine Mutter erinnert. Dios mio! Die hat mich sehr lange stark bestimmt, vielleicht kämpfe ich dann auch ein bisschen gegen sie an.«

»Das kann sehr gut sein. Und wie großartig, dass du dir das gerade so aufgeschlüsselt hast!«

»Ja, unglaublich! Und jetzt interessiert mich natürlich, wie wir in dieser Zeit wieder uns sehen können, statt von irgendwelchen Geistern gesteuert zu werden?«

Keine Sorge, ihr seid nicht in der ewigen *Echo chamber* eurer Ahnenlinie gefangen, sondern vor euch liegt eine gewaltige Chance: Ihr seid jetzt diejenigen, die am Drücker sitzen. Ihr könnt die Tradition brechen und gemeinsam die Geschichte des Unterdrückens und Unterdrückt-Werdens beenden.

Dass diese Aufgabe nicht immer easy ist, liegt auf der Hand. Die Geschichte und uralte Traditionen umzuschreiben ist kein Spaziergang! Das sind gewichtige Schritte, die ihr geht, wenn ihr euch gegen diese Tradition stellt und euch partnerschaftlich-liebevoll dazu entscheidet, es anders und besser zu machen.

Are you ready? Okay, let's go!

Auf die Frage, wie ihr dieses Beziehungsstreitmuster in der tiefen Phase 3 durchbrechen könnt, habe ich folgende Antwort: Am Anfang steht immer, dass ihr euch dieses crazy Ahnen-Erbes bewusst werdet und spürt. Du musst fühlen, dass die Wut aus tausend Flammen, die da vielleicht durch dich hindurchrauscht, nicht dem Menschen vor dir gebührt, sondern gar nichts in dem heiligen Safe Space deiner Beziehung verloren hat.

Genauso darf »Mann« sich bewusst sein, dass die Ablehnung, die gegenüber der Liebsten entsteht, wenn sie irgendwie anders und in sich gekehrt ist, auch nicht der Frau gilt, die da vor ihm sitzt. Also was ist die Alternative? Dem Machtspiel den Garaus machen und sich ganz bewusst einen liebevollen Raum kreieren. Das mag sich am Anfang etwas nach Hausaufgabe und »Was machen wir hier gerade eigentlich?« anfühlen, doch gleichzeitig ist es wunderschön, verbindend und universell heilend!

Im nächsten Schritt dürft ihr eure Mega-Team-Superkraft

ganz auf Augenhöhe und – ich werde nicht müde, das zu betonen – liebevoll (!) dafür nutzen, euch zu überlegen, wie ihr die Magie der Frau zu eurem Vorteil einsetzen könnt: Vielleicht habt ihr Lust, zusammen Farbe gegen die Wand zu werfen, oder ihr schreibt Kurzgeschichten für eure Kinder. Probiert Aerial-Yoga-Sex aus, oder zelebriert die Tatsache, dass ihr zwei erwachsene Menschen seid, die nicht jeden Abend nebeneinander einschlafen müssen, und schenkt euch (yes, again!) liebevoll Raum zur Innenschau.

Und bevor jetzt alle beim Gedanken an ihren spirituell eher abgewandten Partner das Buch in die Ecke pfeffern und sich in die Hoffnungslosigkeit stürzen wollen, don't! Das Kreieren eures eigenen Hui-die-Luft-glitzert-Phase-3-Beziehungsgefühls funktioniert auch, wenn nur eine oder einer von euch weiß, was in der Tiefe und Höhe eures Seins eigentlich gerade abgeht, und entscheidet, diese Phase gemeinsam anders leben zu wollen. Wir Frauen haben in dem patriarchalen Underground immer wieder heimliche und inoffizielle Wege gefunden, um uns auf mehr oder minder explizite Weise über die Existenz dieser »anderen Dimensionen« auszutauschen. Männern fehlen diese Räume. Sehr. Kaffeeklatsch, Yogakurs, Spielplatz … all das sind patriarchal tolerierte Räume für sanften, emotionalen Austausch, die leider meist (ja, überall außerhalb von Berlin) stärker von Frauen besiedelt sind. Männlich gelesenen Menschen sind Sanftheit, Emotionalität und In-sich-Hineinspüren im Patriachat nicht erlaubt. So dürfen wir jedem auf seiner Reise zu mehr Sanftheit, Emotionalität und spiritueller Offenheit Zeit geben, den Prozess respektieren, und mutig und inspirativ vorleben, wie unglaublich befreiend es ist, auf alle gesellschaftlichen Vorgaben zu scheißen.

»Spitzenfrage, Carlos! Es gibt verschiedene Dinge, die ihr machen könnt, um in Phase 3 miteinander verbunden zu bleiben. Zunächst einmal ist es wichtig, dass ihr euch dieses Mechanismus bewusst seid und euch gemeinsam – auch gerne als kleine Hausaufgabe – klarmacht, dass ihr jetzt diejenigen seid, die die Geschichte des Unterdrückens und Unterdrücktwerdens verändern können. Überlegt euch in kreativer Partnerschaftlichkeit, wie ihr diese Zeit besonders schön für euch gestalten könnt. Fällt euch da spontan was ein?«

»In meiner Phase 3 male ich supergerne mit Aquarell. Vielleicht könnten wir das zusammen machen, ganz friedlich und ohne groß zu reden, bei Musik und Kerzenschein?«

»Oh, nicht reden und einfach chillig malen klingt super! Ich würde echt gern was machen, um diese alte Tradition, wie Männer und Frauen miteinander umgehen, zu durchbrechen. Vielleicht bin ich einfach besonders lieb zu dir, mi amor? Das Verrückte ist ja eigentlich auch, dass ich voll auf ihre magic-crazy Seite stehe, aber eben nur im Bett. Ne, das ist nicht fair. Okay, mi amor, worauf hast du Lust? Massage?«

»Oh jaaa! Aber ohne zu reden, okay?«

Beide lachen.

»Das klingt nach wirklich tollen Plänen. Schaut mal, ob ihr nicht eine gemeinsame Liste anlegen wollt, auf der ihr weitere Ideen für eine besonders liebevolle und achtsame Phase 3 sammelt und damit die Geschichte eurer Ahnen neu schreibt. Und, das ist

ein ziemlich entscheidender Faktor, bitte vergesst nicht, dass Dinge, die unsere Ahnen seit Jahrtausenden so gemacht haben, nicht immer von heute auf morgen supereasy verändert werden können. Wenn ihr doch mal in den alten Mechanismus verfallt, dürft ihr genau die Übung machen, die wir zu Beginn unserer Session heute gemacht haben, aber gerne auch jedes andere kleine Ritual, das euch wieder an eure ursprüngliche Verbindung zueinander erinnert.«

Drei Monate später erhalte ich von Mathilda und Carlos eine E-Mail, in der sie sich herzlich für unsere gemeinsame Arbeit bedanken. Sie berichten, dass sie nun den dritten Zyklus in Folge wunderschöne Tage in Phase 3 verbringen und in heiklen Situationen schnell wieder in ihre Liebe zurückfinden. Sie haben das Gefühl, sich vom Fluch dieser Zeit (und damit ihrer Ahnen) gelöst zu haben, und sind stolz darauf, diese Kraftquelle für ihre Beziehung geschaffen zu haben. Sie freuen sich schon darauf, irgendwann ihren Kindern vorleben zu können, dass Magie etwas Wunderschönes ist und nichts, wovor man Angst haben muss.[19]

»Aber, Miriam! Du hast was vergessen! Was ist denn bei uns los, wenn es am Anfang von Phase 3 oder im Übergang von 2 zu 3 häufiger knallt?«

Chill! Dazu komm ich jetzt. Die späte Phase 3 ist aufgrund

---

[19] Und wer jetzt denkt: »Mathilda und Carlos sind Beziehungsstreber, bei uns geht's sicher nicht so reflektiert zu!«, kann vollkommen beruhigt sein. Ich habe bewusst ein *Best-Practice*-Fallbeispiel gewählt, damit ihr euch einfach das als Inspiration herausziehen dürft, was eure Beziehung gerade am meisten braucht.

ihrer gesellschaftlichen Unbekanntheit, der energetischen Akkumulation der Schaffenskraft und der Ahnenlinienverbindung nicht nur für viele Frauen im Hinblick auf PMS-Dramen, sondern auch für viele Paare die schlimmste Zeit im Zyklus. Doch das muss nicht sein. Ihr habt es in der Hand!

Ein weiterer Beziehungsstolperstein liegt im Übergang von Phase 2 zu 3. Leider nur allzu häufig verpasst die Frau die Abfahrt ins »Rückzug- und Nestbau-Land« und agiert weiter im mütterlichen High-performance-und-alle-betüddeln-Funktionsmodus. Dummerweise macht das maximal unausstehlich, denn wir agieren – wichtig: auch hier völlig unwissend und unbewusst! – gegen unser natürliches Bedürfnis, indem wir versuchen, mit Progesteron-sedierter Birne weiterhin Östradiol-Leistung zu erbringen. Kein Wunder, dass wir daran verzweifeln, weder unseren Ansprüchen noch denen der Außenwelt gerecht zu werden, und förmlich in dem Gefühl ertrinken, dass mit uns etwas nicht stimmt. Dabei ist mit uns alles vollkommen in Ordnung, nur stimmt eben was an den Rahmenbedingungen nicht. Doch auch hier kann das kluge, moderne, coole heterosexuelle Paar von heute unterstützend und traditionsbrechend darauf achten, dass nach Phase 2 der Frau genug Raum für Rückzug gegeben und Fragestellungen nicht mehr kognitiv, sondern intuitiv gelöst werden.

Jedoch schlummert auch hier auf der Seite des Mannes eine kleine, aber feine psychologische Falle. Denn auch wenn die moderne zyklusorientiert lebende Frau sich ganz queenly in ihren Rückzug begibt, kann es hier dicke Luft geben: Die sich abwendende und zurückziehende mütterliche Qualität der Partnerin kann unbewusst ein Gefühl aus Kindheitstagen von der sich abwendenden Mutter triggern. Ja, ich weiß, klingt unangenehm, ist aber so. Wenn du als Mann weißt, dass es in deiner Kindheit ein – wie auch immer geartetes – Thema mit deiner Mutter gab (sei es, dass sie zu sehr Glucke gewesen und dann schlagartig immer wieder vollkommen distanziert und abwesend war, oder dass sie früh verstorben ist, dass sie unter Depressionen litt …), kannst du davon ausgehen, dass es Einfluss auf deinen kindlichen Anteil nimmt, wenn deine Partnerin plötzlich nicht mehr mütterlich-versorgend ist, sondern sich in sich selbst zurückzieht. Doch keine Sorge:

1. Du bist damit nicht allein!
2. Sie geht nicht weg!
3. Auch wenn ihr gemeinsame Kinder habt, so ist sie ja nicht deine Mutter, sondern die eurer Kinder, und du kannst den Knoten in liebevoller Kommunikation mit deinem inneren kindlichen Anteil lösen.

   Also sing it with me:

   »Your wife is your partner, not your mum!
   clap, clap
   Your wife is your partner not your mum!
   clap, clap
   She is not a living maid or a hired cleaning crew,
   so she shouldn't have to pick up after you!«[20]

   Aber mal im Ernst: Es gibt kaum etwas Heißeres, als sich auch

[20] https://www.youtube.com/watch?v=X2XVCr6l50g

als Eltern als *das* Mega-Team zu spüren, sich aufeinander zu verlassen und unterstützen zu können. Also, meine lieben Herren der Schöpfung, ich weiß, ihr hattet historisch betrachtet weniger Gelegenheit, euch im »fühlsch-mi-gspürsch-mi«-Business zurechtzufinden. Und ich verstehe auch, dass es sich zunächst herausfordernd anfühlen kann, sich mit diesen Mutter-Themen auseinanderzusetzen. Aber für jeden Menschen auf diesem Planeten gilt: Da, wo es zwickt, liegt das Gold. Also traut euch, in Verbindung zu eurem eigenem jungen, verletzen Anteil zu treten und lernt, ihm einen liebevollen Safe Space in euch selbst zu kreieren.

»Okay, verstanden. Aber was ist überhaupt mit unserem Zyklus?«

Eine sehr berechtigte und bei diesem Thema fast standardmäßig aufkommende Frage. Die Antwort: Nach dem zu urteilen, was ich in meinem Beruf, in meinem Bekanntenkreis und an meinem eigenen Mann beobachte, haben Männer sehr wohl einen Zyklus. Und mit dieser Beobachtung bin ich nicht allein: Die NASA hat 2013 ganz zufällig beim Monitoren der physischen Konstitution ihrer Astronauten festgestellt, dass diese einen 14-tägigen hormonellen Rhythmus aufweisen. Bisher habe ich jedoch keine vertiefende Untersuchung zu diesem Thema gefunden.

Es gibt ja auch noch die sehr simple Theorie, dass wir Frauen dem Mond und die Männer der Sonne folgen und dementsprechend morgens jung, mittags mütterlich/väterlich, nachmittags magisch und abends alt sein müssten. Aber für meinen Geschmack ist das zu einfach gedacht.

Ein Tipp für jeden Mann, der sich selbst und seinen eignen

Rhythmus kennenlernen möchte: Nutz das Tracking Tool im Anhang des Buches für drei Monate. Ich bin mir sicher, du wirst ein klares Muster erkennen.

Wenn ihr euch fragt, welche Haltung zueinander jetzt die ist, die ihr einnehmen möchtet, damit ihr der toxischen Unterdrückung der Magie in unserer Welt entgegenwirken könnt, dann ist es ein bombastischer Anfang, sich gegenseitig Raum für euer Rückzugbedürfnis zu schenken! Damit wir alle, aber auch ihr als Paar und besonders ihr als Familie von dieser irren magischen Energie und Schaffenskraft, die in der Gebärmutter schlummert, profitieren können, braucht es starke, liebevolle Arme, die uns in dieser Zeit selbstverständlich und voller Stolz den Rücken fürs Magisch-Sein freihalten. How sexy ist that?

Das gilt selbstverständlich auch umgekehrt und besonders für Phase 4.

Apropos Phase 4: Natürlich kann der Zenit der weiblichen Weisheit aus dem gleichen Grund wie in Phase 3 Partnertrigger sein. Hier wiederholt sich der Beziehungsmechanismus aus Phase 3, was bei der Frau meist zu Resignation führt (»dieser Idiot«) und beim Mann zum Weiterleben der negativen Stigmatisierung (»verrückte Blutende«). Beides ungeil, beides überholt. Also lieber sich gegenseitig den Rücken freihalten oder streicheln und über die Mystik und Magie des anderen staunen.

Ein seltenerer, aber auch wiederkehrender Beziehungsstolperstein verbirgt sich in Phase 1: Sollte die Beziehung zu deinem Vater eher unschön sein – oder aber so schön, dass ihm aus

Perspektive deines Inneren Kindes niemand das Wasser reichen kann –, dann nehme sich dein Liebster an deiner Seite zunächst in Phase 1 vielleicht in Acht, denn es kann sein, dass dein innerer junger Anteil nicht so richtig liebevoll auf ihn reagiert. Du kannst (auch im gesamten Zyklus) feststellen, dass deine Reaktion eher aus dem Kanal deines Inneren Kindes kommt, wenn du hoch emotional und kindlich-zickig agierst.

If it's hysterical, it's historical. Auch wenn ich nicht unterschreibe, dass deine Reaktion gleich »hysterisch« sein muss (ich mag den Begriff aus historischen Gründen sowieso nicht), kann man es sich so doch vielleicht ganz gut merken. Wenn du nicht du bist, dann ist es eben jemand anders aus dir heraus, der da wütet, und dem gilt es dann zuzuhören. (Wie du das am besten anstellst, kannst du auf Seite 55 nachlesen.)

Wichtig für deine Partnerschaft ist es, anzuerkennen und offen darüber zu sprechen, dass du merkst, dass sich gerade ein anderer Anteil von dir hinters Kommunikationssteuer gesetzt hat. Und nein, du musst keine Angst haben, dass du für verrückt erklärt wirst. Offene Herzenskommunikation, die verletzlich macht, ist der Schlüssel dazu, deinen Liebsten authentisch und wahrhaftig zu begegnen. Je klarer du kommunizierst, was gerade in dir vorgeht, desto eher kann dein Gegenüber einordnen, worum es geht, und nachempfinden, wie du dich fühlst. Deine partnerschaftliche Verantwortung besteht dann darin, dein eigenes Inneres-Kind-Thema zunächst mit dir zu lösen, um dann deinen Partner wieder aus heutiger Perspektive und nicht aus der einer wütenden Zwölfjährigen zu sehen.

Klingt anstrengend oder unangenehm? Ist es null, wenn du mit Spaß bei der Sache bist. Vielleicht magst du dich ja von meiner ganz persönlichen Lust daran, Beziehungsknoten zu lösen, anstecken lassen und neugierig und lösungsorientiert den Konflikten in deiner Beziehung begegnen. Lass dir gesagt sein: Alles, was ihr braucht, um aus eurem Knoten herauszufinden, ist schon in euch vorhanden. Und wenn ihr euch mal ganz arg verheddert habt, dann darf gerne jemand von außen zur Unterstützung herangezogen werden (zum Beispiel die großartige Beziehungsknotenlöserin Dania Al-Sibai, www.daniasandro.com).

Also, seid lieb zueinander und erkennt an, dass ihr euch gefunden habt, um euch in den tiefsten seelischen Wunden gegenseitig (!) zu berühren und – Achtung: kitschig, aber wahr – mit eurer Liebe zu heilen. Prost!

Für deine Lieben: Familie

Es ist ganz phänomenal, wenn du verstanden hast, welche Bedürfnisse und Superkräfte in deinem zyklischen Sein schlummern, und wenn dein/e Partner*in das auch noch weiß, yeeaaah!!! Doch was ist mit unseren lieben Kleinen?

Eine der größten Hürden bei dem Vorhaben, den zyklischen Bedürfnissen den Raum zu geben, den sie brauchen, ist, dass es Müttern oft extrem schwerfällt, sich gegenüber ihren Kindern und dem Familienalltag abzugrenzen. Egal ob es Innere-Kind-Themen in Phase 1 sind, die gesehen werden wollen, oder

Themen aus Schwangerschaft und Geburt in Phase 2, ob es das wertvolle Rückzugs- oder Schaffenskraft-Auslebe-Bedürfnis in Phase 3 oder das Grundrecht auf friedliches Bluten in Phase 4 ist, all diese vollkommen menschlichen Bedürfnisse nach physischem Krafttanken und Seelenhygiene finden in unserer Gesellschaft – und daher in den meisten Familien – viel zu wenig Raum. Die Folge ist, dass Mama brav die Zähne zusammenbeißt, in die Fußstapfen ihrer Vorfahren tritt, ihre vollkommen natürlichen – und auf mentaler und physischer Ebene gesundheitsförderlichen – Bedürfnisse[21] (ja, das wiederhole ich hier zum hundertsten Mal und werde es auch weiter tun!) übertrampelt und so richtig gute Chancen darauf hat, in den Mama-Burnout zu schlittern beziehungsweise die wildesten körperlichen Symptome zu entwickeln. Und dann besiegeln wir diesen Misthaufen der Unmenschlichkeit sogar noch damit, dass wir uns im Untergrund des Spielplatz-Kaffeeklatschs darüber austauschen, wie fertig wir wirklich sind. Da stimmt doch was nicht! Also Misthaufen-vor-der-kollektiven-Haustür-Wegräumkommando los!

Mir ist vollkommen bewusst, dass es gerade beim Mutter-Sein und dabei, wie Familie gelebt wird, um das Loslassen und Verändern eines tief eingefleischten Traditionserbes geht und dass das nicht immer leicht ist. Der Witz dabei ist aber, dass wir es unseren eigenen Kindern schuldig sind, uns die Mühe zu ma-

---

[21] Hallo Krankenkassen, vielleicht habt ihr ja auch ein Interesse daran, mehr gesellschaftlichen Raum für die zyklischen Bedürfnisse zu schaffen!

chen und uns die Frage zu stellen: Wie wollen *wir* Familie leben? Und wenn die Antwort lautet: »So wie Oma und Uroma!«, dann ist das völlig fine. Ich bin mir jedoch sicher, dass die Antwort anders lauten wird, wenn wir den Mut haben, unser Herz und unsere Gebärmutter zu befragen. Und wenn wir uns dann so mutig, visionär, liebevoll und kreativ im Familienrat zusammensetzen und überlegen, wie wir Familie leben wollen, dann wird hoffentlich sehr schnell klar, dass es essenziell ist, den Kindern *vorzuleben* (!), dass das Respektieren der eigenen zyklischen – und damit natürlichen – Bedürfnisse höchste Priorität hat.

Und genau das, meine wunderschönen und starken Alles-unter-einen-Hut-Bekommenden, die egal-was-und-wie-viel-wuppen[22], ist die Legitimationsbasis dafür, sich den Raum im Alltag für egal welches zyklische Bedürfnis zu nehmen. Stellt euch einfach die Frage: Was will ich meinen Kindern beibringen? Dass alle anderen Bedürfnisse immer wichtiger sind als meine? Oder dass ich besonders gut als soziales Geschöpf interagiere, wenn ich aus der Fülle schöpfe, die dadurch entsteht, dass ich mit mir im Reinen bin und meine Bedürfnisse respektiere und achte?

Alles klar, Legitimationsbasis geklärt, kommen wir jetzt mal konkret zum *Wie*. Also, du bemerkst, dass du in Phase 1, 2, 3 oder 4 mehr Raum für deine Bedürfnisse haben möchtest. Mega!

Bei *regelmäßigem* Rückzugsbedürfnis ist es klug, für personellen Ersatz zu sorgen. Du hast die Möglichkeit, dich mit

---

[22] »Wuppen« sollte meiner Meinung nach das Unwort des Jahres werden!

deinem/r Partner*in so zu organisieren, dass es diesen Raum für dich gibt. Dabei spannend auch für Menschen im Angestelltenverhältnis: In Deutschland entscheidet jeder Mensch selbst über seine Arbeitszeit. Du musst deinem Arbeitgeber nur maximal drei Monate Zeit geben, um deinen Wunsch nach Arbeitszeitreduktion umsetzbar zu machen. Die Aussage »Ich arbeite doch Vollzeit, wann soll ich dann die Kinder übernehmen?« ist also ziemlich fragwürdig. Doch Obacht! Ich möchte hier keinen familiären Kleinkrieg fördern, sondern gently daran erinnern, dass ihr ein Mega-Ehe- und Liebespaar seid, das super darin ist, kreative Antworten auf die Frage »Wie wollen *wir* leben?« zu finden.

Eine großartige Alternative bzw. zusätzliche Option für Entlastung ist jedoch, sich das vermeintliche Dorf, das man definitiv zum Leben mit Kind(ern) benötigt, zu rekonstruieren. Wenn du in einer Kommune mit Omi und Opi, Freunden und deinen Geschwistern wohnst, die auch alle Kinder haben, yeah! Die meisten von uns haben sich jedoch, entsprechend unserer gesellschaftlichen Entwicklung, in ein Einsiedlerkrebs-Familienleben hineinmanövriert. Leider funktioniert das für die meisten nicht oder zumindest nicht fluffig. Wenn ihr also das Big-City-Life liebt und keine Lust habt, zu Oma und Opa nach Castrop-Rauxel zu ziehen, dann dürfen Freunde oder Babysitter euer Familiensystem bereichernd (!) unterstützen. Im Endeffekt dürft ihr einfach die Perspektive erweitern und z. B. Berlin als eure Kommune verstehen, in der eure persönlichen Clan-Mitglieder leben. Und auch, wenn es euch (so wie uns) in die satte, opulente sexy leckere Natur zieht, aber ihr zunächst keine Kuh kennt, lässt sich hier der Clan zur Unterstützung in kürzester Zeit zauberhaft, z. B. mithilfe von so großartigen Plattformen wie »betreut.de«, rekonstruieren.

Okay, Legitimationsbasis klar, Supportsystem klar. Und trotzdem stehst du regelmäßig da und weißt nicht, wie du deinen Mäusen erklären sollst, dass du jetzt lieber mit Massageklängen auf den Ohren und Wärmeflasche auf dem Uterus friedlich blutend im Schlafzimmer liegst, als mit ihnen Einkaufen zu spielen? Versteh ich, aber auch dafür gibt es eine Lösung, und die heißt Zykluskommunikation, gern mithilfe einer Zyklusuhr (www.tacheles-beratung.de/product/zyklusuhr/). Die Zyklusuhr wird von dir manuell gestellt, hängt irgendwo gut sichtbar in eurem Zuhause und kann dich spielend leicht dabei unterstützen, deiner Familie anzuzeigen, in welcher Zyklusphase du dich gerade befindest. Cool, oder?

Hannah ist neununddreißig Jahre alt und Vollzeit Homemanagerin inkl. Carearbeit für ihre drei Kinder Svea (2), Noa (4) und Joana (6). Sie ist eine Superheldin. Hannah ist eine drahtige, kreative Frau, die ihren Pilates-Kurs liebt, zu dem sie es – wenn alles glattläuft – ein Mal pro Woche schafft. In ihrem vollen Alltag vermisst sie am meisten die lustigen Mädelsabende mit ihren zwei besten Freundinnen und auch die langen Lachtränen-reichen Abende mit ihrem Mann Tom im Restaurant. Für sich selbst hat sie – bis auf den Pilates-Kurs und winzige Tee-Auszeiten – vor unserer Zusammenarbeit nicht viel gemacht.

Als sie bei der letzten Magen-Darm-Welle in ihrer Familie zu wenig getrunken hat und dann dehydriert im Krankenhaus gelandet ist, wurde ihr bewusst, dass sie was ändern muss. Daraufhin hat sie sich auf die Suche nach Unterstützung begeben und ist bei mir gelandet. Sie saugt jeden Impuls, der sie dabei unterstützt, gut für sich zu sorgen, auf wie ein Schwamm und ist supergut darin, Strategien, die wir gemeinsam entwickeln, zu erproben und anzupassen. Man merkt einfach, sie hat richtig Lust auf eine Veränderung und ein Leben, das mehr zu ihren Bedürfnissen passt.

Wir sind in unserer dritten Session angekommen, als Hannah mich fragt: »Wie soll ich denn Svea und Noa klarmachen, dass ich blute und meine Ruhe haben will? Joana versteht das schon, ist interessiert und gespannt darauf, wie es wohl bei ihr sein wird. Aber die Kleinen? Was sag ich denen denn?«

»Erst mal ist es wirklich großartig, dass Joana schon ein positives Verständnis von Menstruation hat und sich auf ihre Regelblutung freut! Das ist neue Familiengeschichte, die du da schreibst! Was für ein riesiges Geschenk du deinen Kindern mit diesem Bewusstsein machst. Das darfst du anerkennen! Was läuft denn im Zyklus bisher gut, und was ist noch verbesserungswürdig?«

»Also, vor allem in Phase 4 würde ich mir einfach mehr Ruhe wünschen. Aber selbst wenn meine Schwiegermutter oder die Babysitterin da sind, akzeptieren die Kinder meinen Rückzug nicht.«

»Was glaubst du, was deinen Kindern dazu fehlt?«

»Ach, ich weiß nicht. Ich sag dann halt: So ich bin jetzt nicht da, sondern leg mich hin, und keiner respektiert das.«

»Respektierst du selbst dieses Bedürfnis denn wirklich?«

»Ich weiß irgendwie nicht, wie ich das noch klarer tun soll.«

»Wo hängt denn deine Zyklusuhr?«

»Die habe ich am Küchentisch aufgestellt, aber einen eigenen Platz hab ich ihr noch nicht gegeben. Noa und Joana haben auch schon mal danach gefragt, aber so richtig habe ich's ihnen noch nicht erklärt.«

»Was meinst du, woran das liegt?«

»Ich glaube, mir fehlen einfach die richtigen Worte dafür, weil ich das alles ja auch von niemandem erklärt bekommen habe.«

»Verstehe ich gut. Wie hättest du denn als Kind gerne etwas über die vier Phasen deiner Mutter erfahren?«

»Hm, weiß nicht. Irgendwie cool. Vielleicht hätte ich sie mir gerne als Superheldin vorgestellt, die verschiedene Superkräfte hat?«

»Großartig! Magst du mir mal die Zyklusgeschichten der Superheldinnen erzählen?«

»Haha, oje, okay, Moment ...«

*Nachdem Hannah für sich Klarheit gefunden hat, wie sie den Kindern ihr persönliches Zyklusgeschehen vermitteln möchte, freut sie sich darauf, der Zyklusuhr einen präsenten Platz beim Esstisch zu geben, wo sie definitiv jede*r aus der Familie täglich sehen kann.*

»Ich bin mal gespannt, was das jetzt im Alltag bei uns verändert. Nächste Woche hab ich voraussichtlich meine Menstruation, dann werde ich mal üben und dir anschließend berichten.«

Generell megawichtig: Zyklisches Leben darf gemeinsam mit der Familie stattfinden, und zwar nicht nur die Superkräfte. Auch die vielleicht nicht so sonnigen Seiten, durch die du dich im Zyklus durcharbeitest, sollten nicht im »stillen Kämmerlein«

heimlich gelebt werden. Auch wenn es für viele vielleicht ungewohnt ist, mit Verwandten und ihren Lieben über den Zyklus zu sprechen, so können der abstrahierte und hübsche Weg über die Zyklusuhr und die rein numerischen Phasenbezeichnungen ein super Sprungbrett sein, um die gefühlte Hürde zu nehmen.

Und wenn dir aus den Reihen der Frauen Gegenwind entgegenbläst – »Was nimmst du dir da raus? Wir mussten da alle durch!« –, darfst du ganz liebevoll dazu einladen, gemeinsam Schritte in eine neue Ära zu gehen, in der wir durch das Muttersein nicht mehr »durchmüssen«, sondern es in jeder unserer Zyklusphasen genießen können.

Sollten die Menschen in deinem Umfeld einfach noch nicht an einem Punkt sein, von dem aus du sie gut mitnehmen kannst oder magst, dann darfst du auch einfach nur dein Bedürfnis nach Ruhe und Rückzug äußern, ohne den Grund dafür zu nennen. Das gilt übrigens auch für den/die Ex, mit dem/der man sich zwar die Kinder teilt, aber sonst nicht mehr gern viel teilen möchte.

Und bitte auch keine Angst: Bloß weil eine Zyklusuhr an der Wand hängt, muss nicht gleich jeder Klempner, der durch die Tür marschiert, wissen, worum es da genau geht. Wenn jemand fragt und du keine Lust hast, dein zyklisches Wissen zu teilen, darfst die Zyklusuhr auch mit dem Satz »Das ist Kunst.« erklären. So einfach.

Auch die Tränen, die du in Phase 1 um ein Thema, das sich lösen möchte, weinst, darf deine Familie sehen. In dem Moment, wo du (wenn altersbedingt) kindgerecht darüber sprichst, was in dir vorgeht, gibt es nichts, was daran deinen Kindern aufstößt.

Zum Beispiel kannst du sagen: »Ich muss gerade weinen, weil mein Herz sich mithilfe der Tränen von etwas verabschiedet, was früher einmal war, noch bevor du geboren wurdest. Es ist nichts schlimm daran, du musst dir keine Sorgen machen, und es hat auch nichts mit dir zu tun. Es ist okay, wenn man einfach mal traurig ist. So wie es eben manchmal regnen muss und nicht immer nur die Sonne scheinen kann.«

Und wenn du dich doch mal zurückziehen magst und dir das Mama-Herz schmerzt, weil diese kleinen, süßen Geschöpfe mit ihren »Mama, geh nicht«-Äuglein an der Tür stehen, dann sei dir folgender Tatsache bewusst: Die Abschiedsdramatik ist nicht unbedingt eine, die von den Kindern ausgeht. Natürlich macht es megaviel Spaß, mit der Mama zu spielen, aber wenn der Papa, eine supercoole Babysitterin oder ein weiteres Familienmitglied grad mal übernimmt und – und das ist der entscheidende Faktor – Mama mit ihrem Weggehen auch völlig im Reinen ist (!!), kann der Rückzug ins Elternschlafzimmer, der Gang zur Massage, zum Yoga, zur Freundin, Schamanin oder ins Atelier für alle Beteiligten völlig harmonisch verlaufen. Denn das Leben deiner Kinder wird bunter und vielfältiger werden, wenn du zulässt, dass es auch von den Einflüssen anderer (gut ausgewählter) liebevoller Menschen bereichert werden darf.

In unserer nächsten Session erzählt mir Hannah stolz, dass sie ihren Blutungstag 2 fast vollständig in der Waagerechten verbracht hat. Sie ist jetzt in Phase 1 und berichtet: »Ich platze vor Energie, Miriam, wirklich! Ich hatte noch nie so viel Kraft und Energie wie jetzt. Das ist irre!«

»Oh, ich freu mich riesig für dich! Wie hat das Abgrenzen funktioniert?«

»Sehr gut!! Im meinem ganzen Körper hat sich das Ruhen und Abgrenzen einfach so richtig angefühlt, als wäre endlich etwas eingerastet, was immer schiefhing. Nach unserer letzten Session habe ich erst mal, gemeinsam mit allen, nach dem Abendbrot die Uhr aufgehangen und die Geschichte der Superheldin mit den verschiedenen Kräften erzählt. Die beiden Großen haben gespannt zugehört, und sogar bei Svea hatte ich das Gefühl, dass sie irgendwas davon aufnimmt. Am nächsten Morgen hat mich Noa gefragt: ›Mama, welche Superkraft hast du heute?‹ Ist das nicht schön?« Freudentränen schimmern in ihren Augen.

»Wunderschön ist das, Hannah!«, bestätige ich. »Du kannst so stolz auf dich und deine klugen und feinfühligen Kinder sein. Was hast du geantwortet?«

»Ich habe ihm erklärt, dass bald die Superkraft des Weise-seins dran ist und dass ich, um so weise sein zu können, dann mehr ruhen mag. Außerdem blutet meine Gebärmutter in der Zeit und sagt zu allem tschüss, was mein Körper nicht mehr braucht. Wie eine ganz kluge eingebaute Reinigungsfirma. Er wollte dann wissen, ob er das auch kann, und ich habe ihm erklärt, dass es für ihn andere Wege gibt, um loszulassen, was sein Körper oder er nicht mehr mögen. Das fand er okay, aber ich habe auch gemerkt, dass er es ein bisschen doof findet, nicht auch bluten zu können.« Sie schmunzelt.

»Das hast du so wundervoll gemacht, Hannah! Wie haben sich deine Kinder dann in der Phase 4 verhalten?«

»Das war echt schön: Sie haben einfach verstanden, dass ich

mehr Ruhe brauche, und weil die beiden Großen Svea das gezeigt haben, gab es selbst von ihr keinen Widerstand, als die Oma kam. Es war aber auch alles nicht so strikt, und das hat mir am besten gefallen. Wenn ich schlafen wollte, habe ich geschlafen. Ich hatte wirklich meine Ruhe, als alle in der Kita beziehungsweise in der Schule waren. Thomas hat sie auch alle hingebracht, und ich habe einfach entspannt. Am Nachmittag hat Oma sie abgeholt, Thomas hatte vorgekocht, und gegessen haben wir zusammen. Ich habe im Bett oder auf dem Sofa liegend mit den Kindern Bücher gelesen, gekuschelt oder ein Hörbuch gehört. Es war für alle wirklich entspannt und gemütlich. Als Thomas am Abend nach Hause kam und die Stimmung zu Hause gespürt hat, hat sogar er gesagt (und wieder schießen ihr die Freudentränen in die Augen): ›Das machen wir jetzt immer so!‹«

Wenn es zur familiären Selbstverständlichkeit wird, dass alle gemeinsam (und vielleicht noch zusätzliche Personen) das Familienleben tragen und mitgestalten, entsteht für dich automatisch der Raum, gut für dich zu sorgen. Das Coole daran ist, dass du dann wiederum viel häufiger, besseren und direkteren Zugang zu deinen Zyklus-Superkräften hast und diese in dich und deine Familie zurückfließen lassen kannst.

Phase 1 kannst du spektakulär gut dafür nutzen, den Monat zu planen, Termin-Tetris zu spielen, deine spielerische Seite mit deinen Kindern auszuleben und Vollgas beim Naturabenteuer oder auf dem Erlebnisspielplatz zu geben. By the way: Wenn dir auch hier nicht immer nach Spielen zumute ist, bedeutet das nicht gleich, dass deine Superkraft blockiert ist und dein innerer Anteil ein Thema hat. Es gibt auch einfach Lebensphasen und entsprechend Arten, mit deinen Kindern zu spielen, die dir mehr oder weniger Spaß machen. Daher ist es so toll und wichtig, wenn es mehrere Personen gibt, die auch neben dem Kitaalltag – und besonders, wenn sie noch nicht in die Kita gehen – Spielpartner*innen deiner Kinder sein können.

In Phase 2 gibt es überhaupt nichts, wofür du deine Superkräfte in deiner Familie nicht nutzen könntest: Kuscheln mit allen, Umsorgen, Konflikte lösen, Betüddeln … all das kann dir in dieser Zeit richtig viel Freude bereiten. Vergiss nicht, Liebe und Genuss auch zu dir selbst fließen zu lassen. Du bist ja ebenfalls Teil dieser Familie und darfst dich und deine Superkräfte genauso lieben und genießen.

In Phase 3 darfst du vorleben, wie Achtsamkeit funktioniert, und allmählich etwas Langsamkeit in den schnellen Familienalltag einkehren lassen. Reduziere ganz sanft die Schnelligkeit, die bisher vielleicht auch dein Surfbrett war, und schaff dir so Raum, um bei dir anzukommen. Von hier aus kannst du den ersten Teil von Phase 3 ganz wunderbar dafür nutzen, um die Kinderzimmer und Kleiderschränke (wenn es möglich ist und du Lust darauf hast) gemeinsam auszusortieren und neu zu ordnen. Es ist Zeit für Kakao, Kuscheldecken und Bücher mit deinen Lieben oder chillig im Schatten liegen und dort lesen. Wie auch immer du magst, Muckeligkeit ist die Familiensuperkraft von Phase 3, und die tut im High-Speed-Alltag unserer Zeit allen gut. Im zweiten Teil von Phase 3 darf die Malerplane ausgebreitet werden und beim Familien-Farben-Matschen auf der

Riesenleinwand richtig losgelegt werden. Für die Putzteufelchen unter euch, die jetzt daran denken, was sie danach alles waschen müssen, geht auch Austoben mit Aquarell oder ganz ohne Farbe: Musik aufdrehen und Familien-Danceparty on! Es gibt kaum etwas, was Kindern so guttut und was mehr positiven Familienzusammenhalt schafft, als zu sehen, dass Mama und Papa auch magisch sind (und nicht nur die Kinder selbst!) und dass sie loslassen, sich in ihre Magie reinplumpsen lassen können und dabei darauf pupsen, wie die Wohnung aussieht.

Phase-4-Superkräfte lassen sich beispielswiese wunderbar für die großen Fragen des Lebens nutzen: Wie wollen wir leben? Was wollen wir loslassen? Wenn die Kinder noch zu klein für die großen Fragen sind, können Mama und Papa zusammen in diese Themen hineinspüren. Gleichzeitig glaube ich, dass Kinder selbst auf ihre Art, egal wie alt, eine Weisheit in sich tragen, an die du sie erinnern darfst, indem du deine ganz offen, stolz und stark lebst. Da für dich ja auch Hardcore-Chillen auf dem Programm steht, darfst du natürlich auch mit dieser ganz wertvollen und zauberhaften Qualität des menschlichen Seins deine Familie inspirieren und beglücken: Mit allen im Familienbett gemütlich erzählen, Bücher vorlesen (lassen) oder einfach kuscheln. Klingt zu schön, um wahr zu sein? Give it a try! Du wirst überrascht sein, wie viel leichter sich das Leben in der Familie für dich anfühlt und wie viel mehr Oh-mein-Gott-die-Luft-glitzert-Momente du erleben kannst.

Für deinen Sport

Der arme Peter Brunner! Wer? Peter Brunner ist der ORF-Simultan-Dolmetscher, der den Kommentar des amerikanischen Ski-Stars Mikaela Shiffrin – »I'm kind of in an unfortunate time of my monthly cycle« – übersetzt hat mit: »Ich komme nicht einmal zum Radfahren, was ich sonst immer mache jeden Monat.« Hach, was haben wir uns alle köstlich amüsiert!

Dabei ist es ja gar nicht seine Schuld, nicht gewohnt zu sein, dass eine Spitzensportlerin öffentlich in einem Live-Fernsehinterview über ihren Zyklus spricht. Wir stehen eben am Anfang einer neuen Ära, und da dürfen solche öffentlichen Missverständnisse gerne passieren. Denn der Effekt davon war, dass plötzlich jeder biedere Nachrichtensender über den Menstruationszyklus, seine vier Phasen und deren Auswirkungen auf den (Leistungs-)Sport berichtete. Der Instagram-Post der Tagesthemen darüber, in welcher Phase welche Intensität und Art des Sportes angesagt ist, hatte fast zweihunderttausend Likes. Also danke, lieber Peter Brunner, dass du den Shitstorm auf dich genommen und dabei den medialen Scheinwerfer auf mein Lieblingsthema gerichtet hast. Whooohoooooo!

Auch die Sporthochschulen und Sportfakultäten verschiedener Universitäten haben vor einigen Jahren schon angefangen, den Zusammenhang zwischen Zyklus und physischer Leistungsfähigkeit zu untersuchen, und alle belegen Folgendes: (Die fleißige Leser*in, die das Buch brav von vorne bis hinten liest, denkt sich: »Weiß ich doch!« Für alle, die eher Kapiteldipper sind, kurzes Recap.)

In Phase 1 befindet sich der Körper im hormonellen Aufschwung. Der Östradiolspiegel steigt an und sorgt dafür, dass wir physisch leistungsfähig sind. Das ist also der perfekte Zeitpunkt, um Trainingseinheiten zu erhöhen, eigene Bestzeiten zu knacken und die Zauberwirkung des Östradiol für satten Muskelaufbau zu nutzen. Vertrau dir und deinem wunderschönen Körper. Er will, dass du über dich hinauswächst, daher ist die Wahrscheinlichkeit für Muskelkater auch wesentlich geringer als in Phase 3 oder 4. Wir erinnern uns, es geht um Expansion, eben auch physisch. Das Ganze hält auch noch bis Phase 2 an.

Nachdem die Eizelle gesprungen ist und das Östradiol seinen Job getan hat, beginnt der Spiegel bekanntlich zu sinken, und daher darf hier auch die Art des Trainings angepasst werden. Denn in Phase 3 übernimmt das Progesteron das hormonelle Steuer des Körpers, und das sorgt unter anderem dafür, dass die Körpertemperatur ansteigt. Diese Temperaturregulation kostet den Körper Energie, die er deshalb nicht mehr so gerne für Kraftsport einsetzt. Abgesehen davon sind wir in dieser Phase sowieso eher auf Nestbau gepolt. Daher wirkt Progesteron auch eher katabol, also muskelabbauend – wir sollen ja ein weiches und muckeliges Nest sein. Ergo darf hier die Trainingsintensität reduziert werden, lockeres Ausdauertraining und leichtere Trainingsformen sind angesagt. Wenn du das Gegenteil davon machst und knallhart durchziehst, riskierst du üblen Muskelkater und im schlimmsten Fall Verletzungen. So please don't!

Während Phase 4 sollte, besonders an Tag 2, extremer Sport vermieden werden, weil der hormonelle Tiefstand und die Arbeit, die deine Gebärmutter in dieser Zeit leistet, keiner zusätzlichen körperlichen Betätigung bedürfen. Gleichzeitig ist moderate Bewegung auch während der Menstruation gut. Sanfte Sportarten wie Yin-Yoga oder leichtes Schwimmen, Radfahren oder Spazieren sind völlig okay.

Beachten wir diese Vorgaben unseres natürlichen Rhythmus nicht, riskieren wir, wie gesagt, mehr Verletzungen und trainieren schlichtweg ineffizienter!

Ein Aspekt, der in der aktuellen Forschung gerne noch Aufmerksamkeit finden dürfte, ist der, was wir machen, wenn wir uns in einer der vier Phasen nicht so knorke fühlen und keinen Zugriff auf unsere Sportler*innen-Superkräfte haben. Beispielsweise bringt es in Phase 1 herzlich wenig, wie der creepy Volleyball-Trainer von Mila Superstar deinem Trainee Eisenketten an die Fesseln zu hängen, sie anzuschreien und sie die in den vermeintlichen Östradiolaufschwung hineinzudrängen, wenn ihre Sportler*innen-Superkraft durch ein Thema ihres inneren jungen Anteils blockiert ist.

Unter meinen Klientinnen befanden sich zwar bisher noch keine Spitzensportlerinnen, jedoch finde ich folgende Beobachtung auch für die Sportwelt ziemlich erhellend: Wenn meinen Klientinnen in der Zeit des Coachings Unfälle passierten, sie beispielsweise umknickten oder stürzten, fand das immer in Phase 1 statt[23]. Your inner child is a powerful thing! Pause, sanftes Training und Raum für Innenschau sind angesagt, wenn hier

---

[23] Das wäre übrigens mal eine sehr schöne Studie, liebe Sportmedizini-

ein Thema gesehen werden will. Jede/r Spitzensportler*in weiß, dass die mentale Stärke mindestens so erfolgsentscheidend ist wie die physische Leistungsfähigkeit.

Im Übrigen gilt das auch für die Bad-ass-Moms, die Kinderwagen, Maxi-Cosi®, Kind 1 und 2, vielleicht auch noch 3 und am besten noch die fette Wickel-Spielzeug-Ersatzklamotten-Tasche, plus Einkäufe durch die Gegend hieven. Ja, auch das ist eine Art von Sport, und ja, auch hier gilt: In Phase 1 und 2 gerne (vorausgesetzt, dein Beckenboden will das und du macht es rückenfreundlich!), Phase 3 weniger, Phase 4 noch weniger!

Seid lieb zu eurem Körper, der eurer Seele so viele Jahre lang ein Zuhause bietet – I know cheesy but true –, und behandelt ihn als den kostbaren Tempel, der er eben ist. Euer Körper wird es euch danken und euch voller Kraft und Leichtigkeit durch euren Natural-Flow-Sport surfen lassen.

Für deine Arbeit

Soooo, ihr Schönen! Erweitern wir unser zyklisches Leben doch um die nächste entscheidende Ebene: unsere Arbeit. Denn zyklusorientiert zu leben bedeutet nicht, ein privates, heimliches Feel-good-Programm in den eigenen vier Wänden zu zelebrieren, um dann den energetisch aufgetankten, locker-leckeren

---

schen Fakultäten! Einfach bei der Aufnahme von Sportunfällen die Zyklusphase bzw. letzte Menstruation abfragen. Wer hat Lust?

Zyklusflow vom Bulldozer der Arbeitswelt plattwalzen zu lassen. Vielmehr bedeutet zyklusorientiert zu leben eben auch, zyklusorientiert zu arbeiten.

Ehrlich gesagt ist mir die Trennung der Welten »Leben« und »Arbeiten« sowie »Privat« und »Beruf« schon immer ein Rätsel gewesen. In meiner Masterarbeit, die ich über das Lügen im Arbeitskontext geschrieben habe, durfte ich u. a. feststellen, dass es eine völlig selbstverständliche moralische Abspaltung in uns Menschen gibt: Lügen im Privaten – not okay. Lügen im Arbeitskontext – voll normal.

»Mag sein, aber was hat das bitte mit dem Zyklus zu tun?«

Sag ich dir: Wenn du wirklich das ganzheitlich runde und satte Natural-Flow-Lebensgefühl haben möchtest, das dir das Surfen auf deiner persönlichen Zykluswelle ermöglicht, dann ist es supergut, wenn du wertvollen und auch heilsamen »privaten« Feel-Good-Zyklus-Raum für dich aufmachst. Alles entscheidend ist jedoch, dass du diesen Raum auch auf dein Arbeiten ausweitest.

And here is why: Erstens verbringst du ziemlich viel Lebenszeit mit Arbeit, also wäre es schlichtweg Quatsch, dir selbst und anderen zu erzählen, dass du zyklusorientiert lebst, um dann in deine emotionale Arbeitsuniform zu schlüpfen, dein zyklisches Sein an der Bürogarderobe aufzuhängen und wieder robotten zu gehen. Zweitens ist die Wirtschaftswelt da draußen der Zyklus-Endgegner, das Patriachat, wie es leibt und lebt.

Hier geht es nicht um einzelne Momente, in denen du mit alten patriarchalen Strukturen konfrontiert bist. In unserer aktuellen politischen, akademischen, medizinischen und (weitestgehend) wirtschaftlichen Berufswelt ist das Patriachat fucking real and alive. Today. And all the time. Und es wird vielleicht auch noch ein Weilchen dauern, bis sich das ändert. Ich bin mir jedoch sicher, dass wir auf einem guten Weg sind, und mit deinem zyklusorientierten Arbeiten kannst du einen entscheidenden und wichtigen Beitrag dazu leisten, dass wir uns allen (!!!) mehr Raum für unser natürliches Sein, unseren Natural Flow geben.

So, und wie stellen wir das jetzt an? Im ersten Moment mag sich die Hürde riesig anfühlen, aber mach dir bitte bewusst: Das, was du da spürst, ist der Endgegner, letztes Level, danach hast du es geschafft: Zyklus-Flow everywhere!

Und ein Wort an die lieben Chefinnen und Chefs und das Kollegium: Je weicher, offener, visionärer und auch smarter das Arbeitsumfeld ist, desto leichter wird es den Mitarbeitenden fallen, die zyklischen Bedürfnisse auch im Arbeitskontext zu leben und ihre Superkräfte gewinnbringend für die Arbeit einzusetzen.

Um zu wissen, was zu tun ist, starten wir vielleicht erst mal ganz sanft mit einer kleinen Definition des zyklusorientierten Arbeitens:

»Zyklusorientiert zu arbeiten bedeutet, sich der eigenen zyklischen Bedürfnisse bewusst zu sein, diese über die äußeren Anforderungen zu priorisieren – bzw. sie mit den Anforderungen des Arbeitsalltags in Einklang zu bringen – und so freien Zugriff auf die eigenen Zyklus-Superkräfte zu haben und diese gewinnbringend und effizienzsteigernd für die Arbeit einzusetzen.«

»Ja, als Soloselbstständige ist das ja leicht gesagt, aber wie soll das bitte für mich gelten? Ich arbeite als Versicherungsfachangestellte in einer riesengroßen Firma. Wie soll das bitte funktionieren?«

Spitzenfrage! Und deshalb fangen wir direkt mal damit an:

Zyklusorientiert arbeiten als Angestellte

»Was? Mein Zyklus auf der Arbeit? Ne, der hat da nix verloren. Geht ja auch keinen was an!« Das ist eine ziemlich gängige Haltung gegenüber zyklusorientiertem Arbeiten als Angestellte, und einerseits kann ich das verstehen. Doch andererseits verbirgt sich in dem mutigen und visionären Schritt, diese beiden Welten »Zyklus« und »Arbeit« zusammenfließen zu lassen, so viel wunderschönes Potenzial. Wichtig ist, dass es nicht um das krampfhafte Verschieben von Terminen geht, die dann endlich in deine Zyklusphasen passen. Damit setzt du deinen physischen Zyklus voll unter Druck, genau so funktionieren zu müssen, wie du es jetzt in deinem Kalender geplant hast. Und genau darum geht es eben nicht. Vielmehr geht es um eine – Achtung! – veränderte Priorisierung: Nicht der Kalender ist wichtiger, sondern dein Zyklus!

Natürlich verlangt diese Veränderung Mut, so wie jeder andere Umbruch im Leben auch. Gleichzeitig musst du auch nicht von heute auf morgen völlig durchgezent auf dem Natural-Flow-Surfbrett durch deine Versicherung fließen. Lass dir Zeit und feiere dich für die kleinen entscheidenden Schritte, die du gehst, um deinem zyklischen Sein mehr Raum zu geben. Remember: Du schreibst Geschichte, denn wahrscheinlich hat noch niemals eine Mitarbeiterin in deinem Unternehmen ihrem zyklischen Sein zu mehr Raum verholfen. Also, Brust raus und Pionierstolz an! Viel wichtiger als das Geschiebe mit den Terminen ist auch die Verbindung zu deinem jeweiligen Anteil, der je nach Zyklusphase aktiviert ist.

Lass uns doch mal der Reihe nach durch deine Zyklusphasen surfen und schauen, wie das gehen könnte …

In Phase 1 ist deine innere Junge aktiv. Verbinde dich mit ihr (wie du das machst, kannst du auf Seite 55 nachlesen). Wie geht es ihr? Gut? Super, dann kannst du ohne Einschränkungen auf die Superkräfte zugreifen, auf die unsere Leistungsgesellschaft steht: Kognitiv läufst du zu Hochformen auf, und du hast richtig Lust zu lernen.

Vergiss dabei nicht, dass auch das Spielen eine Qualität ist, die deinem Anteil wichtig sein kann. Arbeit darf Spaß machen! Also schau mal, wie du dir das Pflegen von Excel-Tabellen, die Montagsmeetings und die Pausen so bunt und spaßig gestalten kannst, dass dein innerer junger Anteil gar nicht mehr aus dem Freudestrahlen rauskommt.

Für den Fall, dass es deiner inneren Jungen nicht so gut geht, drück auf Pause, mach langsam. Wenn ihr Thema heftig ist und sie viel Raum braucht, setz deine Arbeit auf hold und kümmere dich darum, dass sich dieser Anteil in dir wieder sicher, gehalten und geborgen fühlt. Konkret bedeutet das, dass du dich krankmelden darfst, solange es dir nicht gut geht. Mentale Gesundheit ist genauso wichtig wie physische Gesundheit, wenn nicht sogar wichtiger. Wenn du dich durch innere Prozesse destabilisiert fühlst, ist das definitiv ein Grund, lieber zu Hause zu bleiben und dein Herz zu pflegen, genauso wie du (hoffentlich) zu Hause bleibst, wenn du eine Grippe hast. Das Coole dabei ist allerdings: Je nachhaltiger und regemäßiger du dich um dein Seelenleben kümmerst, desto seltener kann und wird dich etwas aus der Bahn werfen. Also auch aus Arbeitgeberperspektive: Mental Health Issues als offizielle Krankheitsgründe gelten zu lassen ist ein Investment in die Mitarbeiterschaft, das dabei hilft, nachhaltig gestärkte und resiliente Mitarbeitende zu haben. Klingt gut, oder?

Mit einem verletzten inneren Anteil durch die Gegend zu laufen ist fahrlässig! Für dich und für andere. Du kannst den Ruf der Jungen natürlich überhören, auf taub schalten und weiter robotten, aber das wird anstrengend, weil es so ist, als würdest du versuchen, einen Marathon mit zusammengeknoteten Beinen zu laufen. Was passiert? Du fällst. Entweder tatsächlich, oder dein Körper reagiert auf eine andere Art und Weise. Du produzierst beispielsweise einen Fehler nach dem anderen oder bist unausstehlich zu deinen Kolleg*innen. Innere Kinder sind mächtig, und wer sie nicht hören will, wird sie fühlen.

Mal kurz raus aus der epischen (aber trotzdem ernst gemeinten) Dramatik, hinein in die unternehmerische Effizienz: Wackelig aufgestellt durch die Arbeit zu eumeln und Konflikte und Fehler zu riskieren ist weniger effizient, als sich zwei Tage rauszunehmen, in dich einzutauchen, einen neuen Fahrplan für dich und deinen jungen Anteil zu kreieren, um anschließend vollen Zugriff auf deine Superkräfte zu haben. Also, du entscheidest!

Sollte es deinem inneren mütterlichen Anteil in Phase 2 knorke gehen, werden es wahrscheinlich schöne Arbeitstage werden: Deine Ausstrahlung ist umwerfend, dein diplomatisches Geschick virtuos und dein Verständnis für andere grenzenlos. Der absolute Liebling der patriarchalen Wirtschaftswelt. Doch Obacht, auch hier gilt, diese Superkräfte gehören nicht nur dem Unternehmen und deinen Kolleg*innen, sondern auch dir. Genieß es, dir deinen Kaffee ganz besonders cremig aufzuschäumen, genieß deine leuchtende, umwerfende Ausstrahlung beim Vortrag, oder spür ganz bewusst die (platonische und kollegiale) Liebe zu deinen Teammitgliedern, und feiere eure Großartigkeit!

Sollte es deiner inneren Mutter nicht gut gehen, gilt das Gleiche wie in Phase 1: Drück die Stopp-Taste. Es ist genau dieser Move, der vielleicht zunächst Mut erfordert, aber ein klares und auch inspirierendes Zeichen gegenüber deinen Kolleg*innen setzt, physische und mentale bzw. emotionale Gesundheit über wirtschaftlichen Erfolg zu priorisieren.

Als ich das erste Mal am eigenen Körper erlebt habe, dass sich eine Schwangerschaft nach der 10. SSW nicht weiterentwickelt hat, bin ich tief gefallen. Ich kannte keine Frau in meinem Umfeld, die einen Schwangerschaftsverlust erlebt hatte, und niemand hatte jemals mit mir darüber gesprochen. (Ich war damals zweiunddreißig Jahre alt!) Als meine Frauenärztin mir nach der ersten Untersuchung den Mutterpass mit den Worten »Freuen sie sich auf eine ganz normale Schwangerschaft« rübergeschoben hatte, war ich damit beschäftigt, Brautkleider für Schwangere zu googeln und über die Weihnachtsfeiertage jedem stolz von unserem Glück zu berichten.

Ich arbeitete damals in meiner ersten Festanstellung nach der Promotion an einer Universität. Zwei Tage nach der Ausschabung ging ich wieder arbeiten. Ich konnte die Buchstaben auf dem Bildschirm nicht lesen, immer wieder verschwamm alles vor meinen Augen. Mein Kopf dröhnte, und ich hörte alle wie durch eine Plexiglasscheibe mit mir sprechen. Egal, Brille im Drogeriemarkt kaufen und weiter.

Meine Vorgesetzen wussten Bescheid. Eine Kollegin war gerade hochschwanger und traute sich kaum noch in mein Büro, ein Kollege erzählte mir von seinem persönlichen Leidensweg mit seiner Frau.

Am darauffolgenden Wochenende betrank ich mich so heftig, dass ich den ganzen Sonntag über der Kloschüssel verbrachte. Danach wusste ich: So nicht. Ich suchte noch mal das Gespräch mit meinen Vorgesetzen, und gemeinsam entschieden wir, dass ich mich eine Woche krankschreiben lassen würde, damit ich Zeit hätte, mich wieder zu sortieren.

Noch während dieser Woche erhielt ich eine Einladung zum Personalgespräch und wurde am ersten Tag meiner Rückkehr umgehend aufgrund meiner »schlechten Leistung« gekündigt. Das Risiko, dass ich schon bald wieder schwanger werden könnte, wollte man offensichtlich nicht auf sich nehmen.

Heute bin ich dieser Erfahrung dankbar, weil sie mir gezeigt hat, wie viel in unserer Arbeitswelt falsch läuft, wie unmenschlich wir unter dem Druck der Arbeitsanforderung zueinander werden und wie wichtig und heilsam es ist, das anzuerkennen und zu ändern.

Was ist die Moral der Geschichte? Übergeh deinen Schmerz nicht, schaff dir deinen Raum, wenn es sich für dich gut anfühlt, kommuniziere offen darüber, denn jede negative Reaktion auf deine Vulnerabilität ist eine wertvolle Information für dich. Sie hilft dir zu entscheiden, ob du an diesem Ort, in dieser Unternehmenskultur arbeiten möchtest oder eben nicht.

Katja ist siebenundzwanzig Jahre alt und arbeitet in einer Werbeagentur. Sie ist eine bildschöne, naturliebende Deutsch-Schwedin, die gern wandern geht. Wir arbeiten seit einem Monat gemeinsam an ihren Wünschen für ihr Leben. Einer davon ist es, ihren Zyklus mit seinen Bedürfnissen und Superkräften auch auf der Arbeit zu leben. Aktuell hat sie noch das Gefühl, dass sie ihr ganzes Zykluswissen und -gefühl ausknipst, sobald sie an ihrem Schreibtisch in der Firma sitzt. Gleichzeitig spürt sie immer wieder, auch durch körperliche Symptome, dass das einfach nicht fair ihrem Körper gegenüber ist, und sie hat auch das Gefühl, dass es sie in ihrer Leistung schwächt.

Phase 1 und 2 stellen keine große Herausforderung dar. Katja macht ihre Monatsprojektplanung ganz intuitiv immer nach ihrer Menstruation und berichtet mir völlig beflügelt, dass jetzt schon zum zweiten Mal eine wichtige Pitch-Präsentation zufällig in Phase 2 gefallen ist. Jetzt liegt allerdings der Termin für eine Präsentation bei einem ihrer wichtigsten Kunden in Phase 3.

»Ich habe schon kurz überlegt, ob ich den verschiebe, aber das

finde ich auch irgendwie nicht gut. Ich weiß nicht so ganz, wie das gehen soll: magisch sein und im Außen performen. Ich brauch für diese Termine auch einfach einen klaren Kopf, und den hab ich in Phase 3 nicht. Das macht mich unsicher.«

»Das kann ich gut verstehen. Wie würde denn die Präsentation aussehen, wenn du sie mehr aus dem Körper als aus dem Kopf heraushältst?«

»Hui, Moment. Wie meinst du das?«

»Wie wäre es, wenn du ein anderes Weisheitszentrum in deinem Körper aktivierst und dich mehr darauf konzentrierst, was z. B. aus deiner Gebärmutter herauskommt, als darauf, was dein Kopf sagt.«

»Ne, ich weiß nicht. Ich weiß ja, dass meine Gebärmutter auch klug ist, aber ich vertrau ihr einfach noch nicht so lang und weiß nicht, ob ich es schaffe, mich bei einem so wichtigen Termin auf sie zu verlassen.«

»Wann hast du dich denn das letzte Mal auf sie verlassen?«

»Hm, okay, ja, das ist lustig. Ich mache meine Einkäufe im Supermarkt in Phase 3 immer vollkommen intuitiv.«

»Und? Hast du was Essbares im Kühlschrank?«

Sie lacht. »Ja, wenn ich ehrlich bin, habe ich sogar immer genau das da, worauf ich Lust habe. Oh mein Gott, ich glaube, ich kaufe so am besten ein.«

»Aha. Kannst du das auf deine Präsentation übertragen?«

»Das wär ja verrückt, wenn ich ohne aktives Kopf-Benutzen noch besser wäre!«

»Hast du Lust, es auszuprobieren?«

»Puh, Miriam, ich weiß nicht. Das ist ein echt wichtiger Kunde!«

»Es ist ja nicht so, dass der Kopf abfällt, wenn du dir vornimmst, dich auf deine Gebärmutter zu verlassen.«

»Okay, stimmt auch wieder. Na gut, ich probier's!«

»Mega! Ich freu mich darauf, zu hören, wie es gelaufen ist. Was könnte dich vorher oder währenddessen noch dabei unterstützen, dass du nicht ganz unsicher in die Präsentation gehen musst?«

»Hm, ich weiß nicht. Wie könnte ich es denn auf der Arbeit noch üben, aus der Gebärmutter bzw. meiner Intuition heraus zu agieren?«

»Wie wär's mit dem Teammeeting am Montag?«

»Ach ja, okay, das ginge. Danke.«

»Gerne. Gibt es noch was, was dich während der Präsentation daran erinnern kann, dass du dich auf deine Intuition verlassen kannst und dein kluger Kopf sowieso mitläuft?«

»Ich musste grade spontan an so eine kleine Muschel denken, die ich aus Thailand mitgebracht hab. Der ganze Thailand-Trip war nämlich eine total intuitive Entscheidung und eigentlich eine der besten, die ich je getroffen habe.«

»Dann also die Mini-Muschel. Fühlst du dich gut ausgestattet, um in dein kleines Experiment zu starten?«

»Jawohl. Ich bin ziemlich gespannt, wie das so wird, und werde dir davon berichten!«

Jetzt atmen wir noch mal tief durch, denn Phase 3 braucht bekanntlich allein aufgrund ihrer gesellschaftlichen Underground-Position ein wenig mehr Mut, um voll gelebt zu werden.

Oder etwa doch nicht? Nö, eigentlich darfst du zunächst einfach nur mit ihr und ihrem Bedürfnis nach Rückzug verbunden sein. Wenn du das Gefühl hast, dein Arbeitsumfeld könnte davon profitieren, kommuniziere gern, zum Beispiel mithilfe der Zyklusuhr, dass du jetzt in Phase 3 bist und vielleicht nicht mehr ganz so viel Interesse an Smalltalk hast, dafür aber die Ideen zur Optimierung der Ablagestruktur, des Onboardingprozesses oder der Produktlinie nur so aus dir raussprudeln.

Auch im zweiten Teil von Phase 3 darfst du deine alltäglichen beruflichen Aufgaben *aus der Energie der Phase heraus* tun, also ruhig das Verkaufsgespräch mit deinen Kunden mal aus der Gebärmutter heraus führen. Keine Sorge, der Kopf fällt nicht ab, wenn man ihn nicht aktiv benutzt, er entspannt sich einfach etwas. Du wirst überrascht sein, wie viel mehr zu deinen Gunsten passieren kann.

Klingt nach Business-Witchcraft? Ist es auch ein bisschen. Wenn das (noch) nicht so ganz deins ist, dann hier ein erster kleinerer Schritt: Mach dir beim Ausfüllen deiner Excel-Tabellen die Musik an, nach der dir ist, oder geh in der Mittagspause raus und tanze mit Musik auf den Ohren durch den Park. Trau dich! Eine Prise Exzentrik steht dir ganz hervorragend und macht dein Leben nur bunter und schöner.

Wenn sich deine innere Magierin über das Anzeigen verschiedener physischer oder psychischer Symptome meldet, dann liegt die Lösung witzigerweise in der Arbeit: Trau dich mehr! Mehr Rückzug, mehr Exzentrik, mehr Intuition, mehr Kreativität. Dafür musst du nicht gleich deinen Job an den Nagel hängen.

Du kannst auch innerhalb der Strukturen deiner Festanstellung dafür sorgen, dass du deine Aufgaben auf kreative, intuitive Weise und eben ein wenig in dich gekehrter – wenn du dich traust, exzentrischer – machst als bisher.

In der folgenden Woche bekomme ich eine Sprachnachricht von Katja, die gerade ihre Präsentation gehalten hat.

»Miiiiiriam! Wooohooo! So was hab ich noch nicht erlebt! Was war das denn, bitte?! Ich war so im Fluss! Es war, als würde ich gar nicht selbst reden, sondern nur Worte sagen, die so aus mir raussprudeln, totaaaal verrückt! Und das Beste: Der Kunde hat den Pitch geliebt! Ich kann's grad fast nicht glauben. Wir gehen jetzt alle zusammen feiern. Ich danke dir sehr dafür, dass du mich dazu ermutigt hast. Ich glaub, ich will Präsentationen nie wieder anders halten.«

Einen Tag später sehen wir uns wieder. Katja will über Zyklusphase 4 und darüber, wie sie diese für sich nutzen kann, sprechen.

»Also die Wärmflasche rauszuholen und mir in den Schoß zu legen bekomme ich ja auf der Arbeit noch hin. Aber wie soll ich bitte mein ›Loslassen‹ und meine ›Weisheit‹ unternehmerisch nutzen?«

»Erst mal ist es wichtig, dass du dir den Raum dafür schaffst, loslassen und empfangen zu können. Hast du das Gefühl, das auf der Arbeit gut tun zu können?«

»Äh, nein, eher nicht.«

»Okay, kannst du an Tag 2 im Homeoffice arbeiten?«

»Ja, das ist kein Problem.«

»Großartig, dann lass uns doch mal schauen, ob es im Zusam-

menhang mit deiner Arbeit etwas gibt, was du loslassen möchtest.«

»Oh, das ist seit gestern leicht! Das Misstrauen in meine Intuition. Die Präsentation hat so gutgetan, und ich will da einfach nie wieder aus diesem guten Gefühl rausrutschen.«

»Das ist doch toll! Dann darfst du beim freien Bluten – am besten auf ein Handtuch oder in deine Freebleading Underwear – einfach das Misstrauen mitschicken, ohne dabei groß deinen Kopf anzustrengen. Klingt das machbar für dich?«

»Ich glaub schon, dass ich das hinbekomme.«

»Super. Danach entsteht in dir Raum, um einfach kommen zu lassen, was kommen will. Versuch, nicht aktiv über die Arbeit oder die Firma nachzudenken, sondern träum dich mehr in sie hinein, und schau mal, welche Bilder dir so kommen. Für die Tage danach ist es wichtig, dass du nicht sofort wieder Vollgas gibst, sondern langsam schaust, wonach dir ist. Versuch mal, To-Dos oder E-Mails zu schieben oder nur kurz zurückzumelden, dass du dich Anfang nächster Woche meldest. Wie fühlt sich das an, wenn du daran denkst, das umzusetzen?«

»Puh, echt nach einer Challenge. Vor allem das mit den E-Mails. Aber ich muss ja auch zugeben, dass ich während unserer bisherigen Zusammenarbeit gelernt hab, dass sich jede Challenge echt ausgezahlt. Also, ich glaub, das wird mich Überwindung kosten, aber okay, los geht's!«

»Okay, Rückzug und Exzentrik kann ich mir ja noch irgendwie vorstellen. Aber wie soll ich denn bitte liegend arbeiten?«

It's called Homeoffice. Die Pandemie hat uns gelehrt, wie irrelevant die tägliche Anwesenheit am Arbeitsplatz ist. Und wenn du einen Beruf hast, in dem das nicht möglich ist, dann gebe ich dir die folgende provokante Frage an die Hand: Was ist dir wichtiger, deine körperliche und seelische Gesundheit oder dieser eine Tag Arbeit?

Das bedeutet nicht, dass du dich eine Woche krankschreiben lassen solltest, sondern … na, wer weiß es? Richtig, dir am stärksten Tag deiner Menstruation (meist Tag 2) mindestens einen halben Tag lang freinehmen darfst, um deinem natürlichen und gesundheitsfördernden Bedürfnis nach Ruhen in der Waagerechten nachzugehen.

Du glaubst, dass es einen Termin gibt, der wichtiger nicht sein könnte, und schaffst es nicht, ihn zu verschieben, auch wenn genau das deine universelle Challenge gewesen wäre? Für den Anfang auch okay, dann hab den Mut und chille an Tag 3.

»Aber Miriam, Chillen ist doch gar keine Superkraft!«

Das würde ich so nicht sagen. Es ist tatsächlich eine hohe Kunst, sich von der Schnelllebigkeit unserer Welt zu entkoppeln, sich in sich zurückzuziehen, dem eigenen Bedürfnis nachzugehen und offen dafür zu sein, was dir in der Ruhe begegnen möchte. Entscheidend dabei ist, dass dieser physische Reinigungsprozess eben auch seelisch extrem stabilisierend wirkt. Wenn du dir den (halben) Tag der Ruhe gönnst, dann weißt du (bewusst oder unbewusst ist eigentlich egal), was du gehen lassen möchtest und worauf du dich in Zukunft fokussieren willst.

»Und wie kann ich das jetzt für meinen Beruf nutzen?«

Indem du dir diese Fragen auf deinen beruflichen Kontext

überträgst. Frag dich: Welche Verhaltensweisen/Kund*innen/Projekte möchte ich loslassen/beenden/abschließen? Auf welche Kund*innen/Projekte/Themen habe ich in Zukunft noch mehr Lust bzw. welche davon bereichern das Unternehmen, in dem ich arbeite? Aber auch ganz freie Assoziationen, Ideen oder – Obacht, liebe Skeptiker*innen – Epiphanien darüber, welche neuen Prozesse, Produkte, Themenfelder im Unternehmen erschlossen werden können, können friedlich blutend ihren Weg in deinen Geist finden.

Mein Traum ist es, dass du es dir aussuchen kannst, ob du das mit dem friedlichen Bluten zu Hause oder auch im eigens dafür (oder zum Powernappen oder kurz mal entspannen …) vorgesehenen Chillroom machst. Denn ich glaube, dass die räumliche Nähe einen relevanten Faktor dabei spielen kann, ob dein Unternehmen die Chance bekommt, von deinen Phase-4-Visionen für ihr Business Developement zu profitieren.

In unserer nächsten Session springt mir Katja mit ihrer vielen Energie vor Freude fast in den Bildschirm.

»Ich finde es so unglaublich, was alles passieren kann, wenn man sich diesen einen einzigen Tag mehr Raum gibt und den Rest der Zeit entspannter angeht. Ich habe komplett schmerzfrei und megagemütlich geblutet, ich habe mich von diesem Misstrauen gegenüber meiner Intuition verabschiedet und dabei gemerkt, dass die irgendwie gar nicht zu mir passt. Und ich habe – und das ist das Verrückteste – gesehen, wie das neue Corporate Design der Firma aussehen könnte! Im Ruhen war da auch irgendwie so ein ganz tiefes, echt schönes Gefühl, dass das, was ich gerade mache,

also ruhen und bluten, so verdammt richtig ist. Ach, und der Oberhammer ist, dass ich nicht weiß, wann ich das letzte Mal so viel Energie gehabt hab wie jetzt gerade in meiner Phase 1. Warum weiß denn bitte niemand, wie wichtig das ist?! Egal! Ich weiß es und erzähl's einfach allen.«

»Wow, Katja, so gut! Wie hat das mit den E-Mails geklappt?«

»Bei den ersten hatte ich echt Widerstände und war kurz davor, es zu lassen. Aber als dann nach der zweiten E-Mail eine sehr nette Antwort von einer Kundin zurückkam, dass sie es zu schätzen weiß, wie ich sie auf dem Laufenden halte, ist irgendwas in mir aufgegangen. Danach konnte ich allen anderen einfach schreiben, dass ich mich nächste Woche mit Ergebnissen und Antworten melden werde.«

»Perfekt!«

»Und Miriam, ich hab noch etwas, was ich dir unbedingt erzählen muss: Ich habe mein Team ein bisschen auf die Reise meiner Zyklus-Challenge mitgenommen, und zwei Kolleginnen haben jetzt auch angefangen, auf ihren Zyklus zu achten, und wollen im Homeoffice bluten. Eine von ihnen ist gut mit unserem Chef befreundet und hat ihm vom zyklusorientierten Arbeiten erzählt. Er fand es wohl ziemlich spannend, vor allem den Effizienz-Faktor, aber auch, dass es uns allen dadurch einfach besser geht. Nächste Woche will er sich mit mir zusammensetzen, und er hat anfragen lassen, ob du auch schon dazukommen magst, um zu schauen, ob wir das zyklusorientierte Arbeiten bei uns im ganzen Unternehmen einführen können.«

»Das ist ja großartig!! Vor allem, dass du so mutig deine Kolle-

ginnen inspiriert hast! Du darfst stolz auf dich sein! Sehr gern setz ich mich mit euch zusammen und schaue mal, was ihr braucht, damit ihr alle eure Superkräfte beim Arbeiten nutzen könnt.«

Wenn du jetzt beim Lesen das ein oder andere Mal »pfff« gemacht hast, weil in deinem Unternehmen kein Homeoffice angeboten wird oder du dich einfach (noch) nicht bereit und wohl genug fühlst, um deine Zyklusphasen mit deinem Team zu teilen – keine Sorge: Viele Wege führen zum Natural Flow! Du kannst deinen Weg auch ganz achtsam Schritt für Schritt gehen, indem du anfängst, deine Phasen deutlich für dich und mit dir auf der Arbeit zu spüren. Im nächsten Schritt merkst du dann vielleicht, wo deine Arbeitsrealität mit deinem zyklischen Bedürfnis aneckt. Wenn du dann vom Anecken irgendwann so richtig genervt bist, wird – ganz natürlich und in deinem Tempo – der Zeitpunkt kommen, an dem du den nächsten Schritt gehen magst und anfängst, ganz kreativ und entspannt darüber nachzudenken, wie du die Rahmenbedingungen, die deinen Natural Flow blockieren, ändern kannst. Und genau dann bist du im Sweetspot des zyklusorientierten Arbeitens angekommen, der dich raus aus der Versklavung des Kapitalismus holt: Du stellst dich und deine menschlichen Bedürfnisse über die Anforderungen der rein monetär motivierten Leistungsgesellschaft. Und wenn der Mensch wieder wichtiger wird als das liebe Geld, sind wir auf dem richtigen Weg in die fluffige Welt des Natural Flow.

Wie es aussehen kann, wenn eine visionäre Geschäftsführerin zyklusorientiertes Arbeiten in ihrem Unternehmen einführt, erfährst du im nächsten Kapitel.

Zyklusorientiert arbeiten im Team

Zyklussuperkräfte für dich und dein Arbeiten nutzen: Knaller! Zyklusorientiertes Arbeiten im ganzen Unternehmen implementierten und zyklusorientiert im Team arbeiten: Der absolute Oberknall im All! Here is why: Zunächst einmal kreiert zyklusorientiertes Arbeiten einen absoluten Mehrwert für die Arbeitskultur deines Unternehmens, denn durch das Bewusstsein für Zyklusphasen, ihre individuellen Bedürfnisse und Superkräfte entsteht mehr Verständnis in deinem Team und dadurch wiederum ein insgesamt harmonischeres Miteinander. Es ist außerdem das wertschätzendste Signal, das du deinen Mitarbeitern*innen mit Gebärmutter geben kannst. Durch diese Wertschätzung steigerst du die Zufriedenheit deiner Mitarbeiter*innen und kreierst einen Arbeitsplatz, an dem ein wirklich natürlicher Arbeits-Flow gelebt werden kann. Und genau damit leistet dein Unternehmen als eines der ersten weltweit einen aktiven Beitrag zum gesamtgesellschaftlichen Patriachats-Männlichkeits-Detox und fördert die Rückbesinnung auf die eigene Natur. Boom!

Aber damit nicht genug. Mithilfe des zyklusorientierten Arbeitens wird die Teamarbeit nicht nur angenehmer, sondern auch effizienter: Weil du die Zykluskräfte nutzt, statt gegen sie zu arbeiten, holst du tatsächlich das Beste aus deinen Mitarbeitenden raus und nutzt ihre Talente und Superkräfte optimal für eure Sache. Zyklusorientiertes Arbeiten reduziert sogar die Krankheitstage, denn der Körper hat nun keinen Grund mehr, auf sich und seine Bedürfnisse aufmerksam zu machen, weil bereits vom

Unternehmen dafür gesorgt wird, dass die Mitarbeitenden und ihre Bedürfnisse den Raum bekommen, den sie brauchen. Die Geschäftsführung und das HR-Team werden zusätzlich enorm entlastet, weil das Bewusstsein über die Zyklusphasen zu mehr Verständnis und Harmonie führt und weniger Konflikte und Unstimmigkeiten gelöst werden müssen. Kabooooom!

Als ich Lisa – Nachhaltigkeitsaktivistin, zweifache Mutter, Autorin, Gründerin und Geschäftsführerin von FOLKDAYS, einem internationalen Fair Fashion und Design Lable – zufällig auf einem Entrepreneurship Summit den Satz hören sage: »Ich wünsche mir, dass wir uns als ganzen Menschen mit zur Arbeit bringen können«, klingelt irgendetwas in mir, und wenige Sekunden später beobachte ich mich dabei, wie meine Intuition keck und fröhlich in die Tasten haut und ihr eine Inputsession bei mir schenkt. Sie nimmt das Geschenk neugierig an. Nach der Session, in der ich ihr das Zykluswissen vermittelt habe und ihr anschließend die Vorteile des zyklusorientierten Arbeitens im Unternehmen aufzeige, sagt sie: »Oh, das will ich unbedingt für mein Team haben!«

Einige Wochen später sitze ich mit dem FOLKDAYS-Team zusammen und leite eine Meditation, um in unseren gemeinsamen Kick-Off-Workshop zu starten. Die Mitarbeiterinnen sind junge, kluge, bezaubernde Frauen im Alter zwischen fünfundzwanzig und einunddreißig Jahren, die das Wissen über den Zyklus und seine psycho-physische Wirkungszusammenhänge nur so aufsaugen. Was mich positiv überrascht, ist die unglaubliche Offenheit, mit der die Workshop-Teilnehmerinnen über ihre zyklischen Besonderheiten berichten.

Okay, to be fair: Wir schreiben das Jahr 2020, und ich sitze in einem Fair Fashion Design Store in Berlin-Kreuzberg … Dennoch. Ich habe diese Frauen noch nie zuvor getroffen, und sie haben sich auch noch nie zuvor in der Tiefe über ihre Zyklusthemen miteinander ausgetauscht. Es fühlt sich an, als hätten wir endlich die Tür zu einem Raum geöffnet, in dem jetzt alle als ganzer Mensch am Arbeitsplatz eben auch die Themen besprechen können, die man sonst nur heimlich mit sich herumträgt. Gemeinsam entwickeln wir abschließend Ideen dazu, wie die Kommunikation über die jeweilige Zyklusphase stattfinden kann.

»Eigentlich wären analoge Zyklusuhren an einer Wand im Büro cool, aber wir sind ja nicht immer alle hier«, wirft eine Teilnehmerin ein.

»Welchen Kommunikationskanal nutzt ihr denn am meisten?«, erkundige ich mich.

»WhatsApp«, antworten alle wie aus einem Mund.

»Ihr könntet den Zyklusphasen bestimmte Emojis oder Farben zuordnen oder einfach die Zyklusphase schriftlich miteinander zu einem bestimmten Zeitpunkt teilen. Wäre das vorstellbar?«

»Ja, das finde ich toll. Vielleicht einfach immer montags, wenn wir sowieso miteinander einchecken …«, antwortet Lisa. »Was meint ihr?«

Alle stimmen zu und freuen sich darauf, die Kommunikation über ihre Zyklusphasen in den Arbeitsalltag mitzunehmen.

Nach zwei Monaten treffen Lisa und ich uns online zum Check-in.

»Erzähl mal, meine Liebe! Wie ist es euch ergangen?«

»Auch wenn wir, ehrlich gesagt, nicht immer superkonsequent die Phase der anderen kennen, fühlen wir uns einander irgendwie näher«, berichtet sie fröhlich. »Ich spüre auch deutlich, dass der Teamzusammenhalt viel stärker geworden ist und es mich selbst megaentspannt, am zweiten Tag meiner Menstruation als gutes Vorbild einfach nach Hause zu gehen und von dort aus zu arbeiten oder, was ich neuerdings auch lerne, einfach mal zu chillen.«

»Das klingt wunderbar! Woran kannst du den stärkeren Teamzusammenhalt festmachen?«

»Ich merke, dass einfach mehr Verständnis füreinander da ist und dadurch weniger dicke Luft im Team herrscht. Ich habe eine größere Bereitschaft wahrgenommen, Themen von anderen zu übernehmen oder sich gegenseitig bei Fragestellungen zu unterstützen. Und irgendwie arbeiten wir alle viel gesünder, weil wir, auch in stressigen Zeiten, nicht knallhart durchziehen, sondern eher schauen, wer grade die Kapazität dafür hat, den Lead zu übernehmen, und wer von uns das eben nächste Woche tut. So haben wir alle mal Zeiten, in denen wir nicht high-performen müssen, wenn eben andere Dinge – wie Bluten – dran sind.«

»Hach, Lisa, was für eine unglaublich visionäre Geschäftsführerin du bist und was für ein cooles Team du da hast! Ich freue mich sehr für euch. Lass uns doch in sechs Monaten noch mal miteinander sprechen und schauen, ob ihr einen Refresher oder zusätzliche Unterstützung braucht. Spannend wäre dann auch zu schauen, ob sich die Anzahl der Krankheitstage im Vergleich zum Vorjahr verändert hat.«

»Ja, lass uns das sehr gerne machen.«

Ich weiß, ich höre mich an wie eine Zyklusorientiertes-Arbeiten-Lobeshymne in Dauerschleife, aber es ist für mich einfach die sinnvollste und modernste Art und Weise, die natürlichen Kräfte der Mitarbeitenden respektvoll und konstruktiv für den unternehmerischen Erfolg zu nutzen. Doch wer das Haar in der Suppe braucht, ich servier's gern: Zyklusorientiertes Arbeiten, so cool es auch ist, funktioniert – so wie jede andere unternehmenskulturelle Veränderung – nur dann, wenn alle (vor allem die, die unternehmerische Verantwortung tragen) truly an den Mehrwert glauben und es voller Freude, Offenheit und Vulnerabilität vorleben. Wenn das gegeben ist – großartig!

Ein anderes Haar in der Zyklusorientiertes-Arbeiten-Lobeshymnen-Suppe ist, dass dieses spezielle Thema keines ist, das einfach über das firmenweite Gesundheitsmanagement abgefrühstückt werden kann. Natürlich hat zyklusorientiertes Arbeiten, wie erwähnt, einen positiven Effekt auf die Gesundheit der Mitarbeitenden, gleichzeitig ist die Implementierung kein Workshop zur richtigen Zahnhygiene. Entscheidend für eine erfolgreiche und nachhaltige Implementierung ist vor allem, sich der Sensibilität des Themas bewusst zu sein.

Remember: Zyklus = Schoßraum und Schoßraum = (leider sehr oft) Schmerz und auch einfach Intimität. Man braucht also einen geschützten, liebevollen Raum und die richtigen Expertinnen, die diesen Raum voller Liebe und Achtsamkeit halten können. Nur so kann sichergestellt werden, dass die Mitarbeitenden auch den Mut finden, sich auf das Abenteuer Verschmelzung von Zyklus und Arbeitswelt einzulassen.

Ob und in welchem Ausmaß diese Verschmelzung in der Öffentlichkeit gelebt wird, kann stark variieren und ist davon abhängig, wie viel emotionale Sicherheit euch die Arbeitskultur im Unternehmen bietet.

- Ihr könnt euch innerhalb des weiblichen Kernteams über eure Zyklusphase austauschen, um euch gegenseitig den Rücken zu stärken und eure Superkräfte gemeinsam zu nutzen.
- Ihr könnt eure Zyklusphase im ganzen Team, also auch mit den Kollegen ohne Gebärmutter, teilen, um Missverständnisse zu vermeiden und zum Ausleben der Vielseitigkeit zu inspirieren.
- Ihr könnt euch zyklusorientiertes Arbeiten auf eure unternehmerische Flagge schreiben und Kunden dazu einzuladen, sich ebenfalls auf dieser wertvollen Ebene zu öffnen und mitzuteilen.

Entscheidend dafür, wie weit ihr den Raum für euren Natural Flow erweitert, ist, wie sicher ihr euch mit eurem Zyklus und in eurem Arbeitsumfeld fühlt. Ich wünsche euch eine Welt, in der beides zu hundert Prozent gegeben ist!

»Aber Miriam, was ist denn mit dem pikanten Thema ›Schwangerschaft im frühen Stadium‹?«

Eine berechtigte Frage, für die es aus meiner Sicht zwei Lösungen gibt. Für Lösung 1 ist Grundvoraussetzung, dass im Team, das zyklusorientiert arbeitet, eine Art Unwahrheits-Joker für den Fall einer Schwangerschaft angeboten wird. Das bedeutet, dass sich alle im Team einig sind, dass man im Falle einer Schwangerschaft, die man zunächst für sich behalten möchte, über seine Zyklusphase schummeln darf. I know, ist auch nicht mein favorisiertes Szenario, aber laut meiner Masterarbeit fällt uns das mit dem Lügen am Arbeitsplatz sowieso nicht allzu schwer, wenn das Arbeitsumfeld eher konkurrenzorientiert ist.

Wenn du deine Kolleg*innen allerdings so lieb hast, dass du sie nicht anlügen möchtest, und du dich in dem Kernteam, in dem du deine Zyklusphase kommunizierst, sehr safe und gut aufgehoben fühlst, magst du – Lösung 2 – deinen Kolleg*innen vielleicht erlauben, mit dir gemeinsam in diese spannende Zeit einzutauchen und dich im schlimmsten Fall zu halten und liebevoll zu unterstützen. Es ist ähnlich wie der angebotene Kaffee oder das Glas Sekt in dieser Zeit: Denen, die weit von dir und deinem Herzen entfernt sind, erzählst du was von Magen-Darm-Infekt, und diejenigen, die dich gut kennen, wissen es ohnehin.

Es braucht also von Arbeitnehmerseite Mut, Vertrauen und die Klarheit, den eigenen natürlichen Rhythmus über jeden äußeren zu priorisieren. Der/die Arbeitgeber*in hingegen muss es wirklich ernst meinen mit der Priorisierung des zyklischen Seins und einen Safe Space kreieren. Natürlich darf auch hier das Vertrauen nicht fehlen. Sind diese Voraussetzungen erfüllt, steht eurer Reise ins Land des Natural Workflow nichts mehr im Weg. Freut euch darauf, bald in einem innovativen, liebevollen und effizienten Umfeld zu arbeiten, und das mit dem kollektiven Bewusstsein, dass der Mensch sich voll und ganz zur Arbeit mitbringen darf.

Zyklusorientiert arbeiten als Geschäftsführer*in & Selbstständige*r

So, Freunde und Freundinnen, seien wir mal ehrlich, bei vielen von uns lief das so: Vom Angestelltendasein genervt, ausgebrannt oder limitiert, hüpfen wir voller Vorfreude auf ein besseres Leben in die Selbstständigkeit, denn »dann wird alles superentspannt und genau so, wie ich es will!« Mööööööp. Was dann häufig passiert, ist die unbewusste Rekonstruktion des Vertrauten.

»Wie meinen?!« Okay, ohne Psychologen-Deutsch: Wir verfallen in unseren alten Trott, vor dem wir eigentlich davongelaufen sind, weil wir gelernt haben, dass sich Arbeit nur so anfühlen soll und darf.

Das ist übrigens sehr ähnlich zu dem, wie wir Sex haben. Kurzer Exkurs: Wir wurden erzogen von einer völlig unrealistischen und seelisch entkoppelten Pornoindustrie, in der Vulven haarlos und Penisse mindestens 20 Zentimeter lang sind, Frauen mit piepsiger Stimme stöhnen und Männer, die aussehen wie stumpfe Muskelklumpen, Dampfhammersex performen. Yuk!! Weil es aber keine greifbare Alternative gibt und wir durch genau diese völlig kranken Bilder in unserem sexuellen Handeln geprägt werden, stecken wir leider viel zu lange in einem Sexleben fest, in dem wir uns überhaupt nicht wohlfühlen und uns heimlich fragen: »Was mache ich hier eigentlich?!« What a waste! Denn auch hier dürften wir uns eigentlich, und das schon in jungem Alter, fragen: »Wie will *ich* eigentlich Sex erleben?«

Ein ganz toller Weg, um das, egal in welchem Alter, nachzuholen, ist Slow Sex. Beim Slow Sex entkoppeln wir uns von allem, was wir sexuell gelernt haben, und lernen neu. Wir nehmen uns Raum und Zeit, um herauszufinden, wie Lust zwischen Menschen funktioniert. Und das tut sie meist – oh Wunder! – nicht linear, wie wir es von der Orgasmus-Jagd des kommerziellen Sex gewohnt sind, sondern in Wellen. Sie ist da, dann geht sie ein bisschen, kommt wieder stärker zurück und verändert sich. Entsprechend ist der Penis mal hart und dann wieder weich, die Vulva bzw. Vagina feucht oder auch mal nicht. All das ist Sex, und all das ist schön, vor allem, wenn man sich das gigantische Geschenk macht, genau diesem irren Flow der Lust zu folgen, ohne ihn kontrollieren zu wollen. Hingeben statt beherrschen. Klingt gut? Dann viel Spaß!

Back to Business!

»Unternehmensaufbau ist hart, Urlaub kannste da erst mal knicken!«

»Selbstständigkeit bedeutet, alles ›selbst und ständig‹ machen zu müssen.«

»Du musst richtig ranklotzen, sonst schläfst du im Nullkommanichts unter der Brücke!«

Schon mal gehört, den Quatsch? Das alles sind Glaubenssätze einer Gesellschaft, die dazu erzogen wurde, zu gehorchen und zu funktionieren, um so politisch besser steuerbar zu sein. Lassen wir diese Sätze mal ziehen, ist da ein weißes Blatt Papier. Dieses Blatt mit deinen superballsy, wahrhaftigen und authentischen Wünschen zu beschreiben, um diese im Anschluss Realität werden zu lassen, kostet wahren Mut.

Du willst nicht jeden Tag in der Woche arbeiten? Alles klar! Hab den Mut, und such dir deine Arbeitstage aus!

Du willst nicht im Büro sitzen, sondern barfuß durch den Wald laufen, während du mit deinen Klient*innen oder Kund*innen sprichst? Bitte, los geht's!

Es hat bei mir auch eine Weile gedauert, bis meine Selbstständigkeit die gleiche Leichtigkeit wie Urlaub oder mein Privatleben hatte, und auch nach sieben Jahren poppt noch manchmal das »Is this real?«-Gefühl auf. Wenn das passiert, atme ich tief durch und genieße voller Dankbarkeit und Stolz (das war wirklich hartes Training), welch großartige und heilsame Art des Arbeitens ich mir kreiert habe. Meist arbeite ich drei bis vier Tage die Woche, bis auf einen Tag nur vormittags und Mittagessen gibt's immer mit meiner Familie. Alle drei Wochen lege ich eine Reflexionswoche ein, in der ich keine Termine im Außen annehme und mich um meine eigenen Themen kümmere.

Ähnliches gilt vor allem, wenn du nicht von Anfang an die Geschäftsführung deines eigenen Unternehmens warst, sondern dich auf diese Position hin entwickelt hast. Die Wahrscheinlichkeit, dass du in der »alten Kultur« und dem »good old way of doing« stecken bleibst, ist relativ hoch, wenn du dir nicht bewusst machst, dass es reelle, manchmal anstrengende, aber auch wundschöne innere Arbeit bedeutet, dir die Frage »Wie möchte *ich* dieses Unternehmen führen?« wahrhaftig zu beantworten.

»Aber woher weiß ich genau, wie ich mein Unternehmen,

meinen Arbeitsalltag und den meiner Mitarbeitenden gestalten mag?«

Die Antwort: von deiner ultraweisen Gebärmutter!

»Hä?« Yep, das ist mein voller Ernst als promovierte Wirtschaftspsychologin: Dein Zyklus bietet dir den optimalen gestalterischen Leitfaden dafür, zu wissen, was du brauchst, um dein natürliches Lebens-Flow-Gefühl tatsächlich zu spüren und für dein Unternehmen zu nutzen.

*Samira ist erfolgreiche Serial Entrepreneurin, dreifache Mutter und getrennt erziehend. Seit 2013, dem Erscheinungsjahr von Alisa Vittis »WomanCode«, kennt sie ihre physischen zyklischen Bedürfnisse. Sie ist beim Aufbauprozess ihres vierten Unternehmens – einem Beratungsunternehmen für Profisportler*innen, Stars und Sternchen.*

Samira kennt ihre zyklischen Bedürfnisse sehr gut und priorisiert diese knallhart: Termine, egal mit wem (!), werden, wenn nötig, gecancelt, wenn sie seelisch oder körperlich nicht in ihrer Kraft ist. Monatsplanung läuft gut in Phase 1, aber auch Networking und Research-Zeitfenster legt sie sich in diese Phase. Ebenso kümmert sie sich in Phase 1 am liebsten um alle Finanzthemen, weil sie gemerkt hat, dass sie in dieser Zeit den besten Headspace dafür hat. Sonst gibt es allerdings nicht viel, was sie restriktiv nur in einer Phase macht: Interviews geben, Workshops leiten, Beratung anbieten … all das kann sie gut in allen Phasen, eben in unterschiedlicher Energie.

Bisher hat sie ihr zyklisches Sein mehr aus physischer Perspektive im Hinblick auf ihre zur Verfügung stehende Energie verstanden: Wenn sie bestimmte »Regeln« befolgt, hat sie mehr Energie und es geht ihr physisch besser. Sie fühlt aber, dass da noch mehr geht, und das obwohl sie schon so viel über sich weiß. Ihre Next-Level-Challenge besteht für sie darin, auch ihren seelischen Bedürfnissen mehr Raum zu geben.

»Ich bin gespannt, was sich dann für mich verändert, auch im Hinblick auf meine Superkräfte«, sagt sie in unserem Kennenlerngespräch.

Als sie in einer unserer ersten Sessions Kontakt zu ihrer inneren Jungen aufnimmt, will diese zunächst nicht mit ihr sprechen. Ich kann sehen, wie Samira das etwas verunsichert, unterstütze sie aber darin, dranzubleiben.

»Gibt ihr Zeit. Es ist absolut in Ordnung, dass sie nicht sofort mit dir reden mag. Du hast sie ja noch nie so richtig besucht, sie darf sich langsam annähern. Wenn sich das für dich gut anfühlt, frag sie doch mal, warum sie nicht mit dir reden möchte.«

Sie schmunzelt. »Sie sagt, sie ist wütend auf mich.«

»Magst du fragen, warum?«

Plötzlich laufen Tränen ihre Wangen hinunter. »Sie sagt, ich hätte sie ganz vergessen und würde immer nur ackern, so wie Mama es gemacht hat!«

»Hm. Was möchtest du ihr dazu sagen?«

»Es tut mir leid! Ich wollte es einfach für meine Kinder so schön wie möglich haben.«

»Was wünscht sie sich denn?«

»Sie sagt: ›Lustige Sachen machen‹, und irgendwie sehe ich da ein Trampolin, Luftballons und Eis.«

»Super! Was wünscht sie sich noch?«

Wieder laufen Samira Tränen die Wangen herunter, diesmal vor Rührung. »Sie will einfach, dass ich sie in den Arm nehme und regelmäßig an sie denke.«

»Dann mach das doch einfach einen Moment lang.«

Nachdem Samira wieder aufgetaucht ist und sich gesammelt hat, überlegen wir gemeinsam, wie sie diese Bedürfnisse ihres jungen Anteils in ihr Leben integrieren könnte.

»Also, als Erstes kam mir die Idee, dass ich ein Foto von mir in dem Alter, wie ich mich jetzt eben getroffen habe, zum Hintergrundbild auf meinem Handy mache.«

»Perfekt! Welche Ideen sind dir noch spontan gekommen?«

»Okay, das klingt jetzt echt verrückt, aber ich wollte schon immer ein Trampolin im Büro haben, fand das aber so peinlich.«

»Daran kann ich nichts Peinliches erkennen. Also ein Trampolin für dich. Was noch?«

»Ich darf in Phase 1 echt mehr Pausen machen und einfach mal Spaß haben zwischendurch. Ich habe schon die Tendenz, alles knallhart durchzuziehen, weil die Energie da ist, aber wirklich gut tut es mir anscheinend nicht.«

»Dann weißt du ja jetzt, was zu tun ist, damit es sich leichter und mehr nach ›Luftballon und Eis‹ anfühlt. Ich freue mich drauf, zu hören, wie es dir ergangen ist.«

Per WhatsApp berichtet Samira mir, dass sie grade einfach nur glücklich ist und sogar all ihre Termine so schafft, wie sie es will. Sie komme aus dem Grinsen gar nicht mehr raus und freue sich wie ein kleines Kind auf ihr Trampolin, das am Wochenende geliefert wird. Wobei das nur die Kirsche auf der Eistorte sei. Das

Schönste sei eigentlich, mit der kleinen Samira einzuchecken und ihre Freude in sich zu spüren.

In den folgenden Monaten reisen wir zu jedem von Samiras Anteilen: Ihre innere Mutter bestärkt sie liebevoll mit den Worten: »Du machst das großartig! So schön, wie du in Harmonie zwischen Familie und Arbeit lebst. Du darfst es nur ein wenig mehr selbst genießen.«

Daraufhin bauen wir ihr gemeinsam regelmäßige Me-Time-Termine in den Kalender ein, die sie mit den Dingen füllen darf, auf die sie an dem Tag Lust hat.

*Ihr innerer magischer Anteil ist riesig und will, dass sie »weniger angepasst lebt, sondern sich traut, laut und schrill zu sein, mit den Kindern (die würden sich darüber freuen) genauso wie mit ihren Klient*innen (die würde sie so zu mehr Freiheit inspirieren).«*

*Sie übt das Laut-und-schrill-Sein zunächst mit kleinen Schritten und lässt beim sonntäglichen Waffelessen eine Waffelteigschlacht passieren, macht sogar selbst mit und lässt dabei den Drang nach konstanter Ordnung und Sauberkeit los. Im Büro verabschiedet sie sich ab und an von ihren High-Heels und empfängt einige wichtige Klient*innen in ihrer zerrissenen Jeans und barfuß. Eine Klientin reagiert fast beleidigt, doch Samira beschließt, sich trotzdem treu zu bleiben und die Klientin lieber an eine passendere Kollegin weiterzuleiten. Ein anderer Klient findet das gleich so entspannend, dass er sich Samira noch mehr öffnet und beim nächsten Mal selbst in seinen Birkenstocks vorbeikommt. Noch wichtiger als die Hülle ist für Samira aber, zu spüren, dass sie sich* *noch mehr in ihre eigene Kreativität hineintraut und die ganz intuitiv in ihre Beratung einfließen lassen kann. Sie hat gemerkt, dass es ihr Freude macht, ihr Bild von dem Problem ihres Kunden – und der Lösung! – während der Beratung zu malen, mit Jaxon-Kreide. Einfach das, was kommt. Ihre Kunden sind begeistert!*

Bei der Reise zu ihrer inneren Alten schaut diese ihr lange stolz in die Augen und sagt: »Trau dich, die Königin zu sein, die du bist!«

Jeder Schritt, den du dich zu gehen traust, um die Aspekte in dein Leben fließen zu lassen, die deine wahren inneren Anteile sich wünschen, ist Gold wert. Ich sage nicht, dass sie leicht zu gehen sind, und ich sage auch nicht, dass sie dich nicht viel Mut kosten. (Genau das ist das Thema mit dem Geschichte schreiben!) Aber du darfst für dich, deine Kinder und deine Mitmenschen deine gesamte unternehmerische Freiheit nutzen, um eine Gesellschaft und Welt mitzugestalten, die den individuellen, lauten, bunten, kreativen Ausdruck deiner selbst nicht nur toleriert, sondern volles Mett feiert!

Für das therapeutische Heilen

Die Berücksichtigung der Zyklusphase von Patientinnen im Therapieprozess kann sowohl für den/die Therapeut*in als auch für die Patientin eine Bereicherung darstellen. Zunächst gilt: »Selbst zyklisch leben, bevor man andere im zyklischen Sein unterstützt.«

Aus meiner Sicht sind alle heilenden Berufe die heil-igsten, die wir haben. Da das Bewusstsein für die Ehre, die es bedeutet, wenn sich uns ein Mensch in seiner tiefsten (seelischen) Verletzlichkeit, um Hilfe zu bekommen, im alltäglichen Geschäft des Kassenabrechnungssystems verloren gehen kann, bin ich fest davon überzeugt, dass es alle Menschen in Heilberufen erdet und für die Qualität des Heilens entscheidend ist, wenn wir uns mit der Dankbarkeit für dieses uns entgegengebrachte Vertrauen regelmäßig verbinden. Und mit »wir« meine ich die Gesamtheit der Ärzt*innen, Pfleger*innen, Psychotherapeut*innen, Coach*innen, Schaman*innen u. v. m. Mit dieser tiefen Dankbarkeit geht für mich automatisch und selbstverständlich die regelmäßige seelische Selbstfürsorge einher, damit ich gestärkt, geklärt und aus meiner Mitte heraus den Heilungsprozess der Klient*innen gut unterstützen kann.

Ich habe eine Woche im Monat, in der ich keine Termine mit Klient*innen annehme. Das ist keine Urlaubswoche, weil ich tatsächlich keinen Urlaub von meiner Arbeit brauche. Es ist (und so heißt sie auch) meine Reflexionswoche. In dieser Woche kümmere ich mich sehr intensiv um meine eigenen Themen, die eventuell in Beratungs- oder Coaching-Prozessen aufgekommen sind, oder um mein seelisches und spirituelles Wachstum. Ich liebe meine Arbeit und stelle mit dieser Woche für mich sicher, dass ich die Qualität hochhalte und stetig wachsen lasse, indem ich selbst gut für mich und meine eigene Seele sorge.

Und nein, die Reflexionswoche fällt nicht immer mit meiner Phase 4 zusammen. Ich will von meinem Zyklus nicht verlangen, dass er nach meinem Kalender funktioniert, sondern freue mich über die Möglichkeit, in unterschiedlichen Zyklusphasen in meine Reflexionswoche abzutauchen. Und ja, ich genieße auch den unfassbaren Luxus, regelmäßig an einem random Wochentag mit meiner Familie morgens lange im Bett zu liegen und zu kuscheln.

Genug von mir, zurück zu euch, ihr magnificant Therapeut*-innen, Pfleger*innen und Heiler*innen: Meiner Meinung nach müsste neben der Supervisions-Arbeit verpflichtend sichergestellt sein, dass es einen gewissen Zeitraum gibt, in dem sich die/der Heilende oder die Heilung unterstützende Expert*in um die eigenen Themen kümmern kann. Denn wir können immer nur so gut heilen oder beim Heilungsprozess unterstützen, wie wir selbst schon wahrhaftig geheilt sind. And we have all our sweet little skeletons in the closet …

Genau bei dieser Auseinandersetzung mit dir selbst, kann dir … Na, wer weiß es? Genau, dein Zyklus behilflich sein. Deine inneren Anteile servieren dir bekanntlich auf dem seelischen Silbertablett alle Themen, die geheilt werden wollen. Du musst dann nur deine Fähigkeiten zum Heilen oder zum Begleiten der Heilung auf dich selbst anwenden – natürlich darfst du dich auch liebevoll von einem/r Kolleg*in begleiten lassen.

Ich liebe übrigens das so empowernde Gefühl, mit der Gewissheit durch mein berufliches Leben zu schreiten, dass ich mich jederzeit in ein Netzwerk aus großartigen Coaches, Therapeut*innen und Heiler*innen reinplumpsen und ein Stück tragen lassen kann. Nur weil wir wissen, wie Heilung funktioniert, heißt das noch lange nicht, dass wir allein heilen müssen!

Besonders für Pflegeberufe, in denen die monetäre und gesellschaftliche Anerkennung absurderweise noch Mangelware ist, obwohl es doch genau die Krankenpfleger*innen und medizinischen Assist*innen usw. sind, die für uns gesellschaftlich existenziell wichtig sind, ist das Bewusstsein für Selbstfürsorge entscheidend: 2021 zählten nämlich Pflegeberufe zu denen mit den meisten Arbeitsunfähigkeitstagen aufgrund von Burn-out-Erkrankungen. Kein Wunder, denn wenn wir das viele Geben nicht kompensieren können, entleeren wir uns und »brennen aus«.

Um diesen Missstand kurzfristig und provisorisch zu beheben, bis gesamtgesellschaftlich systematische, kluge Lösungen entwickelt werden, ist zyklusbewusste Eigeninitiative gefragt: Es ist toll, wenn du in Phase 4 geruht hast und deshalb in Phase 1 vor Kraft strotzt. Lass diese Kraft vielleicht nicht zu tausend Prozent in deinen Beruf und in dein Team fließen, sondern nutze das Energie-High, um für deinen Monat vorzusorgen: Kauf Geburtstagsgeschenke, erledige privaten Adminkram, kreiere vorsorglich Raum für Zyklusphasen, in denen es dir vielleicht nicht so gut gehen wird, buch eine Massage … Sollte es dir in Phase 1 nicht gut gehen, weil dein junger Anteil deine Aufmerksamkeit braucht, gilt genau das Gleiche wie für jeden anderen Menschen in jedem anderen beruflichen Setting auch: Pausenknopf drücken und rausziehen, alles andere ist dir und deinen Patienten*innen und Klient*innen gegenüber fahrlässig.

In Phase 2 kannst du dich, vorausgesetzt du hast Zugang zu

deinen Superkräften, voll deiner fürsorglichen Liebe hingeben und deine Patient*innen/ Klient*innen besonders genussvoll umsorgen, pflegen, unterstützen und begleiten. Doch Obacht, auch hier gilt: Lass deine Superkräfte auch zu dir fließen: Genussvolle Kaffeepause, lustvolles Selflove-Date, achtsam dein Lieblingsessen kochen … Mit all dem und noch viel mehr darfst du dich in Phase 2 auch mitten im Alltag deines Pflege- oder Heilberufes nähren.

»Pflegeberuf in Phase 3? Wie soll das gehen?«

Das geht sehr gut, denn das, was dich am meisten dabei unterstützt, einer Person zu begegnen, sie am besten zu spüren und somit am besten zu unterstützen, ist …? Genau, deine Intuition. Und die ist in Phase 3 ja komplett auf »On« geschaltet. Vielleicht hast du nicht mehr so große Lust, mit Frau Mayer über das Wetter zu reden oder deine Kollegin nach ihrem Wochenende zu fragen, aber das ist völlig okay. Vielleicht entsteht stattdessen mit Frau Mayer ein ganz magischer Moment, wenn du ihr anbietest, euren Standardspaziergang heute in deinen Phase-3-Kraftort, den Wald, zu verlegen, und du erfährst dort mehr über ihr komplexes und bewegendes Leben. Vielleicht tut es in Phase 3 dem Kind mit Autismus, das du betreust, besonders gut, wenn du intuitiv und kreativ mit ihm malst.

In Phase 4 darfst du, auch wenn es mit eventuellem Nachdienst herausfordernd sein mag, kreativ darin werden, wie du maximal viel Zeit in der Waagerechten verbringen kannst. Ja, auch bei der Arbeit. Vielleicht darf eine faltbare Sonnenliege im Pausenraum für jede*n bereitstehen, die/der waagerecht ruhen möchte (für schwangere und stillende Mitarbeiter*innen muss diese Möglichkeit sowieso gegeben sein[24]), oder du verbringst einfach ein bisschen mehr Zeit mit dem Kind, das du betreust, im Snoezelen-Raum. Deine Phase-4-Weisheit darfst du auch dafür verwenden, den Fokus in der Unterstützung deiner Patient*innen und Klient*innen nicht auf den Kleinkram des Alltags zu legen, sondern mit ihnen und oder ihren Angehörigen die großen Fragen des Lebens zu betrachten.

Wenn du dann da stehst, durchreflektiert, satt genährt, ausgeruht und gut mit dir und deinem eignen zyklischen Sein verbunden, kann du das wertvolle Zykluswissen auch dafür nutzen, deine Patient*innen oder Klient*innen noch ganzheitlicher zu begleiten oder zu heilen. Zum Beispiel kannst du vermeintliche Rückschritte im Therapieprozess besser einordnen. »Ist es wirklich ein Rückschritt, oder ist sie am Ende von Phase 3 und hatte nicht genug Raum für Schaffenskraft und Exzentrik?« Genauso darfst du Hochphasen ins Zyklusgeschehen einordnen und sicherstellen, dass du sie nicht überbewertest, also: »Ist die Patientin wirklich über den Berg, oder surft sie grad auf dem Östradiol-High ihrer Phase 2?« Dazu darfst du das zyklische Sein deiner Patient*innen oder Klient*innen auch zur Intensivierung deiner therapeutischen Arbeit nutzen: Innere-Kind-Arbeit kann man natürlich den ganzen Zyklus hinweg machen, funktioniert aber am besten in Phase … wer weiß es? Genau,

---

[24] https://www.gesetze-im-internet.de/muschg_2018/BJNR122810017.html (23.05.2023).

in Phase 1. Um die tiefe seelische und spirituelle Weisheit deiner Patient*innen nutzen zu können, unterstütze sie in Phase 4 gerne dabei, dass sie sich entspannen und gegebenenfalls mit einer Wärmflasche in die Waagerechte begeben können. Wie jede*r Psychoanalytiker*in weiß, kann die liegende Therapie die Vorhänge des alltäglichen Seins fallen lassen und dadurch das Eintauchen in die innere Welt unterstützen.

Next-Level-zyklusorientierte psychotherapeutische Reflexionsarbeit ist es dann, sich den Beziehungsaspekt zwischen Therapeut*in und Patient*in im Hinblick auf Übertragung und Gegenübertragung anzuschauen, vor allem dann, wenn sich die Beziehung plötzlich verändert.

»Kann es sein, dass meine Patientin heute so ablehnend auf mich reagiert, weil ich voll in meiner Phase-3-Kraft stehe, meine crazy bunte Hose anhabe und auch sonst sehr gut mit meinem Magisch-Sein verbunden bin und es genau ihr Thema ist, dass sie sich das (noch) nicht erlaubt?«

»Habe ich heute aversive Gefühle gegenüber meiner Patientin, weil mich ihre lustvolle, mütterliche Qualität triggert?«

Bitte nicht vergessen: Es geht nicht darum, einen Schuldigen für den Zyklusschlamassel zu finden, sondern darum, mögliche Beziehungsverhedderungen aus dem Weg zu räumen, die dadurch entstehen, dass die jeweiligen Anteile etwas im Gegenüber bewegen. Denn nur wenn wir wirklich »freie Sicht« aufeinander haben – Vorsicht: pathetisch, aber wahr –, können wir das Herz unseres Gegenübers wirklich spüren und bei der Heilung unterstützen.

Wie man unschwer merkt, beschränken sich diese Hinweise nicht auf die psychotherapeutische Arbeit, sondern sind auf jede alternativmedizinische, energetische, körperkunst- und gestalttherapeutische oder schamanische Heilarbeit übertragbar.

Für eine moderne Medizin

Stell dir mal kurz eine Welt vor, in der wir die Zyklusphase bei jeder Erstanamnese – also dem Gespräch, das man mit einer Ärztin oder einem Arzt führt, wenn man sich zum ersten Mal sieht – auch die Zyklusphase benennen würden. Vielleicht denkst du jetzt: »Huch, dann müsste ich die ja selbst erst mal kennen!« Ja, selbst zu wissen, wo du in deinem Zyklus stehst, ist der erste Schritt ins zyklische Leben, und der tut dir irre gut. (Schnell zurück zum ersten Kapitel, falls du noch mal ins physische Zyklusgeschehen eintauchen magst.)

Also, wir befinden uns in dieser wunderschönen Welt, in der Zyklusphasen in den Diagnoseprozess miteinbezogen werden und somit spielend festgestellt werden kann, ob sich das Krankheitsbild in bestimmten Zyklusphasen verschlechtert. Auf diese Weise können wir einen endokrinologischen Wirkungszusammenhang ausmachen. Wer dann auch noch mutig und ganzheitlich arbeiten möchte, der traut sich, das psychosomatische Thema der Erkrankung oder des Symptoms in Zusammenhang mit der jeweiligen Zyklusphase zu bringen, und – tadaaaaaaa – schon haben wir eine hilfreiche Ursachenanalyse, die einen wertvollen Impuls für den Heilungsprozess bieten kann. Bei sehr starken Symptomen und solchen, die zu viel Aufmerksamkeit vom Heilungsprozess absorbieren, setzen Ärztinnen und Ärzte dann ganz gezielt ihr medizinisch-pharmazeutisches Fachwissen ein, um Raum für die tiefe Ursachenheilung zu schaffen. Ach, das wäre so schön!

Und das Tollste ist: Diese Utopie ist gar nicht sooo weit entfernt. Ich durfte schon mit einigen Medizinerinnen zusammenarbeiten, denen es ein vollkommenes Rätsel ist, wieso dieser Faktor auch in der Forschungslandschaft weitestgehend ignoriert wird. Wer in Kapitel I aufgepasst hat, den wundert das nicht – patriarchalhistorisches Erbe. Aber lasst uns positiv bleiben und weiter in diese glorreiche Zukunft schauen, die da auf uns warten könnte.

Besonders in der Gynäkologie kündigt sich durch die Arbeit und das Lautwerden verschiedener Visionärinnen ein Paradigmenwechsel im Hinblick auf das ganzheitliche Verstehen und Vermitteln des Zyklusgeschehens an. Und der wird auch nirgendwo so dringend benötigt wie in dieser medizinischen Fachrichtung. Der gefährliche Nährboden für eine Scham, Schmerz und Trauma fördernde gynäkologische Behandlung wird aus meiner Sicht bereits dadurch gelegt, dass die Gynäkologin selbst das liebevolle Gefühl zum eigenen Schoßraum und dessen unglaublicher Schaffenskraft (ja und Magie!) im Studium in die Tonne werfen muss, weil hierfür in der maskulinisierten medizinischen Lehre kein Raum ist. So passiert es, dass Frauen die medizinische Expertise von Frauen suchen, weil sie liebevoll weich und empathisch gesehen werden wollen. Doch leider fehlt dafür häufig sowohl die Zeit (dazu komme ich später) als auch die emotionale Andockfläche. Dabei könnte eigentlich mit einfachen positiv bestärkenden Sätzen wie »Eine wunderschöne Gebärmutter haben Sie!« oder »Ihre Vagina ist vollkommen gesund und großartig!« ganz beiläufig bei der halbjährlichen Routineuntersuchung Heilung im Schoßraum von Frauen gefördert werden, statt mit folgenden Sätzen, die tatsächlich mir oder andern Frauen gegenüber ausgesprochen wurden, Scham, Schmerz oder Trauma hinzuzufügen:

»Die linke Schamlippe könnte man auch kürzen.«

»Jetzt stellen Sie sich nicht so an, das ist nur ein Abstrich.«

»Also bitte! Das Legen einer Spirale zieht doch nur ein bisschen, wer braucht denn da eine Narkose?!«

»*Sie* sind doch die Therapeutin, dann müssen Sie doch wissen, woher diese vaginale Reaktion beim Geschlechtsverkehr kommt!«

»Also gerade Sie mit sechsunddreißig sollten unbedingt eine Nackenfaltenmessung machen!«

»Ziehen Sie sich schon mal aus, und legen Sie sich auf den Stuhl, wir fangen gleich an. Mein Sohn kommt gleich nur noch kurz rein und holt meine Autoschlüssel ab.«

»Haben Sie zugenommen?«

»Hier sind so viele Haare, da muss ich mich erstmal durchkämpfen!«

»Nein, ich glaube nicht, dass Sie einen Eisprung hatten. Das wird dann mit dem Kinderkriegen schwierig.«

Ein für mich alles entscheidender Aspekt ist, dass gynäkologische Praxen (eigentlich jeder medizinische Raum, aber besonders diese) ein absoluter *Safe Space* sein dürfen!

»Was bedeute dieses fancy englische Wort?«

Erkläre ich gern: Eine gynäkologische Praxis darf ein Ort sein, an dem du dich vollkommen geborgen und geschützt fühlst.

Du solltest verstehen können, was dein*e Gynäkolog*in zu dir sagt, und nicht heimlich das Fachkauderwelsch unterm Tisch googeln müssen, weil sie/er dir das Gefühl vermittelt, dass du gefälligst wissen solltest, was eine »Vaginalmykose« ist. (Antwort: ein Vaginalpilz, und auch den zu haben ist vollkommen okay.)

Das Einführen eines Spekulums – also dieser Schaufel, die dazu benutzt wird, die Vaginalöffnung aufzuhalten, während die Vaginaluntersuchung stattfindet oder z. B. ein Abstrich genommen wird – darf (das sage ich laut und ausgesprochen streng) achtsam (!!) geschehen. Ja, auch wenn es das zwanzigste Mal ist, dass du das heute bei einer Person machst. (Übrigens gibt es kluge Menschen, die verstanden haben, dass die Untersuchung mit diesen Eisenschaufeln eher ins Mittelalter gehört, und patientenfreundliche Spekula erfunden haben.) Das Gleiche gilt auch für diesen fast immer viel zu kalten Vaginal-Ultraschall-Dildo. Bitte langsam und achtsam einführen und nicht wie die Konditoreifachverkäuferin, die für die Befüllung von Teilchen zuständig ist! Danke.

Eine gynäkologische Praxis oder Klinikabteilung ist ein Ort, an dem unerfüllter Kinderwunsch, frühzeitig geendete Schwangerschaften (gewollt oder ungewollt) und lauthals durch die Praxis dröhnende CTG-Herztonmessungen von glücklich Schwangeren nebeneinander stattfinden. Das kann die Hölle auf Erden sein, nach einer nicht geglückten dritten IVF-Runde zwanzig Minuten im Wartezimmer neben einer Schwangeren im siebten Monat sitzen zu müssen, die völlig zu Recht, stolz und liebevoll ihren Bauch streichelt. Oder in Schockstarre nach dem Verlust des eigenen Kindes im fünften Schwangerschaftsmonat, im Wartezimmer zur Nachuntersuchung zu sitzen und den regelmäßigen Herzton eines lebendigen Babys im Bauch seiner Mutter durch die Praxis schallen zu hören. Eigentlich müssten die Mieten für gynäkologische Praxisräume staatlich subventioniert werden, damit es möglich ist, verschiedene Wartebereiche anzubieten. Ja, diese Dinge existieren in unserer Welt gleichzeitig. Und doch sollten wir mehr physischen und emotionalen Raum dafür haben, die Freude, den Stolz und den Genuss unserer Schwangerschaften zelebrieren zu dürfen und der Wut und der Trauer, wenn wir nicht (mehr) schwanger sind, freien Lauf zu lassen, ohne uns dabei gegenseitig zu belasten oder auszubremsen.

Apropos genügend emotionaler Raum: Entgegen der Annahme, Ärzt*innen würden so unglaublich viel verdienen, holt einen der ultraernüchternde Blick in die »Gebührenordnung des Einheitlichen Bewertungsmaßstabs (EMB)« für Ärztinnen und Ärzte schnell auf den Boden der Tatsachen zurück. Hier setzt die Kassenärztliche Bundesvereinigung (KBV) – vollkommen willkürlich, wie ich finde – fest, wie viel Geld für eine ärztliche

Leistung bei Kassenpatient*innen abgerechnet werden darf. Beispielsweise dürfen sage und schreibe 134,68 Euro maximal viermal für die Betreuung einer Schwangeren abgerechnet werden. Das sind armselige 538,72 Euro für die gynäkologische Begleitung einer gesamten Schwangerschaft. Ganze 9,08 Euro erhält die Ärztin oder der Arzt, wenn sie/er zum Wunsch nach einem Schwangerschaftsabbruch berät, und unglaubliche 8,06 Euro gibt es für die »Beratung zu Empfängnisregelung«, also dazu, wie verhütet werden kann. Es wundert also niemanden, dass Praxen eher einer Fließbandfabrik gleichen als einem Ort, an dem man nachhaltig und ganzheitlich geheilt werden kann. Um wirtschaftlich überlebensfähig zu bleiben, ist das schlichtweg notwendig, aber so ist es eben kein Wunder, dass dabei kein Raum für die tiefere Betrachtung eines Menschen und seiner medizinischen Anliegen bliebt.

Mich macht dieser Zustand leider ausgesprochen aggressiv. Aber weil ich weiß, dass das nichts bringt, kommt mein berühmtes tiefes Durchatmen ins Spiel, und ich unterstütze mit all meiner Kraft Gynäkolog*innen und Ärzt*innen dabei, ihre Praxis so aufzubauen, dass kassenärztlich abgerechnet werden kann und gleichzeitig genug Raum für Beratung entsteht.

Leider muss diese Beratung häufig noch von den Patient*innen selbst getragen werden. Wer jetzt schreit: »Das ist dann wieder nur was für die, die es sich leisten können!«, hat vollkommen recht und schlage mir bitte eine bessere Übergangslösung vor, bis wir unser Gesundheitssystem neu gestalten, damit aufhören, überflüssige Verwaltungsapparate am Leben zu halten, und das Heilen von Menschen zeitgemäß und ganzheitlich gelebt werden kann.

Last, but definitly not least kann es jeder Medizinerin nur dienlich sein, ihrer zyklischen Bedürfnisse und Superkräfte gewahr zu sein. Auch wenn ich immer sage: »Solange wir keine OP am offenen Herzen geplant haben, gibt es keinen Termin, der sich nicht verschieben lässt«, glaube ich gleichzeitig, dass diese Operation, wenn sich die behandelnde Ärztin in Phase 4 befindet, besser von jemandem übernommen werden sollte, der/die sich in einer Phase befindet, in der man es besser wegpackt, zwölf Stunden am OP-Tisch zu stehen. Denn aus meiner Perspektive tragen Ärzt*innen, besonders im Krankenhausbetrieb, die mit Abstand größte physische Verantwortung für Menschenleben, die man so tragen kann. Daher darf es doch bitte Grundvoraussetzung sein, dass auf die eigene physische Gesundheit – und vor allem das Wahren der eigenen körperlichen Grenzen – besonders viel Wert gelegt wird.

In dem Zusammenhang ist für mich ein Schichtdienst, der verpflichtend für alle Ärzt*innen, unabhängig von Alter und privater physischer Belastung – zum Beispiel durch Schlafentzug wegen kleiner Kinder – gilt, völlig absurd! Nicht nur, dass wir die Gesundheit der Ärzt*innen aufs Spiel setzen, wir gefährden dabei, ohne überdramatisch zu sein, tatsächlich Menschleben. Das Bild der Göttin oder des Gottes in Weiß, das wir brauchen, um unser Leben – oder das unserer Liebsten – in die Hände von völlig fremden Menschen zu geben (»Wenn diese Frau verantwortlich für mein Leben ist, dann muss sie eine

Göttin sein«), geht mit der infantilen Annahme einher, dass ihre physische und mentale Kraft unendlich sei. Leider glauben viele Mediziner*innen (bewusst oder unbewusst) das dann irgendwann selbst.

Nur ist das, meine Lieben, ein verdammter Trugschluss. Keine Frage, Ärztinnen und Ärzte leisten unglaubliche und wortwörtlich überlebenswichtige Arbeit, dennoch sind es Menschen wie du und ich. Auch ihre Körper folgen einem natürlichen Rhythmus. Bei denen, die mit Gebärmutter geboren wurden, ist es der Menstruationszyklus, und diesen natürlichen Rhythmus nicht zu wahren, ist für mich ein Hochverrat am Genfer Gelöbnis, das eine Ärztin oder Arzt bei Amtsantritt ablegt. Dort gelobt sie/er feierlich, sein/ihr Leben in den Dienst der Menschlichkeit zu stellen. Und wenn das Wahren des naturgegebenen Rhythmus nicht der Fleisch gewordene Ausdruck unserer Menschlichkeit ist, dann weiß ich nicht, was sonst.

Zugleich, und da dürfen wir unsere emotionale »Göttin/Gott in Weiß«-Krücke gerne konstruktiv nutzen, haben Ärztinnen und Ärzte gerade im Bereich physischer Selbstfürsorge eine krasse Vorbildfunktion. Sich als Ärztin oder Arzt gegen den eigenen natürlichen Rhythmus und über die gesunden körperlichen Grenzen hinweg zu strapazieren, ist für mich genauso coucou, wie wenn der Chefarzt der Pneumologie vor der Klinik seine »Roth Händle« raucht. Jeder Mensch, der im medizinischen Kontext arbeitet, hat, meiner Meinung nach, die Pflicht, seinen Körper gut zu behandeln. Ein logischer und aus meiner Warte höchst sinnvoller Schritt wäre es für alle, die mit Gebärmutter geboren wurden, die natürlichen Gegebenheiten des Körpers zu respektieren und zyklusorientiert zu leben.

»Aber Miriam, ich bitte dich, wie soll das denn gehen?«

Ich verstehe, dass die bürokratischen Mauern und Drahtseile, die sich durch unsere gesundheitspolitische Landschaft erstrecken, für jegliche Form des Veränderungsversuches abschreckend wirken können. Wenn aber Hochleistungssportlerinnen verstanden haben, dass es für ihr Training und den Leistungserfolg essenziell ist, das Zyklusgeschehen miteinzubeziehen, dann können das die Experten und Expertinnen der Medizin bitte auch tun, oder? Denn die große Frage ist: Wie können Patient*innen wirklich nachhaltig gesund werden, wenn die, die uns heilen, in einem System arbeiten, das krank macht? Also dürfen wir Mut haben und das bestehende System mit kleinen Schritten konstruktiv verändern.

Ein solcher Schritt wäre zum Beispiel die Entscheidung, in deiner gynäkologischen Praxis und mit deinem Team zyklusorientiert zu arbeiten, damit du Zyklusbewusstsein nicht nur predigst, sondern spür- und greifbar lebst. So weiß nämlich jede*r im Team, wer heute lieber am Empfang und wer lieber im Labor steht. Vielleicht führst du auch im wöchentlichen Stationsmeeting ein, dass es eine kleine Check-in-Runde gibt, in der jede*r sagt, wie es ihr/ihm geht und – wenn bekannt – in welcher Zyklusphase man sich befindet. Vielleicht entwickelt ihr andere Indizes, wie z. B. Alter, Wahrscheinlichkeit, in der Nacht durchschlafen zu können, und körperliche Fitness, um die Schichtdienste im Krankenhaus gerechter zu verteilen. Vielleicht bietet ihr Robin-Hood-Leistungen an, bei denen Selbstzahler, die es sich leisten können, für die, die es nicht können, in einen Pro-bono-Topf einzahlen, und ermöglicht darüber neue Beratungs- und Behandlungszeiträume. Eure Kreativität und Schaffenskraft sind endlos, und falls ihr nicht wisst, wo ihr sie findet, dann schließt einfach (am besten in Phase 3) eure Augen, wandert mit eurer Aufmerksamkeit in den Schoßraum und fühlt in die Gebärmütter hinein. Da warten sie schon und winken euch lächelnd zu!

In der Schule und Universität

Ach, Schule … dieser merkwürdige Ort, an dem die Zukunft unserer Gesellschaft in Reih und Glied sitzt und nach völlig antiquierten Regeln Wissen in sich aufnehmen muss, das man nie wieder braucht. Ich habe schon vor dreißig Jahren nicht verstanden, warum ich mir nicht aussuchen durfte, was ich lernen wollte. Meine Grundschulklassenlehrerin schrie mich irgendwann nur völlig verzweifelt an: »Weil es alle machen müssen, und deshalb machst du das jetzt auch!«

»Pffff, nö, das zählt für mich nicht. Es ist ein Kölsches, plumpes Gedicht, das sich schon beim Lesen nicht schön in meinem Körper angefühlt hat. Warum sollte ich mir das freiwillig so genau merken, dass ich es auswendig aufsagen kann? Gerne ein anderes, aber nicht dieses.«

Gab aber kein anderes, gab nur dieses und für mich gab's Ärger, weil meine Lehrerin nach dem Grundschullehrplan einer Kölner Grundschule von 1992 unterrichtete, und der hatte leider keinen Platz für pädagogische Flexibilität, geschweige denn Freiheit.

Ein wunderschönes Portrait davon, was die Unfreiheit im Lernen mit den Geistern von Kindern macht, zeichnet die österreichische Dokumentation »Alphabet«. Der Film zeigt herzzerreißend anschaulich, wie falsch es ist, Kinder in dieses vorgefertigte, starre Lernsystem zu stecken, das einst erdacht wurde, um gehorsame Beamte auszubilden, die den administrativen Apparat des Krieges verlässlich am Laufen halten.

Wie wichtig es jedoch ist, Kinder emotional (!) und geistig satt zu machen, damit sie überhaupt lernen können, verstehe ich, ehrlich gesagt, erst so richtig, seit ich selbst Mutter bin. Gerade im Kleinkindalter sieht man so deutlich, wie Liebe und Explorationslust Hand in Hand gehen: erst aufstehen, kuscheln, essen und ein Buch lesen, dann krabbeln, tapsen, stolpern oder rennen sie los, bis das »Liebesbarometer« wieder gesunken ist und sie ihren Bedarf zum »Auftanken« melden. Aber wenn du mal – aus Zeitknappheit oder eigener innerer Verhedderung – kein ausgiebiges Kuscheln oder Buchlesen vor dem Kindergarten hinbekommst, huiii, fliegt dir das um die Ohren. Dann wird die Auswahl der Jacke vor dem Rausgehen zum existenziellen Drama, denn das emotionale Gleichwicht der kleinen Zaubermäuse kippt aus der Bahn.

Was lässt sich aus diesem Zusammenhang für die Problematik unseres lieblosen Schulsystem-Skeletts ableiten? Genau, es ist der größte und dümmste Fehler, den wir als Gesellschaft begehen, dass wir unsere Kinder zu früh in die Fremdbetreuung abgeben müssen, weil es existenziell nicht anders geht, und sie dann in der Schule emotional in einem verstaubten System verdursten lassen, das noch nicht mal ihre wahren Interessen bedient. So lassen wir Menschen heranwachsen, die emotional destabilisiert sind und gelernt haben, dass sich Wissenserwerb nach toter Fabrik anfühlt. Na, Prost Mahlzeit!

»Spannend, Miriam. Und was hat das nun mit dem Zykluswissen zu tun?«

Eine Menge! Die Lieblosigkeit, die in diesem Skelettrelikt eines Beamtensystems steckt, wird für mein Empfinden beim Thema »Sexualkunde« auf die Spitze getrieben: Das Land NRW sieht in seinem Lehrplan der Sekundarstufe I Biologie, da ist die personifizierte Repräsentanz unserer gesellschaftlichen Zukunft so zwischen dreizehn und fünfzehn Jahre alt, im »Inhaltsfeld« und jetzt Achtung »Sexualerziehung« (what ever the fuck that is?!) die inhaltlichen Schwerpunkte »körperliche und psychische Veränderungen in der Pubertät«, »Bau und Funktion der Geschlechtsorgane«, »Körperpflege und Hygiene«, »Geschlechtsverkehr«, »Empfängnisverhütung«, »Befruchtung« und »Schwangerschaft« vor und setzt das ambitionierte Ziel, dass »die Schülerinnen und Schüler den weiblichen Zyklus in Grundzügen erklären« können. C'est ça. Ehrlich gesagt weiß ich gar nicht, was ich dazu sagen soll. Es ist einfach höchst deprimierend.

Aber jetzt mal raus aus der apokalyptischen Motzhaltung mit

erhobenem Zeigefinger: There is hope, people! Das Tolle an diesen so unspezifischen Lehrplänen ist, dass sie den Lehrer*innen letzten Endes doch etwas Spielraum lassen, um die fehlende Liebe einfließen zu lassen. Und ich bin mir sicher, dass die Mehrzahl der heutigen Lehrer*innen das tut! Das Problem ist, dass es ihnen häufig selbst an dem Wissen fehlt, was sie dann vermitteln könnten, und nein, das ist nicht ihre Schuld. Warum das uralte Wissen über die vier Phasen des weiblichen Zyklus nicht weitergetragen wurde, habe ich in Kapitel I beschrieben, und weil ich mir gerade erst vorgenommen habe, positiv zu bleiben, bitte ich dich, dort nachzulesen … And I get it, sich als Biologielehrer*in als Zyklus-nicht-voll-und-ganz-Versteher*in zu outen und sich das Wissen anderweitig heranzuholen, kostet Überwindung. Gleichzeitig haben schon Gynäkolog*innen die Größe gehabt, eine Inputsession bei mir zu buchen und mir anschließend zu bestätigen: »Ich hab den Zyklus noch nie so sehr verstanden wie jetzt.« So you can do it, too!

Zum Glück gibt es so großartige Menschen wie z. B. die Zykluswissen-Trainerin Johanna Steyer, die sich besonders dafür stark macht, diese Erkenntnisse an Kinder zu vermitteln. Das Angebot von Johanna und anderen wundervollen Menschen, die sich für mehr Zyklusbildung in Schulen einsetzen, ist eine perfekte Übergangslösung, bis wir den alten Nazi-Tanker Bildungssystem kernsanieren können.

»Aber warum ist es essenziell, das Wissen über den eigenen Zyklus schon in der Schule vermittelt zu bekommen? Ist das nicht zu früh?!«

Nein, meine Lieben, in diesem Fall gilt tatsächlich: je früher, desto besser. Selbsttest: Wie viele von euch haben sich beim Durchlesen des Zykluswissens gedacht: »Scheiße, hätte ich das doch schon früher gewusst, dann wär mir eine ganze Menge Drama erspart geblieben!«? Aha. Zu wissen, wie der Zyklus hormonell und emotional funktioniert, kann dein Kind davor bewahren, fremdbestimmt durch die Pubertät geschleudert zu werden. Denn ähnlich wie in der Perimenopause, wo das blutende Zyklusgeschehen langsam seinen Job an den Nagel hängt, muss der Zyklus nach der ersten Blutung lernen, »Fahrt aufzunehmen«.

Meist wird in den ersten Zyklen noch nicht genügend Östradiol produziert, sodass es ein paar Runden (auch bis zu zwei oder drei Jahre) dauern kann, bis sich ein regelmäßiger Zyklus einstellt. Zwischenblutungen, ausbleibende Blutung, alles normal am Anfang. Gleichzeitig superaufregend und spannend für den Körper und die Seele, in welche neuen Dimensionen sie da hineinwachsen.

Bei der Vermittlung von Zykluswissen gegenüber Kindern bzw. Jugendlichen geht es im ersten Schritt weniger darum, das seelische Silbertablett des Zyklus zu nutzen, als darum, ihn – passend zu Lebensphase 1 – spielend zu explorieren. Die One-Word-Tracking-Methode (s. Anhang) eignet sich sehr gut dafür. So hat dein Kind die Möglichkeit, seine inneren Anteile langsam und in seinem Tempo kennenzulernen und voller Stolz und Neugierde deren Superkräfte zu erforschen.

Ein Wort an all die umwerfenden Mütter, die so voller Liebe, weise und fürsorglich sind und ihren Kindern Zugang zum Zykluswissen ermöglichen: YEEEEEAAAAH!! Your are the real queens! Gleichzeitig möchte ich euch den liebevollen Hinweis mitgeben, dass bei euch starken Frauen mit dem klaren Bewusstsein dafür, dass Zykluswissen wertvoll ist, euer Kind ganz besonders viel Raum haben darf, um ihre eigene Zykluswelt kennenzulernen. Anbieten und Raum geben, selbst zu entscheiden, this is the way to go. Auch wenn es euch noch so in den Fingern kribbelt, weil ihr wisst, wie wertvoll das Wissen für euch war, so darf euer Kind eigene Erfahrungen sammeln und selbst entscheiden, wann es bereit ist, sich dem Wissen zu öffnen.

And I am saying it again: There is hope, people! Die Millennial Women, die ich kenne, leben eine ganz andere Selbstverständlichkeit in Bezug auf ihre Sexualität und ihren Zyklus als noch meine Generation. Und sie werden die Frauen sein, zu denen unsere Kinder aufschauen. Unter ihnen werden sie ihre Ikonen und Vorbilder wählen, und das stimmt mich wahninnig hoffungsvoll.

»Aber wie genau können wir denn jetzt unseren Zyklus in Schule und Uni nutzen, Miriam?«

Eine brillante Möglichkeit, um dich von deinen Zyklus-Superkräften durch den Schul- oder Unialltag tragen zu lassen, ist zum Beispiel, Information über die jeweilige Zyklusphase bei der gemeinsamen Projektarbeit im Team zu teilen.

Du bist in Phase 1 und hast Zugriff auf deine Superkräfte? Cool, dann übernimmst du den Lead für die Projektplanung und verteilst die Aufgaben.

Du bist in Phase 2 und hast Zugriff auf deine Superkräfte? Cool, dann nutzt du deine satte Ladung Diplomatie, um Probanden für eure Umfrage zu akquirieren oder Unstimmigkeiten im Team zu klären.

Du bist in Phase 3 und hast Zugriff auf deine Superkräfte? Cool, dann kannst du deine Kreativität und Intuition dafür nutzen, ein abgefahrenes Konzept für die Präsentation aus dir rausfließen zu lassen.

Du bist in Phase 4 und hast Zugriff auf deine Superkräfte? Cool, dann darfst du friedlich bluten und mit deiner Weisheit dafür sorgen, dass das Team den Blick fürs Wesentliche nicht verliert.

»Aber ich bin doch nicht über die ganze Dauer der Projektarbeit in einer Zyklusphase?«

Korrekt, und deshalb wechseln die Verantwortlichkeiten für die verschiedenen Rollen auch. Voll kompliziert? Nö, voll modern! Im Endeffekt ist das nichts anderes als agiles Projektmanagement, bei dem ihr sicherstellt, dass die Verantwortung für den Projekterfolg nicht an ein bis zwei Menschen hängen bleibt.

»Okay, das klingt wirklich klug, aber ich bin ja nicht auf einer reinen Mädchenschule/-uni.«

Auch alle anderen Projektmitglieder dürfen einfach ganz intuitiv hinfühlen und spüren, welche die richtige Aufgabe für sie ist.

»Und dann wechseln alle die ganze Zeit ihre Rollen. Endet das nicht im völligen Chaos?«

Ne, weil du ja nicht zu einem anderen Menschen mutierst,

sondern nur deine Fähigkeiten so gezielt einsetzt, dass du nicht gegen deine Natur arbeitest. Auf diese Weise erzielst du für alle das bestmögliche Ergebnis.

Aber genug der skeptischen Fragerei, probieren geht über studieren: I dare you to try it!

Weitere großartige Möglichkeit, um auf deinem Natural Flow durch deinen Uni- oder Schulalltag zu surfen: zyklusorientiertes Lernen.

In der Schulpädagogik kursiert die Idee folgender Lerntypen:

- auditiver Typ: bevorzugt Lernen durch Hören und Sprechen.
- optisch-visueller Typ: bevorzugt Lernen durch Sehen bzw. Beobachten.
- haptisch-kinästhetischer Typ: bevorzugt Lernen durch Anfassen und Fühlen.
- kognitiv-intellektueller Typ: bevorzugt Lernen durch Lesen und Denken.

Mein persönliches Gefühl ist schon immer, dass jegliche Form des Typisierungsversuchs der menschlichen und vor allem zyklischen Komplexität unseres Seins nicht gerecht wird und daher viel zu simpel ist. Im Falle der Lerntheorien bestätigt das sogar die Forschung, weil kein Effekt der Ausrichtung von Lernumgebungen an »Lerntypen« gefunden werden kann. Ich glaube eher, dass jeder archetypischer Anteil auch gern anders lernt. Ich kann mir gut vorstellen, dass du in Phase 1 ein kognitiv-intellektueller Typ bist und Skript-Lesen und Online-Recherche voll gut funktionieren. Beobachte doch mal, ob du zu Zyklusphase 2 eine Veränderung spüren kannst. Vielleicht merkst du, dass du eher zum auditiven Typ mutierst und super zurechtkommst, wenn du, statt mit Karteikarten zu lernen, dir selbst Sprachmemos oder Sprachnachrichten aufnimmst und die wieder abhörst. Um deiner Lust nach Verbindung noch etwas entgegenzukommen, lern doch einfach mit deiner besten Freundin zusammen, und lass dich anschließend verbal abfragen.

In Phase 3 hingegen wirst du vielleicht merken, dass dich das Lernen zu zweit mit dem vielen Reden anstrengt. Möglicherweise bist du in einer frühen Phase 3 ein eher optisch-visueller Typ und schaust lieber YouTube-Videos zu deinen Lernthemen. Doch wenn du in deiner späten Phase 3 voller Schaffenskraft steckst, ist dir das visuelle Lernen möglicherweise zu wenig und du willst am liebsten in deine Lernmaterie eintauchen und bist daher mehr der haptisch-kinästhetische Lerntyp. Schnapp dir greifbare Gegenstände und bau die zu lernenden Zusammenhänge nach, oder zeichne sie auf Din-A-0 großem Papier auf, ganz wild, frei und intuitiv.

In Phase 4 sind es wohl eher wieder die YouTube-Videos, von denen du dich beim friedlichen Bluten berieseln lassen möchtest, aber mein Tipp: Gönn dir ein bis zwei Tage deiner Menstruation einfach mal eine Pause, und genieß die großartige Reinigungsleistung, die dein schöner Körper da vollbringt. Die Erkenntnis darüber, was du in deinem Leben gehen lassen möchtest und was dir in Zukunft wichtiger ist, gibt dir für dein zukünftiges Leben und Lernen mehr Klarheit und Halt als jeder kognitive Inhalt, den du jemals in einem Studium oder in der Schule lernen wirst.

Last, but not least opportunity to use your cyclic superpowers: das Schreiben von Klausuren. Eine Lerntheorie zum Wissenserwerb geht davon aus, dass man Wissen optimal abrufen kann, wenn man es im gleichen Zustand abfragt, in dem man es gelernt hat. Der Running Gag, der sich für uns im Studium daraus ergab, war: Wenn wir mit Restalkohol im Blut lernen, müssen wir auch leicht einen sitzen haben, wenn wir die Klausur schreiben. Logisch … In Bezug auf unser zyklisches Sein müssten wir – entsprechend der Lerntheorie – die Klausur eigentlich in der gleichen Zyklusphase schreiben, in der wir für sie gelernt haben.

Wird ein bisschen kompliziert? Du hast hier verschiedene Optionen:

Möglichkeit 1: Du holst dir für die Klausuren, von denen du weißt, dass du keinen guten Zugang zu deinem kognitiv gespeicherten Wissen haben wirst, also in Phase 3 und 4, ein Attest und drückst dir selbst fest die Daumen, dass der Nachschreibetermin in Phase 1 oder 2 liegt. I know, das ist eher so määäh und high risk.

Die meiner Meinung wesentlich coolere Option 2: Du lernst, dich auch bei einer Wissensabfrage nicht auf deinen Kopf, sondern auf deine Intuition zu verlassen. Dein Kopf hat gelernt und weiß Bescheid. Durch das aktive kognitive Abrufen-Wollen in Phase 3 machst du aber etwas, was dein Körper nicht gut kann und daher auch nicht so gerne will. Der so entstehende körperliche Stress kann dich in der Klausur also eher blockieren als unterstützen.

»Aber wie schreibt man denn bitte intuitiv eine Klausur?!«

Sobald du an deinem Platz im Klassenraum oder Auditorium sitzt und dich eingerichtet hast, schließt du deine Augen. Du nimmst einen tiefen Atemzug und lässt das Außen los. Blende alles aus und richte deine Aufmerksamkeit nach innen. Wenn du mit deiner inneren Magierin oder deiner inneren Alten schon vertraut bist, dann verbindest du dich mit ihr und bittest sie darum, dich bei der bevorstehenden Aufgabe zu unterstützen.

Wenn du jetzt denkst: »Die Frau hat nen Schuss!«, probier Folgendes: Lenke deine Aufmerksamkeit Schritt für Schritt auf dein Herz, deinen Bauch und abschließend auf deine Gebärmutter. Spür in diese alternativen Weisheitszentren deines Körpers hinein, und genieße für einen Moment das Gefühl, von ihnen geführt und gehalten zu sein. Wenn dir das immer noch zu sehr nach Patschuli riecht, ruh deinen sicherheitsorientierten Kopf einfach einen Moment auf dem Wissen darüber aus, dass die regelmäßige Meditation nachgewiesenermaßen zur Verbesserung der akademischen Leistung führt[25].

Okay, wenn du dann schön mit dir verbunden bist und das Aufgabenblatt vor dir liegt, lies über alle Aufgabenstellungen einmal drüber und fang mit der an, die dich intuitiv als Erstes anspringt bzw. bei der dir die Antwort sofort einfällt. (I know, this is pain in the ass für jeden, die/der deine Arbeit korrigiert, aber dein zyklisches Sein ist es wert.) So machst du weiter und lässt dich von deinem Gefühl/deiner Intuition durch die Fragen

[25] https://bibliothek.wzb.eu/pdf/2022/ii22-203.pdf

führen und beantwortest sie, indem du dir Raum gibst, dieser Stimme in dir (nicht deiner etwas nervösen Kopfstimme, sondern der gechillteren aus dem Bauch) zuzuhören. Und nein, das dauert nicht viel länger, denn deine Intuition ist in ihrer Antwort meist viel schneller und klarer als ein gestresster Kopf, der gern mal zwischen Antwortmöglichkeiten wie ein panisches Karnickel hin und her hüpft.

Und wer jetzt denkt: »Ooooh, das klingt alles so schön! Wie könnte die Welt im vollkommenen Natural Flow sonst noch aussehen?«

They should follow meeee into my cyclic Utopiiiiiii ...[26]

Schöne neue Zyklus-Welt voller Natural Flow

Bist du bereit? Ok, jetzt wird's richtig Zyklus-saftig: Lehn dich zurück, und lass dich von mir sanft an die Hand nehmen. Folge mir in die vollkommene Utopie der Welt voll Zyklusliebe, in der wir alle unsere Zyklus-Superkräfte und das Bewusstsein für unser zyklisches Sein für uns und unsere Gesellschaft nutzen.

»Hey, na? Lang nicht gesehen! In welcher Zyklusphase bist du, und wie geht es dir da grade?«

Ja, so begrüßt man sich in meiner wunderschönen World of

[26] Ich bin mir sehr bewusst darüber, dass Denglisch keine sehr attraktive (Schrift-)Sprache ist und es eigentlich »Utopia« heißen müsste. Es wurde vom Verlag auch mehrfach versucht dahingehend zu korrigieren. Aber ich wollte den Reim.

Natural Flow. Wahlweise kann man auch einen kleinen Button tragen, der die Zyklusphase anzeigt, wenn man mal keine Lust hat, diese immer explizit zu nennen. Die Buttons gibt es dann in pastelligen hübschen Ampelfarben, damit wir, zusätzlich zur Phase, nonverbal kommunizieren können, wie es uns in der jeweiligen Zyklusphase geht (pastellgrün = alles fluffig, pastellorange = so medium, pastellrosa = not ok). Die Zykluskommunikation findet jedoch nicht nur im privaten Kämmerlein mit unseren Liebsten statt, sondern wird auch von der Radiomoderatorin gepflegt, die ihren morgendlichen Beitrag mit »Guten Morgen, ich bin in Phase 3, mir geht es großartig, und das sind die Wetteraussichten …« beginnt.

Das Gefühl von Scham, Scheu oder Übergriffigkeit beim Thema »Zyklus« gibt es nicht mehr, weil alle wissen, wie wertvoll es für die gesamte Gesellschaft ist, dass alle Menschen die Facetten ihrer Persönlichkeit und ihren natürlichen Rhythmus voll ausleben.

Gelehrt wird das Zykluswissen in spielerischer Form bereits in der Grundschule, um Kindern ihre Superkräfte bewusst werden zu lassen und ihnen die rosigen Aussichten auf ihr zyklisches Sein an die Hand zu geben, wenn sie beginnen, sich langsam aus dem elterlichen Nest hinauszuwagen.

Das differenzierte und detaillierte Zykluswissen wird innerhalb eines Wahlmoduls in freien Lerneinrichtungen (Schulen, wie wir sie heute kennen, gibt es nicht mehr) angeboten, das von Lernenden dann gewählt werden kann, wenn sie wissen, dass es für sie der richtige Zeitpunkt ist. In der Natural Flow World gilt es allerdings auch als extrem cool, seine Zyklusphasen spielerisch und explorativ kennenzulernen. So wie es heute cool ist, eine weitere Sprache sprechen zu können.

Aufgefrischt werden kann das Zykluswissen danach zu jeder Zeit. Das Institut für Zyklusgesundheit (das gibt es tatsächlich jetzt schon!) ist in der vollkommenen Zyklusliebe-Welt ein renommiertes und international anerkanntes Forschungsinstitut à la Max Planck, das sich für die Weiterentwicklung und Verbreitung des Zykluswissens einsetzt. Hier kann in unterschiedlichen Formaten das Wissen erlernt, aufgefrischt oder vertieft werden.

Aber auch das Lernen und Lehren selbst findet im Einklang zum zyklischen Sein statt: Klausuren werden zu verschiedenen Zeitpunkten im Monat angeboten, sodass die Lernenden dann die Klausur schreiben können, wenn sie Zugriff auf die perfekten Zykluskräfte haben: Mathe schreibe ich lieber in Phase 1, Sozialwissenschaften in Phase 2, Kunst in Phase 3 und Philosophie in Phase 4. Der Aufwand, die Klausuren und Tests zu unterschiedlichen Zeiten anzubieten, mag minimal höher sein, doch gleichzeitig können wir sehr sicher davon ausgehen, dass die Qualität des Lernens dabei wesentlich nachhaltiger und damit die Ausbildung der Absolvent*innen besser als bei dem heute vorherrschenden lern-bulimischen Ansatz ist.

Ja, vielleicht passen wir dann zeitlich nicht mehr in das Korsett eines dreijährigen Bachelor-Studiums, und vielleicht werden wir uns auch zurückentwickeln in eine Zeit, in der man Zeit für sein Studium hatte, die Inhalte fühlen, erfahren und diskutieren durfte. In eine Zeit, in der man ein Semester pausierte, um die

Welt zu bereisen, und Raum hatte, seine Persönlichkeit neben der kognitiven Entwicklung mitwachsen zu lassen. Und? Wäre das wirklich so schlimm? I don't think so. Vielleicht wäre es sogar besser, als Bildung kapitalistisch zu prostituieren und schnell, schnell so viele Studierende wie möglich durch Studiengänge zu jagen, von deren Inhalten bloß ein Bruchteil hängen bleibt und die dann mit der emotionalen Reife von Abiturienten in Anzüge gesteckt hinter Schreibtischen sitzen, die sie sich nicht wirklich selbst ausgesucht haben können, weil sie nicht die Zeit hatten, sich zu fragen, wer sie eigentlich sind und wie sie eigentlich leben und arbeiten wollen?

Ich muss kurz den Rauch wegpusten, der mir gerade aus den Nasenlöchern schießt ... Okay, weiter geht's.

In meiner Zyklusliebe-Utopie gibt es ja diese kleinen schönen Buttons, die sich, wer mag, anheften kann, um die eigene Zyklusphase mit der Umwelt zu teilen. So wissen auch Lehrer*innen und Dozent*innen, in welcher Zyklusphase sich die Lernenden befinden, weshalb sie nicht mal im Traum dran denken würden, einen Menschen in Phase 4 zu einer spontanen Wissensabfrage aufzurufen. Dies würde als absolut verpönt und schändlich gelten. Aber auch das Kollegium untereinander weiß, welcher Kollegin sie die mobile Phase-4-Sänfte mit elektrischen Wärmekissen ins Auditorium oder Klassenzimmer rollen dürfen, damit diese ihre Vorlesung aus der Waagerechten heraus abhalten darf.

Lernen und Lehren würde im Einklang damit geschehen, wann wir offen dafür sind, Wissen zu empfangen, auf welcher Ebene wir es verarbeiten wollen und können und auf welche Art und Weise es uns selbst guttut, es zu vermitteln. Das würde nicht nur dem Wissen einen respektvolleren Rahmen bieten, sondern vor allem unserer menschlichen Natur.

Die besagte Sänfte steht in meiner Welt des natürlichen Rhythmus überall: Ämter, Museen, Cafés, sogar Restaurants bieten einen Phase-4-Bereich an, in dem neben der Sänfte und dem obligatorischen Wärmekissen leicht gedimmtes Licht, gesunde Snacks, Säfte und Tees zur Verfügung stehen. Und weil das Bluten als heiliger Moment verstanden wird, würde es niemals jemand wagen, einer blutenden Person den Platz auf einer Phase-4-Sänfte streitig zu machen, auch wenn die Plätze generell von allen genutzt werden dürfen. Es wäre ungefähr so verpönt, wie einer alten Dame den Platz in der Straßenbahn nicht anzubieten.

Subventioniert wird das Ganze übrigens durch die vielen konstruktiven Eingebungen, die Blutende in Phase 4 empfangen (oder für die weiterhin hartnäckigen Skeptiker*innen: die Ideen, die ihnen *einfallen*). All diese wertvollen Ideen, die nicht nur das eigene Leben, sondern auch unser gesamtgesellschaftliches Zusammenleben optimieren, effizienter und satter werden lassen, dürfen – auf freiwilliger Basis, versteht sich – auf einer Phase-4-Visions-Plattform geteilt werden. Diese wird von Expert*innen aus Wirtschaft und Politik gescannt und auf Umsetzbarkeit geprüft. Der so entstehende dauerhafte immense Innovationsstrom aus der gesamten Bevölkerung sorgt dafür, dass sich nicht einige wenige Menschen den Kopf über gesellschaftsrelevante Fragen zerbrechen müssen, sondern wir unsere kollektive Gebärmutter-Weisheit dafür nutzen. *Schnurrrrr*

Am Arbeitsplatz sind Loungess voller Sänften Standard, und die Finanzierung von Coaching- und Heilungsangeboten für blockierte Superkräfte ist ein wichtiges Kriterium in puncto Arbeitgeberattraktivität. Und nein, das ist keine Maßnahme, um die Körper von Menschen mit Gebärmutter kapitalistisch auszuschlachten. In meiner Zyklusliebe-Welt gibt es kein kapitalistisches Streben mehr. Der Paradigmenwechsel von »Geld regiert die Welt« zu »Natural Flow is the way to go« hat stattgefunden.

Und nein, wir hängen dann nicht alle auf LSD im Park ab, haben die Kontrolle über unser Leben verloren und die Welt geht zugrunde. Ganz im Gegenteil: Motiviert durch das Bewusstsein, dass all unsere Schoßräume voller Schaffenskraft stecken, die eben ganz frei und intuitiv auch in unternehmerische Aktivität entladen werden möchte, leben wir in einem sich harmonisch und organisch – eben natürlich – entwickelnden Wirtschaftssystem. In diesem agieren ausschließlich nachhaltige (ich weiß, breiiiites Feld) Unternehmen, deren oberste Priorität es ist, die Natur, also unsere ökologische Umgebung, genauso wie unseren natürlichen Rhythmus zu respektieren, zu achten und dafür zu sorgen, dass beides den Raum hat, den es braucht, um sich perfekt zu entfalten.

Come on! Da hört doch jede*r harte Skeptiker*in die Engelchen singen! Ist das schön!

Und weil wir in dieser die Natur liebenden Gesellschaft ein ganz klares kollektives Bewusstsein dafür haben, dass wir selbst Natur sind, hat unser Körper und auch seine physische Schaffenskraft einen heiligen Stellenwert: Schwangerschaft, Geburt und Wochenbett werden ausgiebig als das unglaubliche Wunder der Natur gehuldigt, das sie sind. Hebammen werden wie Heldinnen gefeiert und entsprechend vergütet. Generell werden aber auch Medikamente nur zyklusorientiert verabreicht, weil die endokrinologischen Zusammenhänge und Krankheitsverläufe im Zyklus allen völlig geläufig sind. Ebenso wird bei operativen Eingriffen die Zyklusphase berücksichtigt, um optimale Heilungschancen zu gewährleisten. Halleluja!

Ja, sie ist schön, meine Welt der Zyklus- und Naturliebe! So lustig oder absurd sie sich lesen mag, so bietet sie doch einen völlig ernst gemeinten Glimpse[27] in eine Zukunft, in der es uns allen deutlich besser geht. Denn wir werden kollektiv verstanden haben, dass wir uns nicht mehr unter dem Joch eines Systems beugen müssen, das uns aus Versehen etwas über die Köpfe gewachsen ist und uns eigentlich krank macht. Stattdessen werden wir in dankbarer Demut und voller Stolz anerkennen, dass wir ein Teil dieser unfassbaren, magischen Natur sind, die uns mit einem natürlichen Rhythmus beschenkt. Wir werden verstanden haben, dass dieser Rhythmus uns, wenn wir ihn achten, respektieren und verstehen, auf der zuckersüßen, fluffigen Welle des Natural Flow durchs Leben fließen lässt.

---

[27] Engl. für »Einblick«

Danksagung

Dieses Buch würde jetzt nicht in deinen Händen liegen, hätten mich nicht großartige Menschen inspiriert und beim Schreibprozess unterstützt: Katrin Kroll, die mit der Frage »Hast du nicht mal Lust, ein Buch über deine Arbeit zu schreiben?« all das hier ins Rollen gebracht hat. Mareike Neukam, die coolste Buch-Hebamme und Lektorin überhaupt, sowie das ganze Team von Bastei Lübbe, das an meinem Buch mitgearbeitet hat. Ich danke der talentierten und liebenswerten Tietz, die dieses Buch mit ihren Illustrationen bereichert hat, sowie Denise Lackner, die mit ihrem grafischen Geschick meine Arbeit von Beginn an unterstützt hat und weiteren brillanten Menschen: Sarah Antwerpes, Jano Ben Chabaane, Christel Jehle, Vera Strauch und Yavi Hameister, die mich mit ihren klugen Köpfen, ihrem klaren Blick, ihrer Expertise und ihren riesigen Herzen, trotz voller Terminkalender, dabei unterstützt haben, das Buch richtig rund zu machen. Dania, Sandra, Sarah dafür, dass sie an mich geglaubt haben, für mich da waren, mich gestärkt haben – und für die Cheerleader-Gifs zu den richten Zeitpunkten.

Von ganzem Herzen danke ich all meinen Klientinnen und den wundervollen Paaren, die sich so mutig und visionär dem Zyklus zugewandt und Raum für ihre Bedürfnisse geschaffen haben: Ihr seid die pure Inspiration! Genauso danke ich allen Menschen, die ich beraten, in Workshops treffen oder mit Zykluswissen versorgen durfte: Ihr seid die visionäre Kraft, die das Wissen Realität werden lässt! Den Kolleg*innen, die im Bereich Zykluswissen und Frauen- und Zyklusgesundheit aktiv sind, danke ich dafür, dass wir uns zusammen für mehr Aufmerksamkeit einsetzen. Zusammen sind wir mehr!

Und last but never least danke ich meiner Familie: Meinem umwerfenden Ehemann, weil du verstanden hast, wie wichtig Zyklusbewusstsein ist, und mir fürs Schreiben so unglaublich liebevoll den Rücken freigehalten hast. Ich liebe dich sehr und bin unendlich stolz auf das Mega-Team, das wir sind. Meinen Kindern für ihre Geduld, wenn ich mal nicht mit ins Schwimmbad gekommen bin und stattdessen »dieses Buch über die Vulva« geschrieben und komisch in die Tasten getippt hab. Schüli und Bubillino, ich liebe euch immer!

Zu guter Letzt danke ich meinem Zyklus, genau genommen meiner inneren Magierin, die mir dieses Buch praktisch diktiert hat.

Und auch dir, ja, genau dir! Du, die/der jetzt dieses Buch in der Hand hält und vielleicht ganz zu Ende gelesen hat. Ich danke dir dafür, dass du dich dem Zyklus öffnest, ihm vielleicht mehr Raum in deinem Leben gibst und so, ganz natürlich und ohne aggressiven Kampf, für den so dringend benötigten weiblichen

Raum in unserer Gesellschaft sorgst. Dabei schreibst du nicht nur ein wichtiges Stück Menschheitsgeschichte, sondern erinnerst dich und alle um dich herum daran, dass wir Natur sind und diesem natürlichen, magischen Rhythmus mehr genießen dürfen – unseren wunderschönen Natural Flow.

Wenn Du jetzt das Buch gelesen hast und Fragen zu Deinem Zyklus oder zum zyklusorientiertem Leben und Arbeiten hast, kannst Du sie gerne an folgende Adresse richten: Natural-flow@tacheles-beratung.de

Quellenverzeichnis

Aderkas, F. v./Gredig, S. (2021): *Wutkraft. Beziehungen beleben, Energie gewinnen, Grenzen setzen.* Weinheim: Beltz.

Aktories K./Flockerzi V./Förstermann U./ Hofmann F.B./ Bernhard F. (2022): *Allgemeine und spezielle Pharmakologie und Toxikologie.* Elsevier GmbH, Urban & Fischer Verlag, 13. Auflage.

Arbeitsgruppe NFP (2018): *Natürlich und sicher – Das Praxisbuch.* Stuttgart: TRIAS Verlag.

Barral, J. (2016): *Die Botschaften unseres Körpers: Ganzheitliche Gesundheit ohne Medikamente.* München: Südwest Verlag.

Berzbach, F. (2013): *Die Kunst ein kreatives Leben zu führen: Anregung zu Achtsamkeit.* Berlin: Schmidt.

Blechner, M. J. (2017): *The Clitoris: Anatomical and Psychological issues*, in: *Studies in Gender and Sexuality*, 18:3, S. 190–200.

Crittin, J.-P. (2011): *Ayurvedische Psychologie: Wege zum Selbst und das Energieprinzip im Ayurveda.* Aitrang: Windpferd.

Dahlke, R. (2014): *Krankheit als Symbol.* München: C. Bertelsmann Verlag.

Daumiller, M./Wisniewski. B. (2022): *Lerntypen – Warum es sie nicht gibt und sie sich trotzdem halten.* In: *The inquisitive mind* (3), unter: https://de.in-mind.org/article/lerntypen-warum-es-sie-nicht-gibt-und-sie-sich-trotzdem-halten [27.04.2023].

Estés, C. P. (1993): *Die Wolfsfrau. Die Kraft der weiblichen Urinstinkte.* Dresden: Heyne.

Fischer, J. (2022): *Neue Umfrage zeigt: Eine von vier Personen versteht die Menstruation nicht.* In: *Elle*, unter: www.elle.de/lifestyle-female-empowerment-menstruation-periode-umfrage-pinterest [22.02.2023].

Gray, M. (1999): *Roter Mond. Von der Kraft des weiblichen Zyklus.* München: Wilhelm Goldmann.

Gray, M. (2009): *The Optimized Woman: Using Your Menstrual Cycle to Achieve Success and Fulfillment.* UK: John Hunt Publishing.

Gugutzer, Robert (2015): *Soziologie des Körpers.* Bielefeld: Transcript Verlag.

Hill, M. (2019): *Period Power: Harness Your Hormones and Get Your Cycle Working For You.* UK: Bloomsbury Publishing.

Hill, M. (2021): *Perimenopause Power: Navigating Your Hormones on the Journey to Menopause.* UK: Bloomsbury Publishing.

Hüther, G. (2015): *Die Macht der inneren Bilder: Wie Visionen das Gehirn, den Menschen und die Welt verändern.* Göttingen, Wien, Köln & Weimar: Vandenhoeck & Ruprecht.

Kobelt, G. L. (1844): *Die männlichen und weiblichen Wollust-*

Organe des Menschen und einiger Säugethiere, in anatomisch-physiolog. Beziehung. Freiburg i. Br., unter: https://digi.ub.uni-heidelberg.de/diglit/kobelt1844/0069, [30.01.2023].

Köster, W. (2006): *Spiegelungen zwischen Körper und Seele: psychosomatische Zusammenhänge erkennen und mehr über sich selbst erfahren*. Düsseldorf: Haug.

Kreklau, A./Vaz, I./Oehme, F./Carus, C.G./Strub, F. (2018): *Measurements of a ›normal vulva‹ in women aged 15–84: A cross-sectional prospective single centre study*. In: *International Journal of Obstetrics & Gynaecology* 125(1 Pt 1).

Leidenberger, F. A./Strowitzki, T./Ortmann, O. (2014). *Klinische Endokrinologie für Frauenärzte*. Heidelberg: Springer Verlag.

Minker, M. (1990): *Hormone und Psyche: im Wechselbad der Gefühle*. München: Kunstmann.

Moore, L. J./Clarke, A. E. (1995): *Clitoral Conventions and Transgressions: Graphis Representations in Anatomy Texts*. In: *Feminist Studies*, 21:2, S. 255–301.

Northrup, Dr. C. (2010): *Weisheit der Wechseljahre. Selbstheilung, Veränderung und Neuanfang in der zweiten Lebenshälfte*. München: Goldmann Verlag.

Northrup, Dr. C. (2017): *Frauenkörper Frauenweisheit. Wie Frauen ihre ursprüngliche Fähigkeit zur Selbstheilung wiederentdecken können*. München: ZS Verlag.

Northrup, Dr. C. (2011): *Lustvoll durch die Wechseljahre. Sexualität, Lebensfreude und Neuorientierung in der zweiten Lebenshälfte*. München: Goldmann Verlag.

Nuriyeva, R./Bachmann, A. (2022): »*Prämenstruelles Syndrom (PMS) und prämenstruelle dysphorische Störung (PMDS).* In: *Journal für Gynäkologie und Endokrinologie.* CH 25, 13–18, unter: https://doi.org/10.1007/s41975-022-00232-4

o. A. (2023): *Gebührenordnung des Einheitlicher Bewertungsmaßstab*, unter: www.kbv.de/html/13259.php?s=true&q=anamnese&c=2&srt=relevance&stp=fulltext&sch=true&sca=true&c=1 [27.04.2023].

o. A. (2023): *Why ›vagina‹ should be part of every young woman's vocabulary.* In: Eve Appeal (2016) unter: eveappeal.org.uk/wp-content/uploads/2016/07/The-Eve-Appeal-Vagina-Dialogues.pdf [27.04.2023].

O'Connell, H. E. (2005): *The Anatomy of the Clitoris*, in: *The Journal of Urology*, Vol. 174, S. 1189–1195.

Pinkerton, J. V. (2021): *Prämenstruelles Syndrom.* In: *MSD Manual.* Unter: www.msdmanuals.com/de-de/heim/gesundheitsprobleme-von-frauen/menstruationsstörungen-und-abnormale-scheidenblutungen/prämenstruelles-syndrom-pms [08.02.3023].

Raith-Paula E./Frank-Herrmann, P./Freundl, G./Strowitzki, T. (2008). *Natürliche Familienplanung heute: Modernes Zykluswissen für Beratung und Anwendung.* Berlin/Heidelberg: Springer.

Rao, A. (2016): *Fuck you, Freud: Warum klitorale Orgasmen eigentlich ziemlich großartig sind*, unter: www.vice.com/de/article/z4zbvy/fuck-you-freud-warumklitorale-orgasmen-eigentlich-ziemlich-grossartig-sind-, [30.01.2023].

Richardson, D., (2011): *Slow Sex.* München: Integral.

Rinkenbach, I. (2003): *Spirituelle Geburtsvorbereitung. Den Weg bereiten für ein neues Leben*. Darmstadt: Schirner Verlag.

Rothschild, B. (2002): *Der Körper erinnert sich: die Psychophysiologie des Traumas und der Traumabehandlung.* Essen: Synthesis Verlag.

Sanyal, M. M. (2018): *Vulva: Die Enthüllung des unsichtbaren Geschlechts.* Berlin: Verlag Klaus Wagenbach.

Sonntag, B. (2016): *Zyklusstörungen*, in: *Der Gynäkologe.* Springer, 49(5): 357.

Frank-Herrmann, P., Strowitzki, T. (2013): *Amenorrhö: Woran denken?* In: *Journal für Reproduktionsmedizin und Endokrinologie*, 6 (3), 12–18.

Thomashauer, R. (2018): *Pussy: Hol dir deine weibliche Kraft zurück!* München: Arkana.

Van der Kolk, B. A. (2014): *The Body Keeps the Score: Brain, Mind, and Body in the Healing of Trauma.* USA: Penguin Publishing Group.

Vitti, A. (2013): *Womancode: Perfect Your Cycle, Amplify Your Fertility, Supercharge Your Sex Drive and Become a Power Source.* UK: Hay House.

Zachary, A. (2019). *Die Anatomie der Klitoris: Psychodynamik der weiblichen Sexualität.* Frankfurt: Brandes & Apsel.

ANHANG

Zyklus-Tracking

Tracking and being aware of your menstrual cycle
is the greatest act of self-care you can give yourself!
– M. Hill, 2019

Warum sollte ich meinen Zyklus tracken?

Das Wissen, das du durch das Tracking über deinen eigenen Zyklus erhältst, hilft dir, diese und ähnliche Fragen zu beantworten:

Warum fühle ich mich manchmal produktiv und sexy, dann total chaotisch und irgendwann müde?

Das Tracking ermöglicht es dir, Stimmungsschwankungen und Änderungen deines Energielevels zu spüren, zu verstehen und adäquat darauf zu reagieren. Dadurch gewinnst du eine innere Stabilität und Flexibilität, die es dir erlaubt, liebevoll zu dir zu sein. Das Tracking bietet dir die Möglichkeit, eine Monatsübersicht über dein Energielevel, deine Bedürfnisse etc. für dich zu erstellen, und so deine Termine entsprechend zu planen. Auf diese Weise erhältst du einen klaren Leitfaden, wie du jeden Monat gut für dich selbst sorgen und das gesamte Potenzial deiner Zyklusphasen voll ausschöpfen kannst.

Darüber hinaus erhöht das Tracking deine Kompetenz deinem eigenen Körper gegenüber: Du lernst zu unterscheiden, ob du wirklich ängstlich und depressiv bist oder ob es vielleicht nur der Eintritt in eine andere Zyklusphase und die damit einhergehende hormonelle Veränderung ist, die dein Gefühl bestimmt.

Zyklus-Tracking und das damit verbundene Bei-dir-Einchecken schafft ganz nebenbei einen konstanten Draht zu dir. Dadurch erkennst du nicht nur deine wahren Bedürfnisse und Wünsche, sondern du stärkst auch automatisch deine Fähigkeit, dich abzugrenzen und selbstfürsorglich – auch im Umgang mit deinen Mitmenschen (Partner, Kinder etc.) – zu bleiben.

Klingt toll! Und wie tracke ich meinen Zyklus am besten?

Ob du täglich zehn Sekunden oder eine halbe Stunde investieren kannst und möchtest, ist ganz dir überlassen. Mach es so, wie es sich für dich am besten anfühlt und in deinen Alltag passt.

Du kannst dazu die One-Word-Methode, eine App (z. B. Clue) oder einfach dein Tagebuch nutzen.

Bei der **One-Word-Methode** fasst du dein Tagesgefühl einfach mit einem Wort zusammen (z. B. glücklich, müde, machtvoll, sexy, aggressiv ...) und schreibst es auf. Nutze dafür gerne die anhängende Zyklusschablone. Trage hier einfach ein Wort in die Spalte des jeweiligen Zyklustages ein. Wenn du dann mehrere Zyklen nebeneinanderlegst, erhältst du schnell und einfach einen Überblick, wie du dich in welcher Zyklusphase fühlst.

Starte mit dem Tracking an deinem ersten Zyklustag, das ist der erste Tag deiner Periode. Solltest du (momentan) keinen Menstruationszyklus haben, ist es trotzdem möglich, deinen persönlichen Zyklus über das Tracking kennenzulernen. Kontaktiere mich gerne, um dazu mehr zu erfahren.

Um einen klaren Überblick über deine Zyklusphasen zu bekommen, empfehle ich dir, mindestens drei Monate am Stück deinen Zyklus ganz genau zu tracken.

Was genau soll ich tracken?

Folgende Themen kannst du beim Zyklus-Tracking im Hinterkopf haben oder auch genau dokumentieren, je nachdem, wie detailliert du es gern hättest.

:: Körper/Gesundheit/Fitness

- Wie fühlt sich mein Unterleib an?
- Spannen meine Brüste?
- Wie ist mein Schlaf?
- Habe ich irgendwelche körperlichen Beschwerden?
- Fühle ich mich aufgebläht?
- Welche Konsistenz (milchig, wässrig, schleimig, fest) hat meine Zervixflüssigkeit?
- Wie ist die Position meiner Zervix?
- Wie fühlt sich mein Körper insgesamt an? (schlapp, fit, weich, fest …)

:: Gefühle/Emotionen

Ich fühle mich …

- … völlig im Einklang mit mir.
- … kraftvoll.
- … produktiv.
- … aufgeregt.
- … sexy.
- … liebevoll.
- … ängstlich.
- … zweifelnd.
- … schwach.
- … müde.
- … weise.
- … ruhig.
- …

:: Gelüste

- Ich habe Lust auf Süßes/Fettiges/Gesundes/Salziges.
- Ich brauche viel Wasser.
- Ich habe Lust auf Gesellschaft und Unterhaltung.
- Ich habe Lust auf viele Menschen um mich herum.
- Ich möchte allein sein.
- Ich möchte mit einer Person tiefe Gespräche führen.
- Ich brauche dringend ein heißes Bad.
- Ich habe extrem/oft/wenig Lust auf Sex.
- Ich brauche viel/wenig Schlaf.
- Ich genieße den Kontakt zu bestimmten Personen (Partner, Freundin, Kind(er) …).

Phasenübergreifende Beobachtungen

- In welcher Zyklusphase fühle ich mich am wohlsten/sichersten?
- Welche Übergänge sind besonders schwer?
- In welcher Zyklusphase fühle ich mich unwohl?
- In welcher Zyklusphase kommen am häufigsten »alte Themen« hoch?
- Welche Zyklusphase will ich schnell hinter mich bringen?

Wichtiger Hinweis: Tage des Übergangs

Da wir kein Uhrwerk sind, das automatisch von einer in die nächste Phase umschaltet, gibt es in jedem Zyklus Tage des Übergangs von einer Phase in die nächste. Diese können sich besonders merkwürdig und manchmal auch verunsichernd anfühlen: Gerade noch ist man in einer Phase angekommen, fühlt sich wohl und sicher, schon ändert sich alles und ein völlig neues Gefühl zu dir selbst entsteht. Versuche hier, besonders liebevoll und wachsam gegenüber deinen Bedürfnissen zu sein. Für den nächsten Zyklus kannst du dann schon in deinem Kalender kleine Hinweise vermerken (z. B. »Achtung: Phasenwechsel«) und dich so besser darauf einstellen.

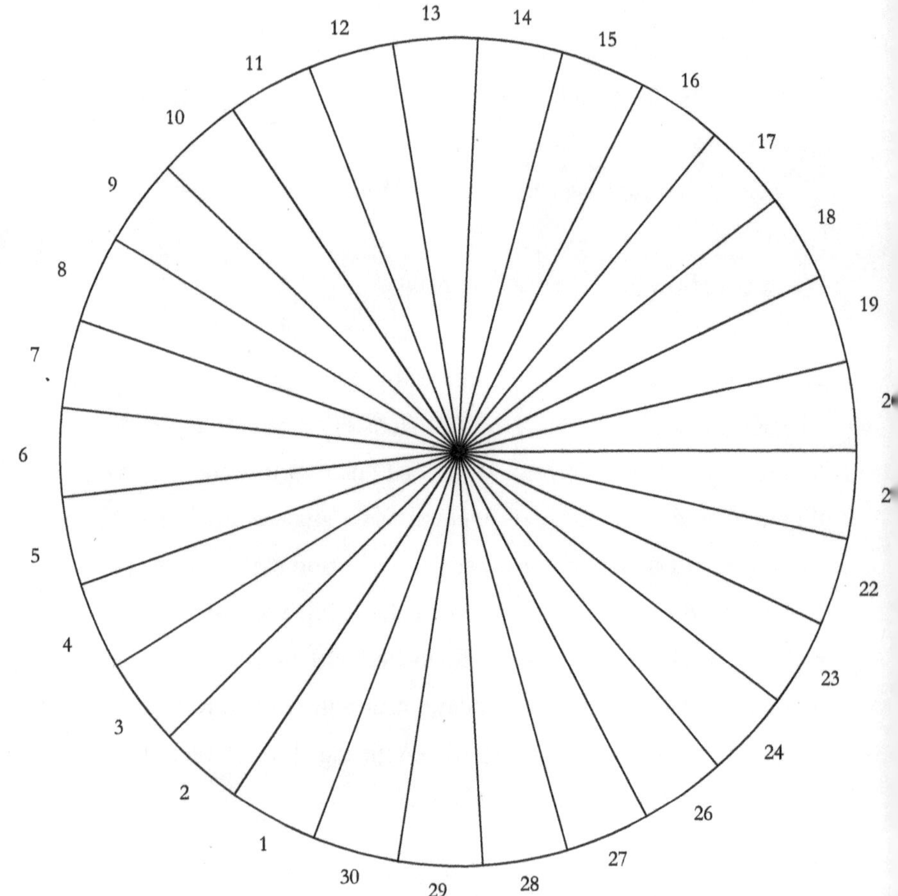
13
14
15
16
17
18
19
22
23
24
26
27
28
29
30
1
2
3
4
5
6
7
8
9
10
11
12